四大怀药专著系列

A Series of Monographs on Four Major Huaiqing Medicines

牛 膝 专 论

A Monograph of bidentata

主　编　边宝林　常　鸿

副主编　王宏洁　郝庆秀　闫小杏

编　委　（按姓氏笔画）

王铁军　丘国明　司　南　杨　健

杨立新　杨晓敏　张维库　李向东

张戊己　周本福　赵海誉　荆小满

郭绪林　郭艳敏　续洁琨　韩焕新

中医古籍出版社

图书在版编目（CIP）数据

牛膝专论/边宝林，常鸿主编. －北京：中医古籍出版社，2013.1
（四大怀药专著系列）

ISBN 978－7－5152－0286－0

Ⅰ.①牛…　　Ⅱ.①边…②常…　　Ⅲ.①牛膝－研究　Ⅳ.①R282.71

中国版本图书馆 CIP 数据核字（2012）第 248405 号

四大怀药专著系列

A Series of Monographs on Four Major Huaiqing Medicines

牛膝专论

A Monograph of Achyranthis bidentatae radix

边宝林　常　鸿　主编

_____

责任编辑　贾萧荣
封面设计　陈　娟
出版发行　中医古籍出版社
社　　址　北京东直门内南小街 16 号（100700）
印　　刷　廊坊市恒泰印务有限公司
开　　本　889mm×1194mm　1/16
印　　张　12.25
字　　数　281 千字
版　　次　2013 年 1 月第 1 版　2013 年 1 月第 1 次印刷
印　　数　0001～1500 册
ISBN 978－7－5152－0286－0
定　　价　（中文版）46.00 元

前　言

怀牛膝始载于《神农本草经》，列为上品，在中医临床上广为使用。该药味苦、酸，性平，入肾经，功能补肝肾、强筋骨、活血通络，主治腰膝酸痛、下肢萎软，四肢拘挛，寒湿痿痹诸症。作为四大怀药（怀牛膝、怀地黄、怀山药、怀菊花）之一，怀牛膝主产于河南怀庆府（现焦作地区），得益于道地产区得天独厚的地理环境，该地区所生产的牛膝质量最佳，数量也居全国之首，目前已被列为国家地理标志保护品种。

现代研究表明，怀牛膝作用范围广泛，对心血管系统、免疫系统、生殖系统、血液系统、神经内分泌系统均具显现出不同程度的生物活性。在中医临床上，怀牛膝常与其他药物配合使用，治疗骨骼发育不全、糖尿病等多种常见病、多发病。并且，国内、外学者对怀牛膝化学成分的分析研究也较为透彻，特别是对牛膝多糖的研究更为深入。作为怀牛膝中的主要化学成分之一，牛膝多糖含量高达20%。因此，围绕牛膝多糖展开研究的报道逐渐成为牛膝研究中的热点和重点内容之一。此外，怀牛膝中还含有植物甾酮类、三萜类、黄酮类、生物碱类、环烯醚萜苷类、环肽类、有机酸类等成分，这些成分联合发挥疗效，构成了怀牛膝广泛的生物活性作用。不言而喻，怀牛膝已经成为一味蕴含巨大价值、值得进一步深入研究和开发的传统中药材。

本论著共分7个章节，分别对怀牛膝进行了药材来源、本草记载、炮制加工、化学成分、成分分析（定性、定量）、药理活性、临床研究的全面总结。为方便科研工作者的使用，本书在忠实于原文献原始数据的基础上，对每一研究部分进行了全新的功能分类和编排。论著共查阅了古本草57部，参考了122篇中英文学术论文，共撰写十余万字，是当今对中药怀牛膝研究较为全面的综述。

目　　录

第一章　怀牛膝药材来源

牛膝系多年生草本植物，又称百倍、山苋菜、对节菜、牛茎等，根呈圆柱形，茎有棱角，节部膨大，状似牛的膝盖，故称牛膝。2005 年版《中华人民共和国药典》将牛膝分为怀牛膝和川牛膝[1]。怀牛膝为苋科牛膝属植物牛膝（Achyranthes bidentata Blume）的根，怀牛膝味苦、酸、性平，归肝肾经，是活血化瘀的主药，既可逐淤通经，又可疗伤止痛，酒制能补肝肾，强筋骨。

一、怀牛膝的产地

怀牛膝之名是和它的道地产地、植物形态、药用价值密切联系的。怀牛膝为四大怀药之一，因主产于怀庆府而得名。怀庆府即现在河南省的焦作、武陟、修武、博爱、孟州、济源一带。这一地域北靠太行，南临黄河，土层深厚，疏松肥沃，雨量适中，气候温和，得天独厚的生长环境，使所生产的牛膝身条通顺、粗壮，皮色黄鲜，肉质肥厚，质量好，产量大，久负盛名，享誉中外。虽然山东、湖北、陕西、江苏、福建、四川等地也有分布，但是，河南省产的怀牛膝质量最佳，数量也居全国之首，是优质的道地药材。历代本草所载之牛膝多指怀牛膝，怀牛膝的道地地位至少在唐宋之际已经确立。2003 年 8 月，国家质检总局下达公告"对怀山药、怀菊花、怀地黄、怀牛膝实施原产地域保护，并认定其地域范围为河南省武陟县、温县、博爱县、沁阳市、孟州市、修武县现辖行政区域。"至此，四大怀药的地道产地，被列入国家法定的保护范围。

历代医籍中对牛膝产地的记载都比较清晰，汉《吴普本草》"生河内[2]。"唐《千金翼方》"怀州出牛膝[3]。"宋《图经本草》"牛膝，生河内川谷及临朐。今江、淮、闽、粤、关中亦有之，然不及怀州者为真[4]。"明《本草品汇精要》"怀州者为佳[5]。"《本草纲目》"牛膝处处有之，谓之土牛膝，不堪服，惟北土及川中人家栽莳者为良[6]。"清《本草便读》"牛膝，今江淮闽粤等处皆有之，惟以怀庆及川中所产者为良[7]。"《本草述钩元》"根长约三二尺者良，江淮闽粤关中皆有，不及怀庆生者，根极长大而柔润也[8]。"《沁阳市志》"从周朝开始，历代都将四大怀药列为皇封贡品，岁岁征收。""历代征收怀药贡品时，大都指名道姓，非要留驾庄和大道寺地黄、大郎寨山药、皇父村菊花和小庙后牛膝不可。""明永乐三年至宣德八年，郑和七下西洋诸国，并和东非诸国发生贸易往来，我县所产的地黄、山药、牛膝、菊花已开始运销国外。"上述本草专著中提及的河内、怀州，怀庆，均指现在的河南省的焦作一带，以其盛产地黄、山药、牛膝、菊花四大怀药而驰名中外。

二、怀牛膝的品种

河南省焦作科委在《四大怀药品种》中列了怀牛膝 1 号、怀牛膝 2 号两个品种，另有报道怀牛膝有白牛膝、核桃纹、大疙瘩风筝棵、小疙瘩风筝棵等四个农家品种[9]。

1. 怀牛膝 1 号，原名核桃纹，是传统牛膝的当家品种。怀牛膝 1 号的株型紧凑，主根匀称，芦头细小、中间粗，侧根少，外皮土黄色，肉质淡白色，茎呈四棱形、紫绿色，株高 30～100cm，节上有对生分枝。叶对生，呈椭圆形，叶正反面被柔毛，叶面凹凸呈核桃皮状。花序穗状，顶生或腋生，密生茸毛，苞片顶端芒刺状，开黄绿色小花，开谢后渐向下折，胞果黄褐色长圆形。怀牛膝 1 号不耐严寒，喜阳光充足、高温湿润的气候，适宜于土层深厚、肥沃的沙质土壤。怀牛膝 1 号产量高、品质优，种植面积大。

2. 怀牛膝 2 号，原名风筝棵，也是怀牛膝传统的当家品种。怀牛膝 2 号株型松散，主根细长，芦头细小、中间粗壮，侧根较多，外皮土黄色，肉质淡白色，茎直立、紫绿色，四棱形，节上有对生分枝。叶对生，呈椭圆形或卵状披针形，叶面较平，褶皱较少。花序穗状，顶生或腋生，开黄绿色小花，胞果黄褐色长圆形。怀牛膝 2 号喜阳光充足、高温湿润的气候，不耐严寒，适宜于土层深厚、肥沃的沙质壤土，产量略低于怀牛膝 1 号。

三、怀牛膝栽培

一般认为，牛膝在夏商时期还是山谷道旁的野生植物，在周朝时被驯化为栽培药材。《神农本草经》中记载，牛膝"生川谷。"南北朝时，梁·陶弘景说："生河内川谷及临朐。"（河内川谷及临朐即现在的焦作市辖区北部的太行山区）。明清时期怀牛膝的生产进入鼎盛时期，如清光绪庚子年（1900 年），仅武陟县就产牛膝 7.5 万公斤。沁阳市 1928 年产 5 万公斤。新中国成立后，新乡地区成立药材公司，建立怀药加工厂，并在武陟成立四大怀药培植场、怀药研究所。1986 年怀药产区划归焦作市。2000～2002 年，河南省科委在温县、武陟、沁阳实施四大怀药规范化种植（GAP）示范项目，国家科技部颁发了《中药材规范化种植研究项目实施指导系列及标准》，将怀牛膝列入"华北暖温带家生、野生中药区"。怀牛膝大面积种植在武陟县、温县、沁阳市。由于怀牛膝能够重茬，经济效益高，所以，种植面积较大。

（一）种植方法

1. **选地与整地**　怀牛膝喜温暖干燥气候，不耐严寒，在气温 0℃时植株易被冻死，宜在土层深厚的砂质壤土及地下水位低的高地栽培，喜中性或微碱性的土壤，pH 值以 6.8～7.2 为宜；粘土、盐碱性土壤及凹地不宜生长[10]。怀牛膝种植前茬忌山药、豆类、油类等作物，土地应深刨 1～2 尺。怀牛膝生产技术标准操作规程要求：每公顷施优质充分腐熟并且达到无害化卫生标准的农家肥 45000～75000kg、过磷酸钙 450～600kg、硫酸钾 375kg、饼肥 150kg。重茬地要增施底肥，禁用硝态氮肥、城市生活垃圾、工业垃圾及医院垃圾和粪便。在播前灌水踏实，每亩须水 100m³ 左右。然后浅耕、细耙、整平，作畦以备播种[10]。

2. **良种培育**　怀牛膝的果实为卵圆形或钝圆形、光滑无毛、有光泽、青绿色或褐绿色胞果，长 3～4mm，直径 1～1.5mm。种子千粒重 1.84～2.84g，以锥体状、尖锐、瘦小者品质最优。怀牛膝品种及种子类型与怀牛膝的产量和质量都有一定的相关性。怀牛膝的种子主要有秋子，秋蔓苔子。种子的采集培育不尽相同，用秋子种植栽培的质量和等级均优于秋蔓苔子。

（1）秋子

头年"立冬"前后，剜刨怀牛膝，挑选棵型紧凑、高矮适中、小枝密实、叶片肥大、生长健壮、抗病虫害的棵苗，做出标记。怀牛膝剜下来后，将作过标记的怀牛膝集中起来进行筛选，将条干浑实、长大、粗壮、无崩裂、支杈少（嘴胡不超过 3 根）、地上、地下部结合处疙瘩嘴小，色泽白亮，芽眼完好的植株选出，从 25~30cm 处折断，称为牛膝苔。将牛膝苔存放于地窖内，或埋于地下土壤湿润处（不能浇水，防冻，防干燥），于第二年惊蛰至春分、气温稳定 8~10℃ 时种于田中。施足底肥，按行、株距 80cm×50cm 挖穴栽下，以芽眼露出地面或平于地面为度，浇水踏实，上盖 7~10cm 厚的纯净牛马粪（或草末肥）以保温和防土地板结。如果没有大的寒流，7~9 天即可出苗，出苗后加强管理，搞好间苗、施肥、浇水、排水等工作，经春历夏，秋分时节收获种子，称为"秋子"。

（2）秋蔓苔子

春季清明至谷雨期间，按行、株距 70cm×40cm，用头年保存下来的秋子点种，秋季成熟后收获的种子，称为秋蔓苔子，品质略逊于秋子。

（3）蔓苔子

当年伏天种植的怀牛膝，秋末冬初时节成熟后采收下来的种子，称为蔓苔子，品质逊于秋蔓苔子。

（4）怀牛膝种子的保管

牛膝种子收获后晒干，装在通气性能良好的布袋里或瓦质器皿里，存放或挂置于阴凉干燥处，不能在烈日下暴晒，不能用透气性能不好的塑料袋包装，并且要严格远离油味、煤柴烟熏味，否则会影响出苗率，甚至不出苗。

3. 栽培方法　中伏前后 1~2 天播种怀牛膝。由于怀牛膝的种子很细小，播种极浅，上面盖土仅 1~3mm 厚，有的甚至呈半裸露状态，所以发芽出苗均需较湿润的土壤。牛膝出苗需要 5~7 天。农谚说："七天三水，不出就毁。"所以，能否保证全苗，保持湿润的土壤至关重要。

怀牛膝播种过早，茎叶生长茂盛，发杈多，结籽多，根部反而短、分叉多、品质差[11]。过迟播种，生长期太短，植株矮小，根细而短，产量低。一般情况，南方适宜播种期为 6 月份下旬至 7 月份中上旬；北方在 5 月下旬至 6 月初播种。有人认为[12,13]：河南一般在"初伏"播种，河北在"夏至"后 5~8 天播种，或 7 月上旬播种为宜。通常认为[14]："小暑"后 5 天到"大暑"前 5 天播种均较佳。

播种前将种子用 30~40℃ 温水浸泡 8~12h 后转入容器内，用湿布覆盖以保持湿润，每隔 2~3h 左右上下翻一次，见"凸嘴"或待 50% 种子萌芽时，与细沙拌匀即可播种。南方多采用将处理的种子拌入适量细土进行撒播，浇水保持土壤湿润。北方常用条播，按行距 12~30cm 开 1~2cm 深的浅沟，地干时沟内先浇点水，将种子均匀播入沟内，覆土以盖没种子为度。播种时可同时施入磷肥，切忌用含氮素化肥作种肥。每亩用种三斤左右。出苗前若遇到下大雨，必须立即组织人力趁早晨或上午疏松地皮以利出苗。播种时为了防止地老虎、蝼蛄等地下害虫的危害，可用敌百虫拌麦麸防治，一般

30～60cm 间距丢一堆敌百虫拌麦麸。

（二）田间管理

怀牛膝的幼苗期天气正处酷暑，平均气温为 28℃，昼夜温差较小，幼苗生长很快，其他杂草也生长很快，所以应做好田间管理工作。

1. **查苗补种（栽）**　凡怀牛膝苗株、行距超过 25cm×25cm 的，即为缺苗。一般在播种 10 天以后，应将整个地块作一次全面检查，发现缺苗，抓紧补种。补苗的方法：①用特制的窄而长的铁铲，将密处的小苗连根带土铲起，移栽至缺苗处，必须保证每墩苗中有 1 苗不伤根尖生长点，否则会发权过多。栽后将移苗处的土填平并浇水压实。②在缺苗处开深度约 0.3cm 的浅穴或浅沟，待浇水渗下后将已发芽的牛膝子撒入并覆盖。

2. **间苗、定苗**　间苗、定苗要分次进行。待苗长出第三至第四片真叶时，结合松土除草，将过多、过挤的苗子间开；待幼苗长至 5～6cm 高时，可按株距 7cm 左右进行第二次间苗，当苗高 15～18cm 时，按株距 12～15cm 定苗。因根腐病和地下害虫的危害，所以间苗不可过早。间苗时应注意剔除过高、过低的苗和病苗，茎基部颜色不正的杂苗，每公顷留苗 34～38 万株为宜。定苗以后，用特制的小锄中耕 3～4cm 深，疏松土壤，防止土壤板结龟裂，铲除杂草，保护墒情，从主根处铲断浅表的细根。以后可根据田间生长情况进行二次中耕的，可再浅锄 1 遍，苗长高以后，只刈除杂草，不再中耕。

3. **浇水**　怀牛膝是深根作物，其生长的好坏与墒情有很大关系，基本上整个生长期都需要黄墒，即土壤含水量为 16%～18%。合适的底墒有利于根部向下生长。幼苗怕积水，如果遇猛雨猛晴，就应防止温度、湿度过高而造成根茎部腐烂。因此，要注意及时排水，特别是多雨季节。封行以后，也不可墒情过大，否则会造成茎叶徒长，影响地下根部增粗伸长。8 月底至 9 月初，牛膝进入地下根快速生长期，需要有足够的水分供应。如果久旱无雨，可定期浇水。药农的经验是："前期水大倒苗，后期水大烂条，中期水大根深产量高"，还有"旱锄田，涝浇园"的经验，即高温猛雨忽晴时，用井水浅浇，降低地温。牛膝的适收期为"小雪"前后，在"霜降"至"立冬"之间应再浇 1 次水，有利于剜刨。

4. **追肥**　怀牛膝种植一般以较长效的基肥为主，不宜大量追肥。在实际耕作中，可以根据怀牛膝的生长情况进行追肥，最好能将芝麻油饼沤制的汤肥随浇水施入，或稀释后洒于畦内。每次施肥量不宜过大，基肥充足时，可不追肥。

5. **打顶去蕾**　怀牛膝的地上部分和地下根部的生长是一对矛盾。如果地上部分生长过旺，根部往往生长不良，分权严重，下伸缓慢，影响产量和品质。所以，当苗长到 50cm 以上时，如果地上部分仍然生长迅猛，可向叶面喷施一遍矮壮素以控制徒长。避免开花消耗养分，当怀牛膝开始出蕾、长花序时，可及时用将花枝刈去，以促使其将养分送到地下根部。9 月中旬可再次刈去花序，最后留株高 45～60cm 促使根部生长粗壮[15,16]。

（三）病虫害防治

本着"预防为主，综合防治"及生产无公害绿色产品为原则，采用国家相关法规规定和怀牛膝GAP实施方案制定所使用的低毒、低残留农药，合理运用农业、物理、生物、化学、综合防治的方法及其他有效的生态手段，防治怀牛膝病虫害。严禁使用高毒、高残留农药、激素、膨大素，尽量少施或不施农药，以保证中药材的质量和安全，做到既控制病虫的危害，又不降低中药材的品质，达到提高经济效益、生态效益和社会效益的目的。

1. **白锈病**　白锈病主要危害怀牛膝的叶片，叶正面出现许多褪绿色的小斑点，叶背对应处长有许多近圆形或多角形的小白疱，成熟后散出白粉状物，使病叶枯死或早落。防治方法：①消除菌源，收集田间病残株及落叶，集中烧毁。②合理轮作，不与苋科植物轮作，可与禾本科作物轮作。③药剂防治，喷1：1：100波尔多液、50%可湿性甲基托布津1000倍液、75%百菌清可湿性粉剂600倍液，或80%乙磷铝可湿性粉剂300~400倍液，也可用多菌灵喷雾，每7天喷洒1次，连喷2~3次。

2. **叶斑病**　叶斑病危害叶片，形成褐斑。防治方法：在发病初期喷等量的波尔多液120倍液，或65%代森锌可湿性粉剂500倍液，每10天喷洒1次，连喷2~3次。

3. **根腐病**　根腐病导致怀牛膝叶片枯黄，停止生长。防治方法：及时排除田间积水，用50%多菌灵可湿性粉剂1000倍液或石灰2.5kg兑水50kg灌穴。也可用0.3~0.5波美度石硫合剂喷洒防治，每7~10天喷洒1次，连喷2~3次。

4. **地下害虫**　怀牛膝留种时有地老虎危害，以幼虫咬断根茎处危害幼苗。白天常在被害株根际或附近表土找到，尤其在地势低洼、潮湿的地方其危害更为严重。防治方法：①在受害株苗周围寻找幼虫，人工捕杀。②毒饵防治，将鲜草切成小段，用50%辛硫磷乳油500g拌成毒饵诱杀；或用浸了敌百虫药液的泡桐叶于傍晚放在田间诱杀；或用80%敌百虫可湿性粉剂100g，加少量水，拌炒过的麸皮5kg，于傍晚撒施；或用40%~50%乐果乳油100mL，对水5kg，拌50kg炒至糊香的饵料（麦麸、豆饼或玉米碎粒等），每隔2~3米刨一个碗口大的坑，放一撮毒饵后覆土，每公顷用饵料22.5~30kg，安全间隔期为7~10天。

5. **银纹夜蛾**　银纹夜蛾俗称青虫，属鳞翅目夜蛾科，该种虫害多发生在幼苗期。幼虫危害寄主植物的叶片，轻则食成缺口，重则将叶片吃光，只留主脉。防治方法：可采用人工捕捉，或2000倍1059喷洒。幼虫3龄前喷90%敌百虫800~1000倍液，或用50%辛硫磷1000倍液喷雾。

6. **豆芫菁**　豆芫菁成虫白天活动，喜食嫩叶，使叶片仅剩网状叶脉，严重时将植株吃得只剩光秆。防治方法：可用90%敌百虫1000倍液喷雾防治。

7. **其他虫害**　棉红蜘蛛可用40%水胺硫磷1500倍液防治。椿象（香虫）在牛膝发权时易发生，防治方法同青虫[10]。

（四）植物生长调节剂——赤霉素对怀牛膝的影响

赤霉素是一类植物的内源生长调节剂。怀牛膝种子经10ppm和25ppm浓度赤霉素处理6h后，无论在植株高度、茎粗、主根长度、根系分根数、单株根系鲜重，均比未处理组有显著的增加，其中25ppm处理后产率增加了31.7%。实验中使用的其他浓度（5ppm、50ppm、100ppm）对生长影响较小或产生抑制作用[17]。另有研究表明，赤霉素10ppm和25ppm根外追施处理的产量高于同浓度浸种处理[18]。

（五）采收和初加工

怀牛膝一般在10月中旬至11月上旬收获，收获时先割去地上茎叶（保留10~15cm），依次将根深沟刨出，不宜刨断，亦可用机械刨，使用燕尾犁犁松土拔出，可加快收获进度。将收获的牛膝剪除芦头，去净泥土和杂质，晒至六七成干后，按根的粗细和长短，分出头肥（每寸并列4~6根）、二肥（每寸并列7~8根）、平条（每寸并列8~11根）和牛膝乳（细小乳条，权枝、尖稍）等不同等级，分别捆成小把再进行初加工。加工场地应清洁、通风，既具备遮阳、防雨设施，又能防鼠、鸟、虫以及家禽畜的危害。

将捆成小把的牛膝集中到室内垛成方垛，中间留洞，按每50kg用硫磺0.5~0.75kg进行熏蒸，硫磺点燃后用塑料纸或大雨布盖好牛膝，四边压上泥土，6h后搬出晒干。将干透的牛膝按头朝外、尾朝里堆放成圆垛，为防止霉变，垛底要高、平、通风。为防止走油变色，晒干后的怀牛膝要晾凉以后再收藏。

四、怀牛膝原植物形态

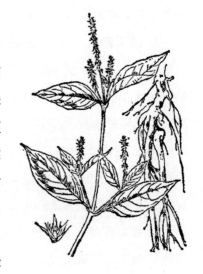

牛膝是多年生草本深根系植物，株高因品种的不同而悬殊，高70~120cm，如怀牛膝1号，株型紧凑，高30~45cm。怀牛膝2号，株型松散，常高达100cm左右。怀牛膝主根圆柱（锥）形、土黄色、直径5~10mm。茎棱角或四方形，绿色或带紫色，有白色贴生或开展柔毛，或近无毛，分枝对生，节膨大。单叶对生；叶柄长5~30mm；叶片膜质，椭圆形或椭圆状披针形，长5~12cm，宽2~6cm，先端渐尖，基部宽楔形，全缘，两面被柔毛。穗状花序顶生及腋生，长3~5cm，花期后反折；总花梗长1~2cm，有白色柔毛；花多数，密生；花被绿色，5片，直立，披针形，无毛，有光泽，长3~5mm；苞片宽卵形，长2~3mm，先端长渐尖；小苞片刺状，长2.5~3mm，先端弯曲，基部两侧各有1卵形膜质小裂片，长约1mm；花被片披针形，长3~5mm，光亮，先端急尖，有1中脉；雄蕊长2~2.5mm；退化雄蕊先端平圆，稍有缺刻状细锯齿。雌蕊1枚，子房上位，长椭圆形，花柱线状，柱头头状。花期7~9月。胞果长圆形，长2~2.5mm，黄褐色，光滑。怀牛膝的果实为胞果，圆锥形，光滑无毛，有光泽，青绿色或褐绿色，长3~4mm，直径1~1.5mm，果期9~10月。种子被宿萼严密包裹，卵圆形或钝圆形，黄褐色，顶端有宿存的花柱，胞果内有宿存的花丝。秋季种子由青变黄褐色采种，晒干备用。种子千粒重1.84~2.84g。

《本草纲目》[6]"牛膝，处处有之，谓之土牛膝，不堪服，惟北土及川中人家栽莳者为良。秋间收子，至春种之，其苗方茎暴节，叶皆对生，颇似苋菜而长。秋月开花，作穗结子，状如小鼠负虫，有涩毛，皆贴茎倒生。九月末取根，水中浸两宿，挼去皮，裹扎暴干"。《图经本草》[4]"牛膝，今江淮、闽粤、关中亦有之，然不及怀州者为真。春生苗，茎高二、三尺，青紫色，有节如鹤膝，又如牛膝状，以此名之。叶尖圆如匙，两两相对，于节上生花作穗，秋结实甚细。此有二种，茎紫节大者为雄，青细者为雌。二月、八月、十月采根，阴干。根极长大而柔润者佳。叶亦可单用"。

五、怀牛膝药材性状

怀牛膝的根、茎、叶均入药，以根为主。根呈圆柱形，细长，直或稍弯曲，上端较粗，下端较细，质硬而脆，易折断。表面土灰黄色或淡棕色，切面略呈半透明状。气微，味微甜、稍苦涩。

参考文献

[1] 药典委员会. 中华人民共和国药典 [M]. 北京：化学工业出版社，2005.

[2] 吴普. 吴普本草 [M]. 北京：人民卫生出版社，1987.

[3] 孙思邈. 千金翼方 [M]. 北京：人民卫生出版社，1983.

[4] 苏颂. 图经本草 [M]. 福建：福建科学技术出版社，1988.

[5] 刘文泰. 本草品汇精要 [M]. 北京：人民卫生出版社，1982.

[6] 李时珍. 本草纲目 [M]. 北京：华夏出版社，1998.

[7] 张秉承. 本草便读 [M]. 上海：上海科学技术出版社，1957.

[8] 杨时泰. 本草述钩元 [M]. 上海：科技卫生出版社，2003.

[9] 杨胜亚，刘超，崔援军. 怀牛膝不同品种及不同类型种子的质量评价 [J]. 中国医学研究与临床，2005，3 (5)：55-56.

[10] 李泰荣. 怀牛膝栽培与加工技术 [J]. 河南农业科学，1986 (4)：27-28.

[11] 卫云. 山东省50种常用中药材栽培技术 [J]. 山东中医学院学报，1985：14-16.

[12] 常瑞英. 紧缺中药材栽培养殖 [J]. 河南中医，1985：11-13.

[13] 江西中医学院. 药用植物栽培学 [J]. 上海科学技术出版社，1980，105-107.

[14] 卫云. 药用植物栽培技术 [J]. 山东科学技术出版社，1985：24-29.

[15] 马书太. 牛膝摘芽试验根形态变化的观察与比较 [J]. 现代中药研究与实践，2010，24 (5)：12-13.

[16] 毕博，徐大卫，闻玉丽. 不同培养条件对牛膝发根诱导的研究 [J]. 中国现代中药，2010，12 (7)：9-11.

[17] 药用生物园药材教研组（沈栋侠执笔）. 赤霉素对怀牛膝生长发育的影响 [J]. 南京药学院学报，1960 (5)：30-33.

[18] 药用生物园药材教研组、本三（4）全体同学（杨琦指导，杨琦、杨文淑等执笔）. 怀牛膝的速生丰产试验 [J]. 南京药学院学报，1960 (5)：34-38.

第二章　怀牛膝本草记载

一、《神农本草经》　神农氏撰　顾观光辑较　兰州大学出版社

牛膝　味苦酸。主寒湿痿痹，四肢拘挛，膝痛不可屈伸，逐血气，伤热，火烂，堕胎。久服轻身耐老。一名百倍，生川谷。

二、《本草经集注》　梁·陶弘景原著　尚志钧等辑校　人民卫生出版社

牛膝　味苦、酸。平。无毒。主治寒湿痿痹，四肢拘挛，膝痛不可屈伸，逐血气，伤热火烂，堕胎。治伤中少气，男子阴消，老人失溺，补中续绝，填骨髓，除脑中痛及腰脊痛，妇人月水不通，血结，益精，利阴气，止发白。久服轻身耐老。一名百倍。生河内川谷及临朐。二月、八月、十月采根，阴干。恶萤火、陆英、龟甲、畏白前。今出近道蔡州者，最长大柔润，其茎有节，似牛膝，故以为名也。乃云有雌雄，雄者茎紫色而节大为胜尔。

三、《名医别录》　梁·陶弘景原著　尚志钧辑校　人民卫生出版社

牛膝　味酸。平。无毒。主伤中少气，男子阴消，老人失溺，补中续绝，填骨髓，除脑中痛及腰脊痛，妇人月水不通，血结，益精，利阴气，止发白。生河内及临朐。二月、八月、十月采根，阴干。恶萤火、龟甲、陆英，畏白前。

四、《雷公药对》　北齐·徐之才原著　尚志钧辑校　安徽科学技术出版社

牛膝　平，雷公：酸，无毒。主风挛急，痛痹，阴湿，难产。恶萤火、陆英、龟甲，畏白前，忌牛肉。

五、《吴普本草》　魏·吴普著　尚志钧等辑校　人民卫生出版社

牛膝　神农：甘。一经：酸。黄帝、扁鹊：甘。李氏：温。雷公：酸，无毒。生河内或临邛。叶如蓝，茎本赤。二月、八月采。

六、《新修本草》　唐·苏敬等撰　尚志钧辑校　安徽科学技术出版社

牛膝　味苦、酸，平，无毒。主寒湿痿痹，四肢拘挛，膝痛不可屈伸，逐血气，伤热火烂，堕胎。疗伤中少气，男子阴消，老人失溺，补中续绝，填骨髓，除脑中痛及腰脊痛，妇人月水不通，血

结，益精，利阴气，止发白。久服轻身耐老。一名百倍。生河内川谷及临朐。二月、八月、十月采根，阴干。恶萤火、陆英、龟甲，畏白前。今出近道蔡州者，最长大柔润，其茎有节，似牛膝，故以为名也。乃云有雌雄，雄者茎紫色而节大为胜尔。八月以前采者，皆日干、火干乃佳，不尔湢烂黑黯。其十月以后至正月，乃可阴干。

七、《药性论》 唐·甄权撰　尚志钧辑释　安徽科学技术出版社

牛膝　忌牛肉。能治阴痿，补肾，填精，逐恶血流结，助十二经脉。病人虚羸，加而用之。

八、《千金翼方》 唐·孙思邈著　王勤俭等校注　第二军医大学出版社

牛膝　味苦、酸，平，无毒。主寒湿痿痹，四肢拘挛，膝痛不可屈伸，逐血气，伤热火烂，堕胎。疗伤中少气，男子阴消。老人失溺，补中续绝，填骨髓，除脑中痛及腰脊痛，妇人月水不通，血结，益精。利阴气，止发白。久服轻身耐老。一名百倍。生河内川谷及临朐，二月、八月、十月采根，阴干。

九、《雷公炮炙论》 南北朝·雷敩原著　尚志钧辑校　安徽科学技术出版社

牛膝　凡使，去头并尘土了，用黄精自然汁浸一宿，漉出，细锉，焙干用之。

十、《嘉祐本草》 宋·掌禹锡等撰　尚志钧辑复　中医古籍出版社

牛膝　味苦、酸，平，无毒。主寒湿痿痹，四肢拘挛，膝痛不可屈伸，逐血气，伤热火烂，堕胎。疗伤中少气，男子阴消，老人失溺，补中续绝，填骨髓，除脑中痛及腰脊痛，妇人月水不通，血结，益精，利阴气，止发白。久服轻身耐老。一名百倍。生河内川谷及临朐。二月、八月、十月采根，阴干。恶萤火、陆英、龟甲，畏白前。

陶隐居云：今出近道蔡州者，最良大柔润，其茎有节，似牛膝，故以为名也。乃云有雌雄，雄者茎紫色而节大为胜尔。庸本注云：诸药，八月以前采者，皆日干、火干乃佳，不尔湢烂黑黯。其十月以后至正月，乃可阴干。

臣禹锡等谨按药性论云：牛膝，臣，忌牛肉。能治阴痿，补肾，填精，逐恶血流结，助十二经脉。病人虚羸，加而用之。日华子云：牛膝，治腰膝软怯冷弱，破症结，排脓止痛，产后心腹痛，并血运，落死胎，壮阳。怀州者长白，近道苏州者色紫。

十一、《本草图经》 宋·苏颂编撰　尚志钧辑校　安徽科学技术出版社

牛膝　生河内川谷及临朐，今江淮、闽、粤、关中亦有之，然不及怀州者为真。春生苗，茎高二、三尺，青紫色，有节如鹤膝，又如牛膝状，以此名之。叶尖圆如匙，两两相对；于节上生花作穗，秋结实甚细。此有二种：茎紫，节大者为雄；青细者为雌。二月、八月、十月采根，阴干。根极长大而柔润者佳。茎叶亦可单用。葛洪治老疟久不断者，取茎叶一把，切，以酒三升渍服，令微有酒

气。不即断，更作，不过三剂止。唐·崔云亮《海上方》：治疟，用水煮牛膝根，未发前服。今福州人单用土牛膝根，净洗，切，焙干，捣，下筛，酒煎，温服，云治妇人血块极效。

十二、《本草衍义》　宋·寇宗奭撰　颜正华等点校　人民卫生出版社

牛膝　今西京作畦种，有长三尺者最佳。与苁蓉浸酒服，益肾。竹木刺入肉，嚼烂罨之，即出。

十三、《重修政和经史证类备用本草》　宋·唐慎微撰　人民卫生出版社影印

牛膝　味苦、酸，平，无毒。主寒湿痿痹，四肢拘挛，膝痛不可屈伸，逐血气，伤热火烂，堕胎。疗伤中少气，男子阴消，老人失溺，补中续绝，填骨髓，除脑中痛及腰脊痛，妇人月水不通、血结，益精，利阴气，止发白。久服轻身耐老。一名百倍。生河内川谷及临朐。二月、八月、十月采根阴干。恶萤火、陆英、龟甲，畏白前。

陶隐居云：今出近道蔡州者最良大，柔润，其茎有节似牛膝，故以为名也。乃云有雌雄，雄者茎紫色而节大为胜尔。庸本注云：诸药，八月以前采者，皆日干，火干乃佳，不尔，浥烂黑黯。其十月以后至正月，乃可阴干。臣禹锡等谨按药性论云：牛膝，忌牛肉。能治阴痿，补肾填精，逐恶血流结，助十二经脉。病人虚羸者，加而用之。日华子云：牛膝，治腰膝软怯冷弱，破症结，排脓止痛，产后心腹痛并血运，落死胎，壮阳。怀州者长白，近道苏州者色紫。图经曰：牛膝，生河内川谷及临朐，今江淮、闽粤、关中亦有之，然不及怀州者为真。春生苗，茎高二三尺，青紫色，有节如鹤膝，又如牛膝状，以此名之。叶尖圆如匙，两两相对。于节上生花作穗，秋结实甚细。此有二种：茎紫节大者为雄，青细者为雌。二月、八月、十月采根，阴干，根极长大而柔润者佳，茎叶亦可单用。葛洪治老疟久不断者，取茎叶一把，切，以酒三升渍服，令微有酒气，不即断，更作，不过三剂止。唐·崔云亮《海上方》治疟用水煮牛膝根，未发前服。今福州人单用土牛膝根，净洗，切，焙干，捣，下筛，酒煎，温服，云治妇人血块极效。

雷公云：凡使，去头并尘土了，用黄精自然汁浸一宿，漉出，细锉，焙干用之。圣惠方，治眼卒生珠管。牛膝并叶捣绞取汁，日三四度点之。又方，治气湿痹腰膝痛。用牛膝叶一斤切，以米三合，于豉汁中相和，煮作粥，和盐酱空腹食之。外台秘要，治劳疟积久不断者。长生牛膝一握，切，以水六升，煮取二升，分二服，未发前服，临发又一服。千金方，治妇人小户嫁痛。牛膝五两，酒三升，煮取一升半，去滓，分作三服。又方，治风瘙瘾疹。牛膝末酒服方寸匕，日三。并主骨疽癞病及痦瘟。肘后方，口中及舌上生疮烂。取牛膝酒渍，含渐之，无酒者，空含亦佳。又方，治卒暴症，腹中有如石刺，昼夜啼呼。牛膝二斤，以酒一斗渍，密封，热灰火中温令味出。服五合至一升，量力服之。又方，治齿痛。牛膝末着齿间含之。又方，凡痢下应先白后赤，若先赤后白为肠蛊。牛膝三两捣碎，以酒一升渍，经一宿，每服饮一两杯，日三服。又方，治小便不利，茎中痛欲死，兼治妇人血结腹坚痛。牛膝一大把并叶，不以多少，酒煮饮之，立愈。经验后方，治消渴不止，下元虚损。牛膝五两，细锉为末，生地黄汁五升浸，昼暴夜浸。汁尽为度，蜜丸梧桐子大，空心温酒下三十丸，久服壮筋骨，驻颜色，黑发，津液自完。梅师方，治竹木针在肉中不出。取生牛膝茎捣末，涂之即出。又

方，治胞衣不出。牛膝八两，葵子一两，以水九升，煎取三升，分三服。又方，治金疮痛所。生牛膝捣敷疮上，立差。孙真人食忌，治牙齿疼痛。烧牛膝根灰置牙齿间。又方，治卒得恶疮，人不识者。以牛膝根捣敷之。

衍义曰：牛膝，今西京作畦种，有长三尺者最佳。与苁蓉酒浸服，益肾。竹木刺入肉，嚼烂罨之，即出。

十四、《本草发挥》　明·徐彦纯编撰　明·薛己校理　清刻本　北京中医药大学图书馆藏书

牛膝，味苦酸平，无毒。主寒湿痿痹，四肢拘挛，膝痛不可屈伸，堕胎，男子消阴，老人失溺，妇人月水不通，补肾填精，逐恶血留结，助十二经脉壮阳。

洁古云：牛膝强筋

丹溪云：牛膝之用，能引诸药下至于足。凡用土牛膝，春夏用茎叶，秋冬用根，惟叶汁之功尤速。

十五、《御制本草品汇精要》　明·刘文泰等原著　陈仁寿等点校　上海科学技术出版社

牛膝　无毒。牛膝出《神农本经》，主寒湿痿痹，四肢拘挛，膝痛不可屈伸，逐血气，伤热火烂，堕胎，久服轻身耐老。疗伤中少气，男子阴消，老人失溺，补中续绝，填骨髓，除脑中痛及腰脊痛，妇人月水不通，血结，益精，利阴气，止发白。（名医所录）。

【名】百倍。

【苗】《图经》曰：春生苗，茎高二、三尺，青紫色，有节如鹤膝及牛膝状，故以名之。叶尖圆如匙，两两相对，于节上生花作穗，秋结实甚细。此有二种，茎紫节大者为雄，青细者为雌。根极长大而柔润者佳。茎叶亦可单用。

【地】《图经》曰：生河内川谷及临朐，今闽、粤、关中、江淮、蔡州、苏州亦有之。道地：怀州者为佳。

【时】生：春生苗。采：二月、八月、十月取根。

【收】阴干。

【用】根肥润者为好。

【色】土褐。

【味】苦、酸。

【性】平，缓，收。

【气】气之薄者，阳中之阴。

【臭】腥。

【主】填髓壮筋。

【反】恶萤火、陆英、龟甲。畏白前。

【制】雷公云：去芦并土，以黄精自然汁浸一宿，漉出焙干，锉碎用，或酒浸炒用。

【治疗】《药性论》云：阴痿，逐恶血流结。《日华子》云：腰膝软怯冷弱，破症结，排脓，止痛，产后心腹痛，并血晕，落死胎。

【补】《药性论》云：益肾填精，助十二经脉，病人虚赢加用之。《日华子》云：壮阳。

【合治】合酒煮饮，疗小便不利，茎中痛欲死，兼妇人血结，腹坚痛《肘后方》。为末五两，合生地黄汁五升，昼暴夜浸，汁干为度，蜜丸桐子大，每服五、六十丸，空心温酒下，治消渴不止，下元虚损，久服壮筋骨，驻颜色，黑发，津液自生《经验后方》。为末，合酒服方寸匕，日三，疗风瘙瘾疹，并骨疽，癞病及痞瘕《千金方》。

【禁】妊娠不可服。

【忌】牛肉。

十六、《食物本草》 元·李杲编辑 明·李时珍参订 明·姚可成补辑 郑金生等校点
中国医药科技出版社

牛膝 生河内川谷。今江、淮、闽、越、关中亦有之，然不及怀庆者为佳。春生苗茎，高二三尺，青紫色，有节如鹤膝及牛膝。叶尖圆似匙，两两相对。于节上生花作穗，至秋结实甚细。以根极长大，至三尺而柔润者为佳。李时珍曰：处处有之，惟以川蜀人家栽种者为良。秋间收子，至春种之，嫩苗可作菜茹。

牛膝茎、叶 治寒湿痿痹，老疟淋闭诸疮，四肢拘挛，膝痛不可屈伸。逐血气，伤热火烂，堕胎。久服轻身耐老。疗伤中少气，男子阴消，老人失溺，补中续绝，益精利阴气，填骨髓，止发白，除脑中痛及腰脊痛，妇人月水不通血结。治阴痿，补肾，助十二经脉，逐恶血，治腰膝怯弱，破症结，排脓止痛，产后心腹痛并血运，落死胎。强筋，补肝脏风虚。同苁蓉浸酒服，益肾。竹木刺入肉，嚼烂罨之即出。治久疟寒热，五淋尿血茎中痛，下痢，喉痹口疮，齿痛痈肿，恶疮折伤。病人虚赢者，加而用之。

附方：

治胞衣不出。用牛膝八两，葵子一合，水九升，煎三升，分三服。

治消渴不止，下元虚损。牛膝五两为末，生地黄汁五升浸之，日曝夜浸，汁尽为度，蜜丸梧子大，每空心温酒下三十丸。

治女人阴痛。牛膝五两，酒三升，煮取一升半，去滓分三服。

去胎。用牛膝一握捣，以无灰酒一盏煎七分，空心服。仍以独根土牛膝涂麝香，插入玉户。

治喉痹乳蛾。新鲜牛膝根一握，艾叶七片，捣和人乳取汁，灌入鼻内，须臾痰涎从口鼻出即愈，无艾亦可。一方用牛膝捣汁，和陈醋灌之。

治折伤闪挫。用杜牛膝捣罨之。亦治无名恶疮。

治小便血淋。用牛膝根煎浓汁，日饮五服即愈。昔叶朝议亲人患血淋，流下小便在盘内，凝如冻胶，久而有变如鼠形，但无足尔，百治不效。一村医传得此方，服之虽未即愈，而血色渐淡，久乃复旧。后十年，病又作，服之又瘥。

治妇人腹中血块作疼。土牛膝焙捣为末，酒煎温服极效。福州人单用之。

十七、《本草蒙筌》　明·陈嘉谟撰　王淑民等点校　人民卫生出版社

牛膝　味苦、酸，气平。无毒。忌牛肉，畏白前。所恶之药有三，萤火陆英龟甲。地产尚怀庆。种类有雌雄。雌牛膝节细，茎青根短，坚脆无力；雄牛膝节大，茎紫根长，柔润有功。秋后采根，曝干待用。去蚀烂黑黯，选肥壮鲜明。因与牛膝同形，人故假此为誉。凡入药剂，酒渍咬咀。善理一身虚羸，能助十二经脉。主手足寒湿痿痹，大筋拘挛；理膀胱气化迟难，小便短少。补中续绝，益阴壮阳。填髓除腰膝酸疼，滑血滋须发乌黑。竹木刺入肉，嚼烂厚罨；老疟久弗痊，单煎连服。卒得不识恶毒，捣生根敷上即差；尿管涩痛几危，煮浓酒饮下立愈。治妇人血症血瘕，月水行迟；疗产妇血晕血虚，儿枕痛甚。同麝香堕胎甚捷，牡牛膝一两、麝香一钱，捣细，熔蜡搓成长条，插阴户内即堕。引诸药下走如奔。故凡病在腰腿胻踝之间，必兼用之而勿缺也。亦宜久服，耐老轻身。

十八、《本草纲目》　明·李时珍编纂　刘衡如等校注　华夏出版社

牛膝（本经上品）

【释名】牛茎（广雅）百倍（本经）山苋菜（救荒）对节菜

弘景曰：其茎有节，似牛膝，故以为名。

时珍曰：本经又名百倍，隐语也，言其滋补之功，如牛之多力也。其叶似苋，其节对生，故俗有山苋、对节之称。

【集解】别录曰：牛膝生河内川谷及临朐，二月、八月、十月采根，阴干。普曰：叶如夏蓝，茎本赤。弘景曰：今出近道蔡州者，最长大柔润。其茎有节，茎紫节大者为雄，青细者为雌，以雄为胜。大明曰：怀州者长白，苏州者色紫。颂曰：今江淮、闽粤、关中亦有之，然不及怀州者为真。春生苗，茎高二三尺，青紫色，有节如鹤膝及牛膝状。叶尖圆如匙，两两相对。于节上生花作穗，秋结实甚细。以根极长大至三尺而柔润者为佳。茎叶亦可单用。时珍曰：牛膝处处有之，谓之土牛膝，不堪服食。惟北土及川中人家栽莳者为良。秋间收子，至春种之。其苗方茎暴节，叶皆对生，颇似苋叶而长且尖艄。秋月开花，作穗结子，状如小鼠负虫，有涩毛，皆贴茎倒生。九月末取根，水中浸两宿，挼去皮，裹扎暴干，虽白直可贵，而挼去白汁入药，不如留皮者力大也。嫩苗可作菜茹。

根　【修治】敩曰：凡使去头芦，以黄精自然汁浸一宿，漉出，剉，焙干用。时珍曰：今惟以酒浸入药，欲下行则生用，滋补则焙用，或酒拌蒸过用。【气味】苦、酸，平，无毒。普曰：神农：甘。雷公：酸，无毒。李当之：温。之才曰：恶萤火、龟甲、陆英，畏白前，忌牛肉。【主治】寒湿痿痹，四肢拘挛，膝痛不可屈伸，逐血气，伤热火烂，堕胎。久服轻身耐老。《本经》疗伤中少气，男子阴消，老人失溺，补中续绝，益精利阴气，填骨髓，止发白，除脑中痛及腰脊痛，妇人月水不通，血结。《别录》治阴痿，补肾，助十二经脉，逐恶血。甄权：治腰膝软怯冷弱，破症结，排脓止痛，产后心腹痛并血运，落死胎。大明：强筋，补肝脏风虚。好古：同苁蓉浸酒服，益肾。竹木刺入肉，嚼烂罨之，即出。宗奭：治久疟寒热，五淋尿血，茎中痛，下痢，喉痹口疮齿痛，痈肿恶疮伤

折。时珍【发明】权曰：病人虚羸者，加而用之。震亨曰：牛膝能引诸药下行，筋骨痛风在下着，宜加用之。凡用土牛膝，春夏用叶，秋冬用根，惟叶汁效尤速。时珍曰：牛膝乃足厥阴、少阴之药。所主之病，大抵得酒则能补肝肾，生用则能去恶血，二者而已。其治腰膝骨痛、足痿阴消、失溺久疟、伤中少气诸病，非取其补肝肾之功欤？其症瘕心腹诸痛、痈肿恶疮、金疮折伤喉齿、淋痛尿血、经候胎产诸病，非取其去恶血之功欤？按陈日华经验方云：方夷吾所编集要方，予刻之临汀。后在鄂渚，得九江守王南强书云：老人久苦淋疾，百药不效。偶见临汀集要方中用牛膝者，服之而愈。又叶朝议亲人患血淋，流下小便在盘内凝如蒟蒻，久而有变如鼠形，但无足尔。百治不效。一村医用牛膝根煎浓汁，日饮五服，名地髓汤。虽未即愈，而血色渐淡，久乃复旧。后十年病又作，服之又瘥。因检本草，见肘后方治小便不利茎中痛欲死，用牛膝并叶，以酒煮服之。今再拈出，表其神功。又按杨士瀛直指方云：小便淋痛，或尿血，或沙石胀痛。用川牛膝一两，水二盏，煎一盏，温服。一妇患此十年，服之得效。杜牛膝亦可，或入麝香、乳香尤良。【附方】旧十三，新八。劳疟积久不止者。长大牛膝一握，生切，以水六升，煮二升，分三服。清早一服，未发前一服，临发时一服。外台秘要。消渴不止下元虚损。牛膝五两为末，生地黄汁五升浸之，日曝夜浸，汁尽为度，蜜丸梧子大，每空心温酒下三十丸。久服壮筋骨，驻颜色，黑发，津液自生。经验后方。卒暴症疾腹中有如石刺，昼夜啼呼。牛膝二斤，以酒一斗渍之，密封，于灰火中温令味出。每服五合至一升，随量饮。肘后方。痢下肠蛊凡痢下应先白后赤，若先赤后白为肠蛊。牛膝二两捣碎，以酒一升渍经一宿。每服一两杯，日三服。肘后方。妇人血块土牛膝根洗切，焙捣为末，酒煎温服，极效。福州人单用之。图经本草。女人血病万病丸：治女人月经淋闭，月信不来，绕脐寒疝痛，及产后血气不调，腹中结瘕症不散诸病。牛膝酒浸一宿焙，干漆炒令烟尽，各一两，为末，生地黄汁一升，入石器内，慢火熬至可丸，丸如梧子大。每服二丸，空心米饮下。拔萃方。妇人阴痛牛膝五两，酒三升，煮取一升半，去滓，分三服。千金方。生胎欲去牛膝一握捣，以无灰酒一盏，煎七分，空心服。仍以独根土牛膝涂麝香，插入牝户中。妇人良方。胞衣不出牛膝八两，葵子一合，水九升，煎三升，分三服。延年方。产后尿血川牛膝水煎频服。熊氏补遗。喉痹乳蛾新鲜牛膝根一握，艾叶七片，捣和人乳，取汁灌入鼻内。须臾痰涎从口鼻出，即愈。无艾亦可。一方：牛膝捣汁，和陈醋灌之。口舌疮烂牛膝浸酒含漱，亦可煎饮。肘后方。牙齿疼痛牛膝研末含漱。亦可烧灰致牙齿间。千金方。折伤闪肭杜牛膝捣罨之。卫生易简方。金疮作痛生牛膝捣敷，立止。梅师方。卒得恶疮人不识者。牛膝根捣敷之。千金方。痈疖已溃用牛膝根略刮去皮，插入疮口中，留半寸在外，以嫩橘叶及地锦草各一握，捣其上。牛膝能去恶血，二草温良止痛，随干随换，有十全之功也。陈日华经验方。风瘙瘾疹及痦癗。牛膝末，酒服方寸匕，日三服。千金方。骨疽癞病方同上。

　　茎叶　【气味】缺。【主治】寒湿痿痹，老疟淋秘，诸疮。功同根，春夏宜用之。时珍【附方】旧三，新一。气湿痹痛腰膝痛。用牛膝叶一斤切，以米三合，于豉汁中煮粥，和盐酱空腹食之。圣惠方。老疟不断牛膝茎叶一把切，以酒三升渍服，令微有酒气。不即断，更作，不过三剂止。肘后方。溪毒寒热东间有溪毒中人，似射工，但无物。初病恶寒发热烦懊，骨节强痛。不急治，生虫食脏杀人。用雄牛膝茎紫色节大者一把，以酒、水各一杯同捣，绞汁温饮，日三服。肘后方。眼生珠管牛膝并叶捣汁，日点三四次。圣惠方。

十九、《珍珠囊补遗药性赋》　　明·熊宗立编著　王今觉点校注释重订　中国医药科技出版社

牛膝　强足补精，兼疗腰痛。

牛膝补虚挛膝痛，月经若闭亦能通。

牛膝为君，味苦、酸，平。无毒。

二十、《药鉴》　　明·杜文燮编　焦耿芳校　上海人民出版社

牛膝　气平，味苦酸，无毒。调补一身虚羸，能助十二经脉。主手足寒湿痿痹，大筋拘挛。理膀胱气化迟难，小便短少。补中续绝，益阴壮阳。填髓，除腰膝酸疼，活血，滋须发乌黑。竹木刺入肉，嚼烂厚罨。老疟久弗痊，单煎连服。卒中不识恶毒，捣生根敷上即瘥。尿管涩痛几危，煮浓酒饮下立愈。治妇人血症血瘕，月水行迟。疗产妇血晕血虚，儿枕痛甚。同麝香堕胎甚捷，引诸药下走如奔。故凡病在腰腿胻踝之间，必兼用之而勿缺也。故凡咽喉肿闭，痰涎封结者，用明矾少许，同牛膝捣烂取汁，令病者仰卧，滴入鼻中，须臾痰涎涌出，效莫如之。孕妇深忌。若欲取胎，用雄土牛膝一两，真麝香一钱捣匀，溶腊搓成长条插入阴户，即能坠胎。

二十一、《太乙仙制本草药性大全》　　明·王文洁编撰　中医古籍孤本大全选编工作委员会
选编　中医古籍出版社

牛膝　一名百倍。河内川谷及临朐，今江淮、闽粤、关中多有之，然不及怀州者为真。春生苗，茎高二三尺，青紫色，有节如鹤膝又如牛膝状，以此名之。叶尖圆如匙，两两相对，于节上生花作穗，秋结实甚细。此有两种，茎紫节大者为雄，青细者为雌。二月、八月、十月采根，阴干。根极长大而柔润者佳。茎叶亦可单用。恶萤火、陆英、龟甲，畏白蔹皮。采根阴干，去芦，酒洗用，忌食牛肉。

牛膝，味苦酸，性平，无毒。赋云：补精强足，疗脚痛腰痛，破瘀血，下胎。

【主治】主寒湿痿痹，四肢拘挛不可屈伸。逐血气，伤热火烂，堕胎。久服轻身耐老。疗伤中少气，男子阴消，老人失溺，补中续绝，壮阳，益精填骨髓，止发白。除腰脊痛，妇人月水不通，血结症瘕，产后心腹痛并血晕。活血生血，能引诸药下行，腰腿之疾不可缺。病人虚羸，加而用之。

【补注】老疟久不断，取根一握，水六盏，煎半分，作三服，未发前服，临发又服。小便不利，茎中痛欲死，及妇人血结腹痛，取一大握，酒煮饮之，立愈。金疮痛及卒得恶疮不识，取生根捣敷之。竹木刺入肉，嚼烂涂之，即出。治风瘙瘾疹，牛膝末酒服方寸匕，日三，并主骨疽癞病及痦瘟。治牙齿疼痛，烧根以灰致牙齿。治眼卒生珠管，牛膝并叶捣绞取汁，日三四度点之。治口中及舌上生疮烂，取根酒浸含漱之，无酒空含亦佳。治气温痹，腰膝痛，用叶一斤切，以米三合，与豉汁相和，煮作粥，和盐酱空腹食之效。

【太乙曰】凡使，去头芦并尘土了，用黄精自然汁浸一宿，漉出，细锉，焙干用。

二十二、《本草真诠》　明·杨崇魁编撰　全国中医药图书情报工作委员会选编　中医古籍出版社

牛膝　忌牛肉，畏白前，恶萤火、陆英、龟甲。

味苦酸，气平，无毒。类有雌雄，雌者节细茎青根短坚脆无力，雄者节大茎紫根长柔润有功。善引诸药下走如奔，故凡病在腰腿胻踝之间，必兼用之，勿缺也。

二十三、《本草原始》　明·李中立撰绘　郑金生等整理　人民卫生出版社

牛膝　始生河内川谷及临朐，今以怀庆者为良。春生苗，茎高二三尺，青紫色，有节如牛膝，叶颇似苋菜叶而长，且尖艄，两两相对。于节上生花作穗，秋结实甚细。根长二三尺，柔润。有雌雄二种，雄者粗长，雌者细短。因茎似牛膝，故名牛膝。《广雅》名牛茎。因叶似苋，嫩可茹，故《救荒本草》名山苋菜。

气味：苦、酸，平，无毒。

主治：寒湿痿痹，四肢拘挛，膝痛不可屈伸。逐血气，伤热火烂，堕胎。久服轻身耐老。疗伤中少气，男子阴消，老人失溺，补中续绝，益气填骨髓，止发白，除脑中痛及腰脊痛。妇人月水不通，血结。治阴痿，补肾，助十二经脉，逐恶血。治腰膝软怯冷弱，破症结，排脓止痛。产后心腹痛，并血运，落死胎。强筋补肝脏风虚。同苁蓉浸酒服，益肾。竹木刺入肉，嚼烂罨之即出。治久疟寒热，五淋尿血，茎中痛，下痢，喉痹，口疮齿痛，痈肿恶疮，伤折。

牛膝，《本经》上品。九月末取根，水浸挼皮，暴干。怀庆者佳。

俱有肉色。凡用牛膝，择怀庆白亮、长及尺余、无歧者最优。色紫、短细者下。色黑干枯者乃土牛膝耳，不堪服食。

修治：牛膝去芦头，欲下行生用，滋补焙用，或酒拌蒸过用。

牛膝　足厥阴、少阴之药。

恶萤火、龟甲，畏白前，忌牛肉。

《外台秘要》：治劳疟积久不止者，牛膝一握，生切，以水六升，煮二升，分三服，早晨一服，未发前一服，临发时一服。

二十四、《炮炙大法》　明·缪希雍撰　人民卫生出版社影印

牛膝　酒浸蒸，曝干。形长二尺五寸以上者方佳。蜀地及怀庆产者良。恶萤火、龟甲、陆英。畏白前。忌牛肉。

二十五、《雷公炮制药性解》　明·李中梓编辑　金芷君校注　中国中医药出版社

牛膝，味苦酸，性平，无毒，入肾经。补精气，利腰膝，填骨髓，除脑痛，祛寒湿，破血结，通月经，堕胎孕，理膀胱气化迟难、阴中作痛欲死。去芦，酒浸一宿用。恶龟甲、萤火、陆英，畏白前、白鲜皮，忌牛肉。

按：丹溪云牛膝引诸药下行，宜入足少阴经以理诸疾。妇人得之，应归血海，故行血有功。脾虚气陷及腿膝湿肿者，不宜用之。有二种，土牛膝所禀薄，故短而细，主破血气；川牛膝所禀厚，故肥而长，主补精髓，竹、木刺入肉，涂之可出。

雷公云：凡使，去头芦并尘土了，用黄精自然汁浸一宿，漉出，细锉，焙干用。

二十六、《本草汇言》　明·倪朱谟编著　戴慎等点校　上海科学技术出版社

牛膝　味苦微甘，气寒性滑，无毒。味厚气薄，阴也，降也，入足三阴经，引诸药下行甚捷。

《别录》曰：牛膝，生河内川谷，及临朐、江淮、闽、粤、川、陕等处。蔡州者，最长大柔润，其茎有节，节大者为胜。河北者色白，然不及怀庆者为妙。家栽莳者为良，冬初收子，至春种之，春生苗，方茎，高二三尺，紫色有节，如鹤膝。叶皆对生，颇似苋而长，且尖艄。秋月节上开花，成穗结实如小鼠负虫，有涩毛，贴茎倒生。根柔润而细，一直生下，长者约二三尺。九月采根，洗净，日干用。凡使须去芦头，酒浸入药。又苏州者，色紫与江浙并称土牛膝，性寒，破血通经，利小便闭浊、淋沥诸证。

牛膝　健腰膝，壮筋脉《别录》，活滞血（甄权）之药也，其滋补筋脉（陈月坡稿）之功，如牛之多力也。入厥阴、少阴二经，主风湿寒热之邪，留滞血脉肢节之间，酝酿成热，为病痿痹拘挛，不可屈伸《本经》，腰膝软弱，脚气肿胀，或梦遗精滑，淋浊涩痛（时珍），或产后恶血留滞不行《别录》，或疟疾久发血气凝涩（时珍），是皆足三阴风湿寒热之邪，壅闭成痹之证，惟牛膝可以治之。又逐瘀血，通经脉，落死胎《日华》，消痈肿，续折伤，散喉痹，止尿血淋胀，及男妇意念所动，积郁成劳，血败精凝诸病（时珍），是皆足三阴气滞血瘀之证，惟牛膝可以行之。大抵牛膝之剂，功在去风活血，故腰膝骨病，与痛风在下者，宜多用之。欲其补肾滋肝，必倍杞、术、归、地、山茱萸、鹿角胶可也。然误用伤血堕胎，经闭未久疑似有娠者勿用，上焦药勿用，血崩不止者勿用，胃寒脾泄者勿用。

缪仲淳先生曰：牛膝，体燥性润，独理肝肾二经。肝为血海而主筋，血海得润，则经脉通，而挛急者解矣。又骨者，肾所主也，腰者，肾所府也，精者，肾所藏也，小便者，肾所司也。理肾，则众疾咸安，淋浊涩痛之患除矣，有堕胎者，以其破血下行耳。

集方　以下九方见《方脉正宗》：治腰脊软弱疼痛，及一切痿痹，四肢拘挛，筋骨牵强，不能屈伸。用牛膝一斤，白术、仙茅、木瓜、石斛、石楠叶、五加皮、萆薢、生地黄、黄芪、白芍药、虎骨、杜仲、续断、黄柏、白鲜皮各四两，酒浸蒸饮，或作小丸。每早服三钱，白汤送亦可。

治一身血脉壅滞，为肿，为胀，为喘痛。用牛膝八两，川贝母、姜制半夏各二两，肉桂五钱。共为末，每早晚各服三钱，白汤调送。

治风寒湿热四气相合为病，脚气肿胀难履。用牛膝十两，萆薢、苍术、石斛、木瓜各三两，龙胆草一两。分撮十剂，水煎，食前服。

治鹤膝风。用牛膝、木瓜、五加皮、骨碎补、金银花、紫花地丁、黄柏、萆薢、甘菊根，水煎服。

治梦遗精滑，淋浊，或茎中涩痛。用牛膝二两，远志、莲肉、生地黄、甘草、滑石、牡蛎粉各五钱。共为末，灯心汤调服。

治小便不利，茎中痛欲死，兼治妇人血结腹坚。用鲜牛膝三四两，白酒煎浓服之，立愈。

治产后恶血，留滞不行。用牛膝、红花各一两，乳香、没药、当归尾、川芎、玄胡索、五灵脂各三钱，草乌二钱，酒洗炒。水煎服。

治久疟不愈。用牛膝、白术、鳖甲、当归、半夏各五钱，生姜五片，黑枣五个。水煎服。

治妇人经水不通。用牛膝、当归各四两，为末，炼蜜丸，食前白汤下五钱。

治胎死不下，或胞衣不出。用牛膝八两，冬葵子一合，朴硝五钱，当归尾一两。水六升，煎二升，分三次服。

《薛氏外科》：治热毒痈肿，或卒得恶疮，不辨识者。用新鲜土牛膝八两，捣烂取汁，和生白酒饮，以渣敷毒处，可减大势。

《易简方》：治跌打闪朒，折伤节骨。用牛膝、当归尾各八两，水煎，频频饮，可止痛、消肿、续折。

《祖弘远方》：治喉痹乳蛾。用鲜牛膝根一握，艾叶七片，捣，和人乳汁，灌入鼻内，须臾，痰涎从口鼻出即愈。

《熊氏补遗方》：治小便带血。用牛膝四两，生地二两，水煎，频频服，立止。

《千金方》：治妇人阴痛。用牛膝五两，酒三升，煎取一升，去渣温服。

《妇人良方》：治生胎欲去。用牛膝一撮，捣以无灰酒二碗，煎八分，空心服。仍以独根土牛膝，涂麝香，插入牝户中。

《经验方》：治消渴不止，下元虚损。以牛膝五两，生地黄五两，水煎，徐徐服。久服驻颜色，黑须发，津液自生也。

《梅师方》：治金疮作痛。用牛膝，生捣敷，立瘥。

治暴发赤肿者，暴赤失明者，暴生翳膜者，暴发风泪者，暴发疼痛连及头脑者，发热恶寒呕逆者。俱加荆芥、薄荷、白芷、前胡、羌活、防风、干姜、黄芩、木贼、白蒺藜、葳蕤、甘草，内热甚者，加石膏、黄连，大便秘结者，加酒煮大黄。如久病目昏冷泪，黑花视物，目珠酸痛，或劳伤目力，或色欲伤神。俱加生熟地黄、当归、川芎、枸杞、知母、白术、黄芪、甘草、白芍、葳蕤、麦冬。

二十七、《神农本草经疏》　明·缪希雍著　郑金生校注　中医古籍出版社

牛膝　味苦、酸，平，无毒。主寒湿痿痹，四肢拘挛，膝痛不可屈伸，逐血气，伤热火烂，堕胎。疗伤中少气，男子阴消，老人失溺。补中续绝，填骨髓，除脑中痛及腰脊痛，妇人月水不通，血结，益精，利阴气，止发白，久服轻身耐老。忌牛肉、牛乳。

疏：牛膝，禀地中阳气以生，气则兼乎木火之化也，故其味苦酸平无毒。味厚气薄，走而能补。性善下行，故入肝肾。主寒湿痿痹，四肢拘挛，膝痛不可屈伸者，肝脾肾虚，则寒湿之邪客之而成

痹，及病四肢拘挛，膝痛不可屈伸。此药既禀地中阳气所生，又兼木火之化，其性走而下行，其能逐寒湿而除痹也必矣。盖补肝则筋舒，下行则理膝，行血则痛止。逐血气，犹云能通气滞血凝也。详药性，气当作痹。伤热火烂，血焦枯之病也。血行而活，痛自止矣。入肝行血，故堕胎。伤中少气，男子阴消，老人失溺者，皆肾不足之候也。脑为髓之海，脑不满则空而痛。腰乃肾之腑，脊通髓于脑，肾虚髓少，则腰脊痛。血虚而热则发白，虚羸劳顿则伤绝。肝藏血，肾藏精，峻补肝肾，则血足而精满，诸证自廖矣。血行则月水自通，血结自散。久服轻身耐老，悉如上说，不复具疏。

主治参互

君术、仙茅、木瓜、石斛、茯苓、石南叶、五加皮、萆薢、生地黄、黄芪、芍药、虎骨、沉香、桂，治诸痹。

同甘菊花、石斛、木瓜、何首乌、生地黄、虎骨、沉水香、人参、术、黄芪、天门冬、麦门冬、杜仲、续断、芍药、橘皮、黄柏、桑寄生、白鲜皮，治一切痿痹，四肢拘挛，筋骨疼痛。

君当归、地黄，能下死胎。加朴硝，立下胞衣。

君木瓜、石斛、萆薢、生地黄、黄柏、五加皮、骨碎补、续断、金银花、白及、芍药、甘草、甘菊根、紫花地丁、茜草、连翘，治鹤膝风。

根苗同用二三两浓煎，调鳖甲末三钱，空心服，治疟在阴分久不瘥者，三剂必已。胃虚者加人参两许，橘皮去白五钱。

君青蒿、生地黄、麦门冬、甘枸杞子，熬膏，治妇人血虚发热，内热口干舌苦。

治小便不利，茎中痛欲死，兼治妇人血结腹坚痛，鲜牛膝三四两，白酒煎浓，服之即愈。

金疮作痛，生捣傅之立瘥。

误用伤胎，经闭未久、疑似有娠者勿用。上焦药中勿入。血崩不止者忌之。

二十八、《本草乘雅半偈》　　明·卢之颐覆参　冷方南等校点　人民卫生出版社

牛膝（本经上品）

【气味】苦酸平，无毒。

【主治】主寒湿痿痹，四肢拘挛，膝痛不可屈伸，逐血气，伤热，火烂，堕胎。久服轻身耐老。

【覈】曰：出河内川谷及临朐，今江淮、闽越、关中亦有，不及怀庆者佳。深秋收子，初春排种其苗，方茎暴节，叶叶对生，颇似苋叶。六七月节上生花作穗，遂结实如小鼠负虫，有涩毛，贴茎倒生。根柔润而细，一直下生，长者约三五尺。九月采根，茎叶亦可单用。修治去头芦，用黄精汁浸一宿，取出，剉细，焙干。

【参】曰：读牛膝经年不得其解，偶忆风马牛不相及句，比类推之，牛喜风顺，马喜风逆，故知经遂从头走足，其逆流而上，与不得顺流而下者，当百倍其力，故一名百倍。更观实若鼠负，根直下行，宛如甲拆，盖牛为土畜，在卦曰坤，从土解孚，以行脾用，是以禀土气之平，兼木火之味，是主寒湿成痹，溜于肢节，酝酿成热，遂致四肢拘挛，膝痛不可屈伸。经云：湿热不攘，大筋软短，小筋驰长，软短为拘，驰长为痿。重言膝痛不可屈伸者，以湿伤在下，偏此更甚故尔。或痹于血，或痹于

气，并可逐而通之。如别录之治胸中痛，腰脊痛，茎中痛，五淋癃闭，下痢喉痹，此正痹于气，如症瘕血结，恶血血晕，此正痹于血，咸成有余之证形也。如伤中少气，失溺绝阳，此亦痹于气。如阴消阴痿，精涸水涸，及金匮要略之治血痹虚劳，此亦痹于血，咸成不足之证形也。如疭瘲之暑伤营舍，风并卫居，此则痹于血，复痹于气，成虚实更作之证形也。盖痹者，失其流通之谓，若伤热火烂之上炎，使其旋顺乎下，若堕胎之就下，与得其平，以全甲力，此不循伦次，越甲拆子解乎，先抽乎乙之轧出耳。气则形驻，故轻身耐老。

纤细之质，径直下生三四五尺，非百倍其力者，那能如是。盖直者为经，合入经隧明矣。

手足十二经，合两手足，廿有四经矣。十二自上走下，十二自下走上，则牛膝合入自上走下十二经隧矣。

疭瘲者，阴阳相移，上下交争。牛膝妙用，使下者仍顺乎下，则上者仍安乎上矣。

牛，性顺之物也。亦大力之物也。膝之为用，承上以接下，如坤之承乾，盖顺而健矣。此叶根下行，而能引伸，力之大而健可知。膝司承接，力怯而弗任，则不可屈伸。用体性之至顺极健者疗之，自无不济。膝名既同，药治最合。土用衰，则寒湿侵。惟乘气旺者，能出涔泞，故痿痹以之。通理失，则四肢勿畅，惟居体下者，能致缓和，故拘挛以之。盖人身下体，屈升之大者莫如膝。举要而言，力效易见，若其顺承天施，而气得上行，不止及踵，而且至腕矣。逐血气义、参语备妙，然详味逐字，更纠有辟山驱水之力。热因湿蒸，火为寒变，皆愤腾于上者也，非顺德深至，易能降伏哉。可身受田单之燕炬，自旋灭燕师之燹烽，即怒攻而顺性未尝失也。又其力能下持，非下走者。坤为子母牛，故胎可弗堕。顺相因而极厚；载华岳而不重，故身能轻，顺守柔而永贞，比松柏之后凋，故老能耐。

二十九、《医学入门》 明·李梴编撰 田代华等整理 人民卫生出版社

牛膝 苦酸气亦平，酸痹拘挛疮疹灵，男子精虚脑齿痛，妇人经闭结瘕症。茎有节似牛之膝。无毒。沉也，阴也。主寒湿痿痹，四肢拘挛疼痛不可屈伸，凡腰腿之疾，必用引下。治恶疮风疹，口舌生疮，伤热火烂。又竹木刺入肉，嚼烂罨之即出。皮肤疾亦用之。男子肾虚阴消失溺，多渴，脑痛，发早白，齿常痛，服之填精益髓自愈。妇人经闭，恶血结为症瘕，产后心腹痛血晕。又治男妇小便不利，茎中痛。活血生血剂也。兼治老疟久痢。长大柔润者佳，酒洗用。恶龟甲、白前，忌牛肉。

三十、《景岳全书》 明·张介宾原著 孙玉信等校注 第二军医大学出版社

牛膝 味苦甘，气微凉，性降而滑阴也。忌牛肉，酒渍，㕮咀。走十二经络，助一身元气。主手足血热痿痹，血燥拘挛；通膀胱涩秘，大肠干结；补髓填精，益阴活血；治腰膝酸疼，滋须发枯白。其性下走如奔，故能通经闭，破血症，引诸药下降。同麝香用，堕胎尤速。凡脏寒便滑，下元不固者，当忌用之。

三十一、《重订本草徵要》　明·李中梓原著　丁甘仁等增撰　耿鉴庭重订
北京科学技术出版社

牛膝　味苦、酸，性平，无毒。入肝、肾二经。恶龟甲，忌牛肉，酒蒸。壮筋骨，利腰膝。除寒湿，解拘挛。益精强阴，通经堕胎。理膀胱气化迟难，引诸药下行甚捷。肝为血海而主筋，血海得补则经通，而挛急者解矣。骨者，肾所司也；腰者，肾之府也；精者，肾所藏也；小便者，肾所主也。补肾则众疾咸安。寇宗奭云："牛膝同苁蓉浸酒饮，益肾。"堕胎者，以其破血下行耳。《石室秘录》云："牛膝乃引下之绝品"。

按：牛膝主用，多在肾肝下部，上焦药中勿入，气虚下陷，血崩不止者戒用。

三十二、《本草经解》　清·叶天士撰　上海卫生出版社

牛膝　气平。味苦酸。无毒。主寒湿痿痹。四肢拘挛。膝痛不可屈伸。逐血气。伤热火烂。堕胎。久服轻身耐老。

牛膝　气平。禀天秋降之金气。入手太阴肺经。味苦酸无毒。得地木火之味。入足厥阴肝经、手厥阴心包络。气味俱降。阴也。肺热叶焦。发为痿痹。牛膝苦平清肺。肺气清则通调水道。寒湿下逐。营卫行而痿痹愈矣。湿热不攘。则大筋㽱短。而四肢拘挛。膝痛不可屈伸矣。牛膝苦酸。酸则舒筋。苦除湿热。所以主之也。逐血气者。苦平下泄。能逐气滞血凝也。伤热火烂者。热汤伤。火伤疮也。苦平清热。酸能收。敛则止。而疮愈也。苦味伐生生之气。酸滑伤厥阴之血。所以堕胎。久服则血脉流通无滞。所以轻身而耐老也。

制方　牛膝同生地。治下元虚。专用五两酒煎。治女人阴痛。同当归、生地。下死胎。用三两同鳖甲三钱。治疟在阴分久不愈。胃虚加人参一两。陈皮去白五钱。同青蒿、生地、麦冬、杞子。治血虚发热。

三十三、《本草汇》　清·郭佩兰编撰　清刊本　北京中医药大学图书馆藏书

牛膝　味苦酸，平。气薄味厚，阴也，降也。入足少阴厥阴经。补肾强阴，理腰脊膝胫之伤。强筋续绝，通血结症瘕之证。疗淋家茎痛欲死，止久疟寒热不休。治寒湿痿痹，疗四肢拘挛。填骨髓，逐五淋。同麝香堕胎甚捷，偕葵子立下胞衣。按牛膝为阴，能降而不能升。故主用多在肾肝下部，上焦药中勿入。然五淋诸症，极难见效，惟牛膝一两，入乳香少许，煎服，连进数剂即安。下行能滑窍，梦失遗精者，在所当禁。气虚下陷，血崩不止者，戒用。若膝之不能立，与能屈而不可伸者，亦在所忌。产怀庆，用长大柔润者，酒浸拌蒸入药。生用，行下去恶血，滋补，酒焙补肝肾。恶龟甲，畏白前，忌牛肉。

三十四、《本草述》　清·刘若金原著　郑怀林等校注　中医古籍出版社

弘景曰：其茎有节似牛膝，故以为名。方书所谓暴节者是。

《别录》曰：牛膝生河内川谷及临朐。二月八月十月采根，阴干。颂曰：今江淮、闽、粤、关中亦有之，然不及怀庆者为真，以根极长大至三尺而柔润者为佳。时珍曰：牛膝处处有之，谓之土牛膝，不堪服食，惟北土及川中人家栽莳者为良。秋间收子，至春种之，其苗方茎暴节，叶皆对生，颇似苋叶，而长且尖艄，秋月开花作穗，结子状如小鼠负虫，有涩毛，皆贴茎倒生。九月末取根，根柔润而细，一直下生，长者约三五尺，茎叶亦可单用。中梓曰：土牛膝所禀薄，故短而细，主破血气；川牛膝所禀厚，故肥而长，主补精髓。

【气味】苦酸，平，无毒。普曰：神农：甘；雷公：酸，无毒；李当之：温。

【主治】通经脉，逐血气，疗寒湿痿痹，大筋拘挛，膝痛不可屈伸及腰脊痛，并五淋尿血，茎中痛，女子月水不通，逐恶血，产后腹痛血晕，又主痈肿恶疮，伤折，更治阴分久疟，理膀胱气化迟难，小便秘，疗伤中少气，男子阴消，老人失溺，腰膝软怯冷弱，益肾强筋，利阴气补精。好古曰：强筋，补肝脏风虚。时珍《本草纲目》载有喉痹下痢之治，似皆宜于土牛膝，其方见后。

丹溪曰：牛膝引诸药下行，宜入足少阴经以理诸疾，妇人得之，应归血海，故行血有功。又曰：筋骨痛风在下者，宜加用之。凡用土牛膝，春夏用叶，秋冬用根，惟叶汁效尤速。时珍曰：牛膝乃足厥阴、少阴之药，所主之病，大抵得酒则能补肝肾，生用则能去恶血，二者而已。其治腰膝骨痛，足痿阴消，失溺久疟，伤中少气，非取其补肝之功欤？其症瘕，心腹诸痛，痈肿恶疮，金疮折伤，喉齿，淋痛尿血，经候胎产诸病，非取其去恶血之功欤？类明曰：寒湿痿痹多在身半以下，牛膝苦酸通泄，为下行之剂。嵩曰：阴虚血少，不能荣筋，腰腿痛软之疾，断不可缺。杨士瀛《直指方》云：小便淋痛，或尿血，或沙石胀痛，用川牛膝一两，水二盏煎一盏，温服。一妇患此十年，服之得效。杜牛膝亦可。或入麝香、乳香尤良。复曰：牛膝径直下行，能逐血中之气，原血荣脉中，气卫脉外，各有道路而不得相溷。若血中有气，如寒则能疼，热则能肿，在子宫则能孕能瘕，在膀胱则淋，在喉则痹，在肠则痢，在募原挟暑则疟，在肠胃外则症结，在皮肤内则瘾疹痞癟之类，取当下行者用之，百倍其功。按卢复说大有意义，但所言血中有气以为诸病，然则血中无气耶？措辞未免有戾，愚为达其理于总论中。缪希雍曰：牛膝禀地中阳气以生，气则兼乎木火之化也，故其味苦酸平无毒，味厚气薄，走而能补，善下行，故入肝肾。君术、仙茅、木瓜、石斛、茯苓、石南叶、五加皮、草薢、生地黄、黄耆、芍药、虎骨、沉香、桂，治诸痹；同甘菊花、石斛、木瓜、何首乌、生地黄、虎骨、沉水香、人参、术、黄耆、天门冬、麦门冬、杜仲、续断、芍药、橘皮、黄檗、桑寄生、白藓皮，治一切痿痹，四肢拘挛，筋骨疼痛；君当归、地黄，能下死胎，加朴硝，立下胞衣；君木瓜、石斛、草薢、生地黄、黄檗、五加皮、骨碎补、续断、金银花、白及、芍药、甘草、甘菊根、紫花地丁、茜草、连翘，治鹤膝风；根苗同用二三两，浓煎，调鳖甲末三钱，空心服，治疟在阴分久不瘥者，三剂必已，胃虚者加人参两许，橘皮去白五钱；君青蒿、生地黄、麦门冬、甘枸杞子，熬膏，治妇人血虚发热，内热口干舌苦；治小便不利，茎中痛欲死，兼治妇人血结腹坚痛，鲜牛膝三四两，并叶土者亦可，白酒煎浓服之即愈；金疮作痛，生捣博之，立瘥。

【愚按】牛膝，在《本经》谓其逐血气，而《别录》更谓其疗伤中少气，续绝益精，利阴气，填骨髓者，岂其相戾欤？如以为能逐血气，即其疗伤益阴之功，彼诸药之宣血导气者多矣，何以裨益无闻也？盖其味苦，苦就下，人身半以下为地之阴，其入于至阴之肾无疑，其苦后有酸，其气且温，是又入于阴中少阳之肝也。然种其子于春时，历夏而秋，乃开花作穗结实，故秋间收子，九月之杪采根而用，是秉乎木之气，而更宣畅于火，告成于金，以致其顺下之用，顺下者水也，观其根一直下生，长者约三五尺，不可想见哉？夫人身阴气，本随阳之升以达于上，然阳之奉上者，又随阴降而达于下，设上之阳微而不能降，则阳亢而不得周于下，即上之阳虚者亦然，将肾肝之真阴亦亏，而血乃泣，患乃生。唯此本木火之宣，成于金之降，以归水而致其顺下之用，（牛膝告成于秋，若其味有辛，便是驻其气于金，不成其顺下之性矣。盖非苦无以至地，非辛无以升天，在诸药之味固然。惟不带辛味，故直是籍金之全力，以达木火之气于水中耳，缘金水固相生者也）是其顺下为功，原不离乎木火之化。希雍所谓秉地中阳气以生，而气则兼乎木火之化者，即《本经》首言寒湿为病，知其义不妄也。然在《本经》曰逐血气，在卢复曰逐血中之气，此义亦可参。夫营行脉中，卫行脉外，脉之内外总是一气。惟在脉中者精专曰营，在脉外者浮气曰卫，浮气固不能入脉，然卫气充周，和调五脏，洒陈六腑，乃入于脉，是入脉者即其气之精专者也。然则脉中之营不统于脉外之卫乎？故血中之气病，乃卫弱而营虚，不能祛邪，而气著以为病耳。夫人身阴气，本金水以奉木火于上，阳气本木火以达金水于下，而此味乃合于下达妙理，故非破血，乃化血，亦非就血而化，乃就血中之气而化，于下体痿痹拘挛，腰脊痛，膝痛，又如五淋尿血，茎中痛，女子月水不通，此皆其的对。如症瘕血结，恶血血晕，固亦由治肾肝之阴气以及之，盖血乃真阴之化醇也。曰：所谓疗伤益阴，即在是乎？讵知阴阳合同而生化者也，不生乌乎化？不化又何以生？此阴之能化，即能生，阴之能生化，即为阳生化之地，有何伤中阴衰之不奏功矣？但不得以破血散气之剂例视，致疑于主治之相戾也。抑足三阴从足走腹，而此之逐血气以顺下者，其义谓何？曰：足三阳从头走足，又即三阴生化之原，如经所谓寒湿痿痹等证，亦由于足三阳之气不降，而此味秉木火之化，成于金水以顺下，正合三阳下行之义，谓逐血中之气，盖本此也。夫三阳之不下行者，亦本于水谷之气不能并宗气以下，而卫气先亏耳。不调卫气以为营气之先，止导营中之气，而言其顺下有力，谓能通十二经脉也，可乎哉？

【附方】

喉痹乳蛾

新鲜牛膝根一握　艾叶七片　捣，和人乳取汁，灌入鼻内，须臾痰涎从口鼻出，即愈。无艾亦可。

痢下肠蛊，凡痢下应先白后赤，若先赤后白，为肠蛊　牛膝二两捣碎，以酒一升渍，经一宿，每服一两杯，日三服。

妇人血块　土牛膝根洗切，焙捣为末，酒煎温服，极效。

卒得恶疮，人不识者　牛膝根捣敷之，

按：此四证似皆宜于土牛膝者也。《龟龄集》曰：川牛膝粗而黄者能生精，酒浸十宿，焙干为末。

希雍曰：误用伤胎，经闭未久，疑似有娠者勿用；上焦药中勿入；血崩不止者忌之。嵩曰：牛膝能降而不能升，若脾虚清气下陷泄痢及脾虚而腿痛膝肿大，非所宜。

【修治】下行行血则生用，滋补则酒拌蒸过用。

三十五、《本草备要》　清·汪昂著　谢观等评校　重庆大学出版社

牛膝　补肝肾。泻恶血。苦酸而平。足厥阴少阴经药。能引诸药下行。酒蒸则甘酸而温。益肝肾。强筋骨。肝主筋。肾主骨。治腰膝骨痛。足痿筋挛。下行故理足。补肝则筋舒。血行则痛止。阴痿失溺。筋衰则阴痿。肾虚则失溺。久疟下痢。伤中少气。以上皆补肝肾之功。生用。则散恶血。破症结。血行则结散。治心腹诸痛。淋痛尿血。热蓄膀胱。便涩而痛曰淋。气淋便涩余涩沥。劳淋房劳即发。冷淋寒战后溲。膏淋便出如膏。石淋精结成石。尿血即血淋也。鲜色者心与小肠实热。色瘀者肾与膀胱虚冷。张子和曰。石淋乃肝经移热于胞中。日久熬煎成石非肾与小肠病也。大法治淋宜通气清心平火利湿。不宜用补。恐湿热得补增剧也。牛膝淋症要药。血淋尤宜用之。杜牛膝亦可。又有中气不足致小便不利者。宜补中益气。经所谓气化则能出是也。忌用淋药通之。经闭产难。下行之效。误用坠胎。喉痹齿痛。引火下行。痈肿恶疮。金疮伤折。以上皆散恶血之功。出竹木刺。拍烂罨之即出。纵疮口合。刺犹自出。然性下行而滑窍。梦遗失精。及脾虚下陷。因而腿膝肿痛者禁用。出西川及怀庆府。长大肥润者良。下行生用。入滋补药酒浸蒸。恶龟甲。畏白前。忌羊肉。

杜牛膝　一名天名精。一名地菘。泻热。吐痰。破血。解毒。

甘寒微毒。能破血。一妇产后。口渴气喘。面赤有斑。大便泄。小便秘。用行血利水药不效。用牛膝浓煎膏饮。下血一桶。小便通而愈。能止血吐痰。除热解毒杀虫。治乳蛾喉痹。砂淋血淋。良方曰。浓煎加乳麝少许神效。小儿牙关紧闭。急慢惊风。不省人事者。绞汁入好酒灌之即醒。以醋拌渣。敷项下。服汁吐疟痰。惊风服之。亦取其吐痰。漱汁止牙痛。捣之敷蛇虫螫毒。根白如短牛膝。地黄为使。煎汤洗痔。渣塞患处良。

三十六、《本草易读》　清·汪讱庵撰　吕广振等点校　人民卫生出版社

牛膝　酒浸用。生用下行，焙用滋补。畏白前，忌牛肉。酸，苦，无毒。入肾肝二经。补肝肾，益筋骨，逐恶血，破症结。强足补精，疗腰膝之实痛，祛湿解痹，伸筋骨之拘挛。淋痛尿血之剂，喉痹齿痛之药。痈肿恶疮悉疗，金疮折伤皆医。操通经落胎之权，擅补中续绝之能。同乳香止茎中之痛，引诸药至足膝之地。

牛膝　处处有之，以川中人家栽莳者为良。方茎暴节，叶皆对生。秋月开花，作穗结子，如小鼠负虫，有涩毛，皆贴茎倒生。九月取根。宋时以怀庆者为良。

消渴不止，为末五两，生地汁浸，日晒夜浸，蜜丸服。验方第一。下痢先赤后白，此肠蛊也。酒渍二两，每服一两。第二。妇人血块，酒煎服。第三。女人阴痛，酒每煎一两服。第四。胞衣不下，二两，冬葵一两，水煎服，三服下。第五。产后尿血，水煎常服。第六。口舌疮烂，酒渍含漱，或煎服。第七。牙痛，煎末漱之。第八。金疮痛，捣敷立止。第九。卒得恶疮，人不识者。捣敷之。第十。风瘙瘾疹及痦瘟，为末酒下。十一。

万病丸　牛膝酒浸一宿，焙末干漆炒令烟尽。

用生地汁熬，令可丸，豆大。每五丸。治经淋经闭。又治绕脐疝痛。又治产后症结。诸方第一。

三十七、《本经逢原》　　清·张璐纂述　　上海科学技术出版社

牛膝　本经名百倍，苦酸平无毒。怀产者长而无旁须。水道涩渗者宜之。忌牛肉。本经主寒湿痿痹。四肢拘挛。膝痛不可屈伸。逐血气。伤热火烂。堕胎。

【发明】牛膝气薄味厚。性沉降泄。乃足厥阴之药。本经专主寒湿痿痹，四肢拘挛等病。不及补养下元之功。岂圣法有所未尽欤。丹溪言牛膝能引诸药下行。筋骨痛风在下者。宜加用之。其性虽下行走筋。然滑利之品。精气不固者。终非所宜。得酒蒸则能养筋。生用则去恶血。其治腰膝痛不可屈伸。足痿之病。非取其养血营筋之力欤。其治痈肿恶疮。金疮折伤。尿血淋痛。妇人经秘不通。非取其活血破瘀之力欤。外台以生牛膝一味浓煎。治积久劳疟。肘后以二斤浸酒。治卒暴症疾。延年。以之同葵子煎服下胞衣。卫生以之捣罨折伤。梅师以之捣涂金疮。千金以之捣敷毒肿。集验以之通利溺闭。皆取其性滑利窍。消血解毒之功。虽强阴强筋。而气虚下陷。大便易泄。梦泄遗精。妊娠崩漏俱禁用。惟川者气味形质。与续断仿佛。庶无精滑之虞。盖肾司闭藏。肝司疏泄。此味专司疏泄。而无固热之功。世俗妄谓益肾。而培养下元药中。往往用之。与延盗入室何异。其土牛膝。亦能解毒利窍。专治血鼓。一味浓煎。恣意服之。又锁喉风。诸治不效。以土牛膝。和醋捣绞取汁。蘸鸡翎探吐稠痰。不过二三次神验。

三十八、《本草崇原》　　清·张志聪著　　刘小平点校　　中国中医药出版社

牛膝　气味苦酸平，无毒。主寒湿痿痹、四肢拘挛、膝痛不可屈伸，逐血气伤热火烂，堕胎。久服轻身耐老。

牛膝《本经》名百倍。如出河内川谷及临朐，今江淮闽粤关中皆有，然不及怀庆川中者佳。春生苗，枝节两两相对，故又名对节草，其根一本直下，长二三尺，以肥阔粗大者为上。

《本经》谓：百倍气味苦酸，概根苗而言也。今时所用，乃根下之茎，味甘臭酸，其性微寒。《易》曰：乾为马，坤为牛，牛之力在膝，取名牛膝者，禀太阴湿土之气化，而能资养筋骨也。主治寒湿痿痹，言或因于寒，或因于湿，而成痿痹之证也。痿痹则四肢拘挛，四肢拘挛，则膝痛不可屈伸。牛膝禀湿土柔和之化，而资养筋骨，故能治之。血气伤热火烂，言血气为热所伤，则为火烂之证。牛膝味甘性寒，故可逐也。根下之茎，形如大筋，性唯下泄，故堕胎。久服则筋骨强健，故轻身耐老。

三十九、《本草求原》　　清·赵其光撰　　广东科技出版社

牛膝　气平。属秋入肺。味苦酸。属火木入心包肝。无毒。是秉木火之化。以升阴于上。仍归金水以降阳于下。根直下生故也。使阴得阳宣而不滞。阳随阴降而血不泣。故主寒湿痿痹。入肺以通调水道，则足三阳下行。而湿热寒湿皆除。四肢拘挛。膝痛不可屈伸。入肝活血养筋也。逐血气。行血中气。则血因气凝之病可逐。非破血之比。以其入心包。苦能泄实也。伤热火烂。苦能泻火，则热汤

之伤。火伤之烂可完。堕胎。苦伐生生之气，兼酸则涌泄而又下行。故胎堕。久服轻身耐老。统言其流通血脉之功。疗伤中少气。阴者中之守。以阳为化原，气者为病，则阴伤气少。益肾。利阴气。填骨髓。续绝。宣上顺下以入于至阴之肾也。通经通淋。止尿血。茎痛。产后腹痛。血晕。痛肿。伤折。阴分久疟。尿秘。失溺。生用去恶血。川产酒浸焙、补肝肾。粗而黄者更生精。但性太下降。凡血虚、筋骨痛软。脾虚下陷。而泄痢、腿痛、膝肿、血崩。均忌。

按：逐血中之气如何。营之精嵩在脉中。卫之浮气行脉外而不入脉。然必卫气充周。乃能调和脏脉。而入于脉。脉之内外。总是一气。卫弱而营不行。则血中之气著而为病。由是寒则疼。热则肿。而为症瘕为淋痢。为暑疟。瘾疹。阴分久疟。根苗同用。浓煎调鳖甲末服。胃虚加陈皮参。必得此上升而下行者功乃捷。怀庆川产者、长大至三五尺。肥柔而润。兼补精髓。一名百倍。各处所生名。

土牛膝。短而细。嵩破血气。治小便淋痛。尿血。或沙石胀痛。不论川生土生并效。浓煎调乳香麝香。喉痹乳蛾。鲜者取汁。和人乳灌鼻。即痰涎从口鼻中出。加艾汁尤妙。痢下、先赤后白。名肠蛊。酒捣浸服。妇人血块。尿秘。茎痛欲死。酒煎。或为末酒调连叶用更佳。无名恶疮。金疮。生捣敷。

四十、《炮炙全书》　清·稻宣义（日本）撰　中医古籍出版社

牛膝　甘、酸，平。用长大柔润者，去芦头，欲下行生用，滋补焙用，或酒拌蒸过用。恶萤火、龟甲、陆英，畏白前，忌牛肉。

四十一、《修事指南》　清·张睿编撰　北京中医药大学图书馆藏书

制牛膝　雷敩曰：凡使牛膝，须去头芦，以黄精自然汁浸一宿，漉出，锉，焙干用。

李时珍曰：今惟以酒浸入药，欲下行则生用，滋补则焙用。或酒拌蒸过用。

四十二、《神农本草经百种录》　清·徐大椿编著　人民卫生出版社影印

牛膝　味苦酸。此止言味而不言性。疑阙文也。后凡不言性者仿此。主寒湿痿痹。四肢拘挛。膝痛不可屈伸。皆舒筋行血之功。逐血气。破瘀血也。伤热火烂。清血热也。堕胎。降血气也。久服轻身耐老。血和之功。此乃以其形而知其性也。凡物之根皆横生。而牛膝独直下。其长细而韧酷似人筋。所以能舒筋通脉。下血降气。为诸下达药之先导也。筋属肝。肝藏血。凡能舒筋之药。俱能治血。故又为通利血脉之品。

四十三、《本草丛新》　清·吴仪洛辑　窦钦鸿等点校　人民卫生出版社

牛膝　通，下行，补肝肾，散恶血。苦酸而平。足厥阴、少阴经药。能引诸药下行。酒蒸，甘酸而温。益肝肾，强筋骨。肝主筋，肾主骨。治腰膝骨痛，足痿筋挛，阴痿，血行故痛止，下行故理足；补肝则舒筋，筋舒则阴强。久疟。以上皆补肝肾之功。生用散恶血，破症结。血行则结散。治心腹诸痛，淋痛尿血，热蓄膀胱，便涩而痛曰淋。气淋便涩余沥，劳淋房劳即发，冷淋寒战后溲，膏淋便出如膏，石淋精结成石。血淋涩痛，尿血色鲜者，心与小肠实热；色瘀者，肾与膀胱虚冷。子和曰：石淋乃肝经移热于胞中，日久熬煎成石，非肾与小肠病也。大抵治淋宜通气清心，平火利湿，不宜用补，恐湿热得补增剧也。牛膝淋证要药，血淋尤宜用之，杜牛膝亦可。又有中气不足致小便不利者，宜补中益气，经所谓气化则能出也，忌用淋药通之。经闭产难，下行之效，误用堕胎。喉痹齿痛，引火下行。痈肿恶疮，金疮伤折。以上皆散恶血之功。出竹木刺。捣烂罨之即出。纵疮口合，刺犹自出。有升无降，用以为导甚妙。主用皆在肾肝下部，上焦药中勿入。梦遗滑精，血崩不止及气虚下陷，因而腿膝肿痛者大忌。出怀庆府，长大肥润者良。下行生用，入滋补药酒浸蒸。恶鳖甲。畏白前。忌牛肉。

四十四、《得配本草》　清·严西亭等纂　上海科学技术出版社

怀牛膝　畏白前、白鲜皮。恶萤火、龟甲、陆英。忌牛肉。苦、酸，平。入足厥阴、少阴经血分。益肝肾之精气，破瘀血之症结。治筋骨痿痹，久疟下痢，淋痛尿血，并心腹诸痛。又能引火下行，并疗喉痹齿痛。连叶捣汁，频点眼生珠管。得杜仲，补肝。得苁蓉，益肾。配川断肉，强腰膝。气不滞则健。配车前子，理阳气。

去芦并泥沙。下行，生用。滋补，焙用，或黄精汁浸、酒拌蒸数十次用。破血敷金疮，生用。引火下趋，童便炒。引诸药至膝盖，生熟俱可用。失精，血崩，气陷腿肿，脏寒便滑，中气不足，小便自利，俱禁用。

春夏用叶，秋冬用根，叶汁尤速。

四十五、《本草求真》　清·黄宫绣著　王淑民校注　中国中医药出版社

川牛膝　隰草

牛膝　专入肝、肾。苦酸而平。按：据诸书，虽载酒蒸温补肝肾，强健筋骨，凡足痿筋挛，阴痿失溺，久疟下痢，伤中少气，治皆有效。又载生用则能活血，破瘀消肿，治痛通淋，引药下行。淋属热，至其茎痛不可忍，手按热如火烁，血出鲜红不黯，淋出如砂如石，脐下妨闷，烦躁热渴，六脉沉数有力。淋属虚致，其茎多不见痛，即痛或喜手按；或于溺后才痛，稍久则止；或登厕小便涩痛，大便牵痛，面色痿黄，饮食少思，语言懒怯，六脉虚浮无力。淋属虚实兼致，其茎或见痛极，六脉弦数而按不甚有力，饮食少思而神不见昏倦，溺即滴点不断，而出则无砂石膏血，脉即虚软无力，而血反见鲜润，腹即胀硬不消，而气短结。牛膝虽淋症要药，然亦须审虚实权衡，不可尽以牛膝治也。然味薄性厚，性沉炙滑，用于下部经络血分鲜气则可。（引入下部经络血分）若使肺分气薄遗脱泄泻，则又当知忌戒，不可因其气虚而概用之。时珍曰：牛膝乃足厥阴少阴所主之病，大抵得酒则能补肝肾，生用则能去恶血，二者而已。其治腰膝骨痛、足痿、阴消失溺、久疟伤中少气诸病，非取其补肝肾之功欤？其治症瘕、心腹诸痛、痈肿恶疮、金疮、折伤喉齿、沺痛尿血、经候胎产诸病，非取其去恶血之功欤？出于川者，性味形质虽与续断相似，服之可无精滑之弊。然肝主司疏泄，肾主闭藏，此则疏泄独具而鲜固蜇。书云益肾，殊觉未是。杜牛膝气味更凉，嚼之味甘而不苦。主治多是解毒破血，泻

热吐痰。（杜牛膝。）如溺闭症见气喘面赤有斑，用杜牛膝浓煎膏饮，下血一桶，小便通而愈。又不省人事，绞汁入好酒，灌之即苏，以醋拌渣敷项下。惊风痰疟，服汁能吐痰涎。喉痹用杜牛膝捣汁，和米醋半盏，用鸡翅毛蘸搅喉中，以通其气。较之川牛膝，微觉有别。牛膝出西川及怀庆府，长大肥润者良。下行生用，入滋补药酒蒸。恶龟甲，畏白前，忌牛肉。

四十六、《神农本草经读》　　清·陈修园撰　　肖钦朗校注　　福建科学技术出版社

牛膝　气味苦酸、平，无毒。主寒湿痿痹，四肢拘挛，膝痛不可屈伸，逐血气，伤热火烂，堕胎。久服轻身耐老。

陈修园曰：牛膝气平，禀金气而入肺；味苦，得火味而入心包；味酸，得木味而入肝。唯其入肺，则能通调水道而寒湿行，胃热清而痿愈矣。唯其入肝，肝藏血而养筋，则拘挛可愈，膝亦不痛而能屈伸矣。唯其入心包，苦能泄实，则血因气凝之病可逐也。苦能泻火，则热汤之伤与火伤之烂可完也。苦味本伐生生之气，而又合以酸味，而遂大申其涌泄之权，则胎无不堕矣。久服轻身耐老者，又统言其流通血脉之功也。

四十七、《本经续疏》　　清·邹澍撰　　张金鑫点校　　学苑出版社

牛膝　味苦、酸，平，无毒。主寒湿痿痹，四肢拘挛，膝痛不可屈伸，逐血气，伤热，火烂，堕胎。疗伤中少气、男子阴消、老人失溺，补中续绝，填骨髓，除脑中痛及腰脊痛，妇人月水不通，血结，益精，利阴气，止发白。久服轻身、耐老。一名百倍。生河内川谷及临朐，二月、八月、十月采根，阴干。（恶萤火、陆英、龟甲，畏白前）

牛膝秋收子，至春种之，其苗方茎暴节，高二三尺，青紫色，节如鹤膝，又如牛膝，叶皆对生，颇似苋而长且尖艄，秋月于节上生花作穗，结子如鼠妇，有涩毛，皆贴茎倒生，九月采根，以极长，大至三尺而柔润者佳，中有白汁。（《图经》，参《纲目》）

寒湿能成痹，不能成痿，痹能为四肢拘挛、膝痛不可屈伸，痿则不能。曰"寒湿痿痹，四肢拘挛，膝痛不可屈伸"，将痿、痹遂可无别耶？且《素问》于二者各自为论，皆辨之明且晰，不言其因有同焉者，何也？盖痿与痹皆筋节间病，而寒湿有已化、有未化，未化则浸淫筋节为病，已化则熏灼筋节为病。《素问》论痹多病于浸淫。论痿多起于熏灼。《痹论》曰："其留连筋骨间者疼久。"曰："在于筋则屈不伸。"《痿论》曰："肝气热则胆泄、口苦、筋膜干，筋膜干则筋急而挛。"以是知四肢拘挛、膝痛不可屈伸，细体之原有分别，概目之则固有因同者在矣。牛膝之治此，妙在不必问其已化、未化，但执定其病在筋节间，痛而不可屈伸者，皆能已之。盖其体柔韧似筋，而一线直下，上生之茎有节，下达之根无节，不用其茎但用其根，是可知筋节间病，凡自下而上者，则以此自上而下，长于下短于上者，因其上行转而下达，且柔则可屈，直则可伸，安在其有不合也。然则曰"逐血气，上热，火烂"，何也？夫热火烁烙肌肉，血气沸腾。其应自上而下者，必为之阻，反逆而上出；其应自下而上者，遂为之吸引，以入于其中。上出者遇筋节亦能停留，上引者在下遂由是干涸。停留者，可致四肢拘挛；干涸者，能得膝痛不可屈伸。以是知血气、伤热、火烂，亦四肢拘挛、膝痛不可屈伸

之源，与因寒湿为痿痹者，所伤虽殊，然推类至尽，原有不异者在矣。牛膝之治此，妙在其味苦，本系火化，其体柔润中有白汁，上短下长，又协水形，是为纳火气于水中，化炎上为润下。火者受伤之本，水者制火之资，能使火随水而下，水抑火而平，则血气被热火伤烂，又安有不除也。况胎者原系火养水中，水澄而不流、火定而不摇者也。驱其水使流，引其火使随，水又焉有不堕者哉？然则《别录》续增所主，皆融会《本经》之旨而扩充者也。大率强者使柔，槁者使润，上者使下，断者使连，阻者使通，尽抑火令就水、助水令充行之治，独"老人失溺"一语正相背，此无他，不过火不入水，而气不摄溺，仍是苗短根长，凝阳于阴之治耳（详见"秦艽"下）。惟茎色青紫，叶皆对出，开花节间，又有涩毛贴茎倒生，当明其赖水火之交混，始不阂于关节，就关节之阻挠，为收成之所自，即欣荣以向长，睹逆折已具形，于是牛膝之功能性味，尽在隐约中呈露其天真矣。

四十八、《本草分经》　　清·姚澜著　上海科学技术出版社

牛膝　苦酸平。入肝肾。能引诸药下行。散恶血。疗心腹痛。治淋。堕胎。出竹木刺。酒浸蒸则甘酸而温。益肝肾。强筋骨。

四十九、《本草述钩元》　　清·杨时泰辑　科技卫生出版社

牛膝　根直下生。其茎有节。似牛膝。故名。又称暴节。二月十月采根。阴干用。根长约三二尺者良。江淮闽粤关中皆有。不及怀庆生者。根极长大而柔润也。土牛膝处处有之。不堪服食。惟北土及川中人家栽莳者为良。土牛膝所禀薄。故短而细。主破血气。（士材）春夏用叶。秋冬用根。惟叶汁尤速。叶皆对生。似苋而长。且尖觕。川牛膝所禀厚。故肥而长。主补精髓。（士材）

味苦酸平。气薄味厚。走而能补。性善下行。入足厥阴少阴经。生者去恶血。得酒能补肝肾。生用通经脉。逐血气。理膀胱气化迟难。五淋尿血茎中痛。女子月水不通。症瘕。心腹诸痛。产后腹痛血晕。又治伤热火烂。痈肿恶疮。金疮折伤。喉痹肠蛊。力能堕胎。丹溪言妇人得之。应归血海行血。酒蒸熟用。更主寒湿痿痹。四肢拘挛。膝痛不可屈伸。益肾强筋。理腰膝软怯冷弱。及腰脊痛。利阴气。补精气。疗伤中少气。男子阴消。老人失溺。愈阴分久疟。补肝脏风虚。能引诸药下行。凡筋骨痛风在下者。宜加用之。（丹溪）血少不能荣筋。腰腿酸软及痛。断不可缺。（嵩）川牛膝粗而黄者。能生精。酒浸十宿。焙干用。（龟龄集）禀地中阳气以生。其气则兼乎木火之化也。故其味苦而酸平。（仲淳）君术仙茅木瓜石斛茯苓石南叶五加皮萆薢生地黄耆芍药虎骨沉香桂。治诸痹。同甘菊石斛木瓜首乌生地虎骨沉香人参术黄耆天麦冬杜仲续断芍药橘皮黄柏桑寄生白鲜皮。治一切痿痹。四肢拘挛。筋骨疼痛。君当归地黄。能下死胎。加朴消。立下胞衣。君木瓜石斛草薢生地黄柏五加皮骨碎补续断银花白芨芍药甘草甘菊根紫地丁茜草连翘。治鹤膝风。根苗同用。二三两浓煎。调鳖甲末三钱。空心服。治疟在阴分久不瘥者。三剂必已。胃虚加人参两许。橘皮去白五钱。君青蒿生地麦冬枸杞熬膏。治妇人血虚发热。内热口干舌苦。小便不利。茎中痛欲死。鲜牛膝三四两。土者亦可。并叶用。白酒煎浓。服之即愈。兼治妇人血结。腹坚痛。小便淋痛。或尿血。或沙石胀痛。用川牛膝一两。水二盏。煎一盏。温服。土牛膝亦可。或入麝香乳香尤良。

附专用土牛膝方　喉痹乳蛾。鲜牛膝根一握。艾叶七片捣和人乳。取汁灌入鼻内。须臾痰涎从口鼻出即愈。无艾亦可。痢下肠蛊。痢应先白后赤。若先赤后白为肠蛊。土牛膝二两捣碎。酒渍经宿。每服一两杯。日三服。妇人血块。土牛膝根洗切。焙捣为末。酒煎温服。极效。猝得恶疮。人不识者。土牛膝根捣敷之。

【论】牛膝味苦。苦就下。入于至阴之肾无疑。苦后有酸。而气复温。是又阴中少阳之肝药也。其子种于春时。历夏秋而花实。秋间收子。九月杪始采其根。是秉木气而宣畅于火。告成于金。以致其顺下之用。顺下者水也。观其根一直下生。长者约三五尺。不可想见哉。夫人身阴气。本随阳以升。而阳之奉上者。又随阴以达于下。设上之阳微而不能降。将肾肝之真阴亦亏。而血乃泣。患乃生。与阳亢而不得周于下者同。此味本木火之宣。成于金之降以归水。而致其顺下之用。是其顺下。原不离乎木火之化。本经首治寒湿为病。义诚不妄也。假使告成于秋。而味固有辛。是其气便驻于金。不成顺下之性矣。惟不带辛味。故直籍金之全力。以达木火之气于水中耳。本经又谓其逐血气。卢氏乃言逐血中之气。于义何居。盖营行脉中。卫行脉外。脉之内外。总是一气。惟在脉中者。精专曰营。在脉外者。浮气曰卫。浮气固不能入脉。必卫气充周。和调五脏。洒陈六腑。乃入于脉。是入脉者。即其气之精专者也。然则脉中之营。不统于脉外之卫乎。故血中之气病。乃卫弱不能祛邪。而气着以为病耳。如寒则能疼。热则能肿。肠则痢。在募原挟暑则疟。在肠胃外则症结。在皮肤内则瘾疹痦瘟之类。牛膝本木火以达金水于下。非破血。乃化血。亦非就血而化。乃就血中之气而化。故于痿痹拘挛。腰脊膝痛。而症瘕血结。恶血血晕。亦由治肾肝之阴气以及之。盖血乃真阴之化醇也。阴阳合同而生化者也。不生乌乎化。不化又何以生。此阴之能化。即能生。而阴能生化。又即为阳生化之地。牛膝疗伤中阴衰。不得与破血散气。致疑主治之相戾。抑足三阴从足走腹。而此之逐血气以顺下者。其义谓何。曰。足三阳从头走足。乃三阴生化之原。凡寒湿痿痹等证。由于足三阳之气不降。而此味秉木火之化。成于金水以顺下。正合三阳下行之义。所谓逐血中之气。盖本此耳。夫三阳之不下行。亦本于水谷之气不能并宗气以下。而卫气先亏耳。不调卫气以为营气之先。其能顺下而通十二经脉乎。

缪氏上焦药中勿入。凡经闭未久疑似有娠者。勿用。脾虚清气下陷而泄痢。及脾虚而腿痛膝肿。大非所适宜。（嵩）

【修治】行血。生用。入滋补药。酒拌。蒸过用。

五十、《药性蒙求》　清·张希白编撰　清刊本　北京中医药大学图书馆藏书

牛膝　味苦，除湿痿痹，壮骨强筋，破胎下瘀。苦酸而平，肝肾经药。能引诸药下行，故上焦药中不入。酒蒸则甘酸而温，益肝肾，强筋骨。而生用散恶血，破症结，治淋痛尿血。入肾。出四川及怀庆府。长大肥润者良，下行生用。张路王云：怀庆者长而无旁须，水道涩渗者用之甚宜。川产者细而微黑，精气不固者宜之。得苁蓉则益肾，得杜仲则补肝。处处有之谓之杜牛膝。性专下走，毫无补益。凡用，春夏用叶，秋冬用根，惟叶汁效尤速。牛膝为淋症要药，血淋尤宜，杜牛膝亦可。

五十一、《本草秘录》　　清·陈士铎著　　何小明等校注　　山西科学技术出版社

牛膝　味甘、酸，气平，无毒，蜀产者佳。善走十二经络，实筋骨，补中绝续，益阴壮阳，除膝酸疼，最能通尿管涩痛，引诸药下行。近人多用此药以治血症血瘕，绝无一效，亦未知其功用而不思之也。夫血症血瘕，乃脾经之病，牛膝能走于经络之中，而不能走于肠腹之内。况症瘕之结痰包血也。牛膝乃阴分之药，只能逐血而不能逐痰，此所以经岁而无效耳。至血晕血亏，儿枕作痛，尤不宜轻用，而近人用之，往往变生不测，亦未识牛膝而误用也。牛膝善走而不善守，产晕乃血亏之极也，无血以养心，所以生晕。不用当归以补血，反用牛膝以走血，不更下之乎？虽儿枕作痛，似乎有存血在腹，然产后气血大亏，多生阴寒之变，万一不是瘀血，而亦疑是儿枕作痛，妄用牛膝逐瘀，反去血而生毒矣。故必手按之而痛甚者，始可用牛膝于归芎之内，否则勿轻用耳。

牛膝岂堕胎之药哉？乃补损药也。凡有断续者尚可再接，岂有未损者而反堕乎？古人用牛膝，未闻内治而堕胎者。合之麝香之中，外治以堕胎，取其性走之意。然而堕胎实麝香之故，而非牛膝也。从未闻用牛膝内治而堕胎者，但性既善走，在胎产亦不宜多用，而终不可谓牛膝是堕胎之药也。

牛膝治下部，前人言之，未可尽非，但膝之坚实，非牛膝不能独健也。膝之所以不健，由于骨中之髓伤，髓空斯足弱矣。故欲膝之健者须补髓，然而髓之所以伤者，又由于肾水不足，肾水不足则骨中之髓伤。故补骨中之髓者，又须补肾中之精也。虽牛膝亦补精之味，而终不能大补其精，则用牛膝以治肾虚之膝，又何易奏功哉？

牛膝健膝即所以健足，而健膝不可徒健夫膝也。凡足之所以能行，气充之也。不补气以运足，而徒用牛膝以健膝，膝且不能健，又何以健足哉？

牛膝血分之药，入气分药中转易成功，其故何也？盖牛膝善走，则气无止遏，自然血易生而气易旺，又安有不成功者哉？

牛膝补中绝续，前人言之，惟牛膝走而不守，能行血于断续之间，必须用牛膝于补气、补血之中，而后能收其绝续之效，实前人所未言及也。

五十二、《本草便读》　　清·张秉成撰著　　张效霞校注　　学苑出版社

牛膝　滋肝助肾，生者破血行瘀；盐炒酒蒸，熟则强筋健骨；具苦酸平和之性，治拘挛痹着之邪；怀产者，象若枝条，下行力足；川产者，形同续断，补益功多。

牛膝，今江、淮、闽、粤等处皆有之，惟以怀庆及川中所产者为良。亦地土之各有异宜，故功用亦有差等耳。性善下行，制炒则补益肝肾，生用则专去恶血，二者而已。怀牛膝根细而长，川牛膝根粗而大。欲行瘀达下则怀胜，补益肝肾则川胜耳。

五十三、《法古录》　　清·鲁永斌　　上海科学技术出版社

牛膝　百倍

本经治寒湿痿痹，四肢拘挛，膝痛不可屈伸，逐血气，伤热火烂，堕胎。久服轻身耐老。

别录曰：疗伤中少气，男子阴消，老人失溺，补中续绝，益精，利阴气，填骨髓，止发白，除脑中痛及腰脊痛，妇人月水不通、血结。

甄权曰：治阴痿，补肾，助十二经脉，逐恶血，病人虚羸者加而用之。

大明治腰膝软怯冷弱，破症结，排脓止痛，产后心腹痛，并血运，落死胎。

震亨曰：牛膝能引诸药下行，筋骨痛风在下者，宜加用之。

时珍曰：牛膝乃足厥阴、少阴之药，所主之病，大抵得酒则能补肝肾，生用则能去恶血。其治腰膝骨痛，足痿阴消，失溺久疟，伤中少气诸病，非取其补肝肾之功欤？其治症瘕心腹诸痛、痈肿、恶疮、金疮、折伤、喉齿、淋痛、尿血、经侯胎产诸病，非取其去恶血之功欤？

宗奭曰：同苁蓉浸酒服，益肾。竹木刺入肉，捣烂罨之即出。

认菴云：下行则生用，滋补则焙用，或酒拌蒸过用，然性下行而滑窍，梦遗失精，及脾虚下陷，因而腿膝肿痛者，禁用。

五十四、《本草经考注》　清·森立之（日本）撰　古文辉等点校　上海科学技术出版社

牛膝　黑字云：生川谷。吴氏云：叶如夏蓝，茎本赤。《御览》引。陶云：今出近道蔡州者最长大柔润，其茎有节似牛膝，故以为名也。乃云有雌雄。雄者，茎紫色而节大为胜尔。《日华子》云：怀州者长白，《图经》云：怀州者为真。近道苏州者色紫。《图经》云：叶圆如匙，两两相对，于节上生花作穗，秋结实甚细。此有二种，茎紫节大者为雄，青细者雌。《外台》卷四十张文仲疗溪毒方云：雄牛膝，茎白紫色者是。《肘后》作雄牛膝，茎紫色者是也。《医方类聚》百六十五引《圣惠》载此方，作雄牛膝茎紫，《肘后方》同。白者是雌。《本草和名》训为乃久都知，又都奈岐久佐。《医心方》作以奈岐久佐。立之案：雌者，即李时珍所云土牛膝，今处处田野多有。阔叶者是雄者，王子祠山中及十条村有之，俗称柳叶牛膝者是也。《本草和名》：牛膝，一名芦薇，出《杂要诀》。案：芦，即蕾葨，牛膝结实作穗而刺人，故名也。一名百倍。李时珍曰：《本经》名百倍，隐语也。言其滋补之功如牛之多力也。立之案：言此物功能百倍于余药也。李说恐失于凿矣。百倍与百部同属并母，谓牛膝其根蕃殖增多，故名欤。《说文》枚，培也。《淮南诠言》训高诱注：培，大块也。云羿死于桃棓。《说文》训棓作部，黑字百部根。陶注云：根数十相连，则牛膝一名百倍，亦为同义可知也。味苦，平。《大全》本只作苦一字，平字黑字。政和本作苦酸，共误。今从《御览》。《御览》作苦辛，辛即平讹。吴氏云：神农：甘。甘恐苦讹，下文有皇帝、扁鹊："甘"之语，则此非甘可知。一经：酸。皇帝、扁鹊：甘。李氏：温。雷公：酸，无毒。《御览》引。黑字云：为君，酸，无毒。《药性论》云：君。主寒《御览》寒上有伤。湿痿痹，四肢拘挛，膝痛不可屈伸，黑字云：补中续绝，填骨髓，除脑中痛及腰脊痛。《药性论》云：补肾填精，助十二经脉。《日华子》云：治腰膝软怯冷弱。徐灵胎云：皆舒筋行血之功。逐血气，黑字云：妇人月水不通，血结，益精，利阴气。《药性论》云：逐恶血流结。《日华子》云：破症结，排脓止痛，产后心腹痛，并血晕。徐灵胎云：破瘀血也。伤热火烂，徐灵胎云：清血热也。堕胎。徐灵胎云：降血气也。《千金方》治产儿胞衣不出方有牛膝汤，又治胎死腹中有牛膝葵子二物方。久服轻身耐老。《御览》作能老。黑字云：止发白。

第三章　怀牛膝加工炮制

为苋科植物牛膝 *Achyranthes bidentata* Blume 的干燥根。性味苦、甘、酸、平，归肝、肾经，功偏滋补肝肾，壮腰膝，用于肝肾不足引起的筋骨酸软、腰膝疼痛。中医临床用作补肝肾、强筋骨、逐瘀通经，引血下行药。主治腰膝酸痛、筋骨无力、经闭症瘕、肝阳眩晕等证。

一、加工炮制的历史沿革

牛膝加工炮制的历史久远，早在汉代《华氏中藏经》中就有"酒浸焙"的记载，这是牛膝记载最早的炮制方法。南北朝《雷公炮炙论》中记载用黄精自然汁浸的方法，"凡使，去头并尘土了，用黄精自然汁浸一宿，漉出，细锉，焙干用之"。晋代有酒渍服。唐代有酒浸法，《备急千金要方》中有取"汁"使用的方法。宋代又增加了酒煮、酒熬膏、酒炒、酒洗、盐水炒、制炭、炙制、炒制等方法，并加用生地黄作为炮制辅料。《太平圣惠方》中增加了"烧为灰"，"去苗，烧灰"，"去苗，微炙"，"用生地黄汁浸"。《太平惠民和剂局方》中"用酒浸蒸过使"的制法。《校注妇人良方》中"酒拌炒"的制法。《扁鹊心书》中有"盐水炒"、"酒洗"的制法。金元时期王好古的《汤液本草》中有"酒浸，另捣"的方法。明、清又增加了酒拌、酒蒸、炒炭、盐酒等炮制方法。明代《普济方》中除沿用前代制法外，增加了"拣去芦头并细梢只取中间粗者折作半寸入药和茶水浸"的方法。楼英编《医学纲目》中记载有"童便酒各半盏。浸一宿"的炮制方法。王肯堂编《证治准绳》增加了用何首乌与黑豆同制牛膝的炮制法。龚廷贤编《寿世保元》中"甘草水泡"的制法。李时珍《本草纲目》中"今惟以酒浸入药。欲下行则生用，滋补则焙用"或"酒拌蒸过用"。刘若金编《本草述》中记载"炒黑"与"何首乌同蒸各二两"的方法。严西亭编《得配本草》中记载"下行生用，滋补焙用，引火下趋，童便炒，引诸药至膝盖，生熟俱可用"；另有"破面敷金疮、生用"的记载。现行有酒炒、盐水炒、酒蒸、蜜麸炒、酒麸炒、炒焦等炮制方法。

二、怀牛膝现代加工炮制

1988 年版《全国中药炮制规范》记载了牛膝切厚片法和酒制及盐制之法[1]。2000 年版和 2005 年版《中国药典》记载了切段和中医临床常用之酒制品之法[2]。

（一）炮制方法

牛膝的加工方法和简单流程：

1. 净制　除去杂质，洗净，除去残留芦头。

2. 切制　其方法有二：

方法 1. 洗净，润透，除去残留芦头，切段，晒干。

方法 2. 洗净，润透，除去芦头，切厚片，低温干燥。

3. 酒制　其方法有三：

方法 1. 取牛膝段，加酒拌匀，闷透，置锅内用文火炒干，取出，放凉。每 100kg 牛膝段用黄酒 10kg。

方法 2. 取牛膝片炒热，喷入黄酒焙干。每 100kg 牛膝片用黄酒 12.5kg。

方法 3. 先将牛膝拣净杂质，每 100kg 药片加白酒 3kg，喷匀，盖严浸吸 15～30min 后晾干；也可原药浸软，切成长片。

4. 盐制　其方法有二：

方法 1. 取牛膝片，加盐水拌匀，闷润至透。置锅内，用文火加热，炒干，取出放凉。每 100kg 牛膝片用食盐 2kg。

方法 2. 每 100kg 牛膝用盐 3kg，盐用 12～15kg 清水溶化，与牛膝片或牛膝段拌匀，润至盐水被吸干，取出，晒至九成干，置入炒至灵活状态的细沙中，用武火继续翻炒至牛膝鼓起立即取出，筛去沙，放凉。

5. 烫制　取牛膝净片，用适量食盐，拌炒至鼓起，筛去食盐。

6. 麸制　将锅烧热，撒入麦麸，至冒烟时倒入，炒至微黄，筛去麦麸。每 100kg 牛膝净片用麦麸 10kg。

7. 炒制　取牛膝置锅内，再文火微炒，取出放凉。

8. 制炭　取牛膝净片，清炒至外焦褐色或老黄色。

（二）2000 年版和 2005 年版《中国药典》记载的切段和中医临床常用之酒制品之炮制方法

1. 取牛膝　原药材，除去杂质，洗净，润软，除去芦头，切段，晒干或低温干燥，筛去碎屑。

2. 酒蒸品　取牛膝段，加黄酒拌匀，置蒸制容器内，蒸至酒被吸尽，取出，干燥。每 100kg 牛膝段用黄酒 30kg。

3. 酒牛膝　取牛膝段，加入定量黄酒拌匀，稍闷润，待酒被吸尽后，置炒制容器内，用文火加热，炒干，取出，晾凉。每 100kg 牛膝段用黄酒 10kg。

4. 盐牛膝　取牛膝段，加入定量食盐水拌匀，稍闷润，待盐水被吸尽后，置炒制容器内，用文火加热，炒干，取出，晾凉。每 100kg 牛膝段用食盐 2kg。

（三）炮制作用

怀牛膝生用可活血祛瘀，引血下行；怀牛膝酒制后有增强活血祛瘀，通经止痛作用；盐制后引药入肾，增强补肝肾、强筋骨的作用；炒炭后能入血分。《本草纲目》有："欲下行则生用，滋补则焙用，或酒拌蒸过用。"《本草便读》有"生者破血行瘀，盐炒酒蒸熟则强筋健骨"的阐述。

（四）炮制研究

对不同炮制方法的怀牛膝活性成分的定性、定量研究表明，炮制方法对牛膝总皂苷含量影响不大，水溶性成分甜菜碱在炮制后，未遭到破坏和损失。各种炮制品中齐墩果酸含量都较生品高，酒炙品有较好的镇痛作用，是较理想的炮制方法。

徐德春采用正交实验设计，以水溶性成分百分比含量为质量控制指标，对怀牛膝的切制饮片厚度和酒制工艺进行探讨。结果：炮制工艺即将切成 3mm 厚的饮片，加 10% 黄酒拌匀，用文火炒至表面黄色，见少许焦斑取出凉透的炮制工艺为佳[3]。

罗霄山筛选盐炙的最佳炮制工艺研究，以齐墩果酸含量为指标，采用正交实验设计，对盐炙的炮制工艺进行优选。结果：盐炙的最佳炮制工艺为取厚度为 5~10mm 的饮片，加盐量为 3%，在 100℃ 下烘制 20min 为最佳炮制工艺。采用烘制及低温干燥的方法可保证药材炮制质量，无污染，操作方便[4]。

陈惠玲采用高效液相色谱法对不同炮制品中的齐墩果酸进行了含量测定，结果表明：其含量大小依序为盐炙品 > 酒蒸品 > 酒炙品 > 生品[5]。见表 3-1。

表 3-1 四种炮制品中齐墩果酸含量测定结果

样品	含量（%）	平均含量（%）	RSD（%）
生品 1	0.919		
生品 2	0.891	0.905	1.55
生品 3	0.905		
酒炙品 1	1.193		
酒炙品 2	1.212	1.191	1.81
酒炙品 3	1.169		
酒蒸品 1	1.720		
酒蒸品 2	1.743	1.742	1.24
酒蒸品 3	1.763		
盐炙品 1	2.277		
盐炙品 2	2.303	2.307	1.40
盐炙品 3	2.341		

殷玉生采用薄层色谱方法研究不同炮制方法的中齐墩果酸含量，认为酒炒牛膝为理想的炮制方法[6]。见表 3-2。

表 3 - 2　牛膝炮制品中齐墩果酸含量

样　品	取样量（mg）	点样量（μL）	齐墩果酸含量（mg）	齐墩果酸百分比含量（%）
酒牛膝	10.5	10	1.182	11.25
盐水炒牛膝	10.49	10	0.787	7.50
牛膝炭	10.5	10	0.928	8.83
生牛膝	10.5	10	1.717	16.35
标准品	10.5	10	9.962	94.8

王建科测定生品及三种不同炮制品中 10 种微量元素的含量，采用火焰原子吸收光谱法测定并作比较，结果：生品及三种炮制品中均含有所测的 10 种元素，且三种炮制品中都有若干元素含量高于生品，就其 10 种微量元素的含量来看，酒炙方法效果最好[7]。见表 3 - 3。

表 3 - 3　生品与三种炮制品中 10 种微量元素的含量（μg/g）

	Zn	Mn	Fe	Cu	Co	Ni	Sr	Li	Ca	Mg
生品	28.56	41.52	763.0	12.79	0.08	10.72	1.93	0.67	660.4	3077
酒蒸品	30.85	36.68	638.0	7.84	0.28	4.98	2.69	0.39	654.6	2976
酒炙品	55.26	41.12	807.0	34.52	0.82	3.50	3.46	0.47	966.0	2737
盐炙品	25.39	39.33	706.0	25.76	0.50	8.69	2.85	0.47	569.0	2804

三、其他

以怀牛膝为主要原料制成的脉络宁注射液，对治疗血栓闭塞性脉管炎、静脉血栓形成、动脉硬化性闭塞症、脑血栓形成及后遗症等病，都有较好的疗效。已开发的怀牛膝产品，如牛膝多糖胶囊、养心生脉颗粒剂等，对增强人体的免疫功能、保护肝脏、抑制肿瘤、升高白血球、治疗冠心病、乙型肝炎等方面都有确切的疗效。

除常规用药之外，还可采用现代先进的科学技术手段，克服传统加工无法解决的残留硫，将牛膝制成各种产品，满足人们不同的需要。如以怀牛膝提取液为主要原料，可以制成沐浴液，此类产品可促进局部血液循环，在沐浴的同时，辅助治疗腰膝扭伤、关节疼痛等疾病。

参考文献

[1] 中华人民共和国药政管理局 . 全国中药炮制规 [M] 范 . 北京：人民卫生出版社，1988：22.

[2] 中华人民共和国卫生部药典委员会 . 中国药典 I 部 [M] . 北京：化学工业出版社，2000：54.

[3] 徐德春，蒋纪洋，张涌泉 . 炮制工艺初探 [J] . 时珍国医国药，2001，12（8）：695 - 696.

［4］罗霄山，孙冬梅，张诚光，等．正交实验优选盐炙的最佳炮制工艺［J］．中药新药与临床药理，2008，19（4）：311－315.

［5］陈惠玲，王建科，张丽丽，等．高效液相色谱法测定不同炮制品中齐墩果酸的含量［J］．中国中药杂志，1997，22（5）：281.

［6］殷玉生．怀牛膝的炮制方法探讨［J］．中成药，1989，12（11）：17－18.

［7］王建科，任永全，陈惠玲，等．及其不同炮制品中10种微量元素的含量［J］．微量元素与健康研究，2003，20（6）：28－29.

第四章　怀牛膝的化学成分

一、总论

牛膝为苋科植物牛膝（*Achyranthes bidentata* Bl.）的干燥根，主产于河南省，也称怀牛膝，始载于《神农本草经》，列为上品。牛膝又名百倍、鸡胶骨。中华人民共和国药典（2000 年版）收载为常用中药。原植物为多年生草本，广泛分布于我国的河南、山西、山东、江苏、安徽等地。其味酸，性平，入肝、肾经。生用散瘀血，消肿痛；熟用补肝肾，强筋骨，主治腰膝酸痛、下肢痿软，拘挛，痿痹。药理学研究表明：牛膝具有保肝降酶、镇痛、抗炎、利胆、增强免疫力及抗衰老作用。其化学成分分别属于植物甾酮类、三萜及其苷类、黄酮及其苷类、生物碱类、甾醇及其苷类、环烯醚萜苷类、环肽类、有机酸类以及糖类等成分。

目前已有文献报道的各类化合物有：牛膝甾酮 A（achyranthesterone A），25 - R - 牛膝甾酮 A（25 - R - inokostrtone A），25 - S 牛膝甾酮（25 - S - inokosterone），漏芦甾酮 B（rhapontisterone B），旌节花甾酮 D（stachysterone D），β - 蜕皮甾酮（ecdysterone），水龙骨甾酮 B（polypodine B），红苋甾酮（rubrosterone），人参皂苷 Ro（ginsenoside Ro），姜状三七苷 R_1（zingibroside R_1），竹节参皂苷 Ⅳa（chikusetsusaponin Ⅳa），去葡萄糖竹节参皂苷 IVa（deglueosechikusetsusaponinIVa），竹节参皂苷 - 1（PJS - 1），齐墩果酸（oleanolic acid），28 - norolean - 17 - en - 3 - O1，黄芩苷（baiealin），汉黄芩素（wogonin），小檗碱（berberine），巴马亭（palmatine），黄连碱（coptisine），表小檗碱（epiberber - ine），β - 谷甾醇（β - sitosterol），α - 菠甾醇（α - spinasterol），胡萝卜苷（daueosterol），α - 菠甾醇葡萄糖苷（3 - O - β - D - glueopyranosyla - spinasterol），京尼平苷（geniposide），环（酪氨酸 - 亮氨酸）［cyclo - （pro - Leu）］，环（亮氨酸 - 异亮氨酸）［（cyclo - Leu - Ile），杜鹃花酸（nonanedioic acid），琥珀酸（Succinic acid），正丁基 - β - D - 吡喃果糖苷（n - butyl - β - D - fructopyranoside），5 - 羟甲基 - 糠醛（5 - hydromethyl furaldehyde），蔗糖（sucrose），葡萄糖（glucose）等。

1. 甾酮类[1]

韦松等[2]先后从怀牛膝分得 α - 菠甾醇、β - 谷甾醇、蜕皮甾酮、红苋甾酮、25S - 牛膝甾酮、25R - 牛膝甾酮、β - 蜕皮甾酮。高晓燕等[3]证明蜕皮甾酮化合物有促成骨样细胞增殖活性。本实验进一步对牛膝中的蜕皮甾酮类成分进行了研究，得到了 3 种蜕皮甾酮类成分，其中的一种为新化合物。

2. 皂苷类

牛膝中含有多种皂苷类成分，报道分离鉴定的皂苷均为以齐墩果酸为苷元的三萜皂苷。王晓娟[4]等采用乙醇提取，硅胶低压柱分离法曾获得两个新皂苷单体：牛膝皂苷Ⅰ（3 - O - ［α - L - 吡喃鼠李糖 - （1 - 3） - β - D - 吡喃葡萄糖醛酸］ - 齐墩果酸 - 28 - O - （β - D - 吡喃葡萄糖）），牛膝皂苷Ⅱ（3 - O - （β - D - 吡喃葡萄糖醛酸） - 齐墩果酸 - 28 - O - （β - D - 吡喃葡萄糖））。Nikolov等[5]从牛膝中分离得到一种齐墩果酸型三萜皂苷，为α - L - 吡喃鼠李糖基 - β - D - 吡喃半乳糖 - 齐墩果酸。郭胜民[6]等将正丁醇萃取所得怀牛膝总皂苷，经硅胶柱层析，用醋酸乙酯梯度洗脱，得到的结晶经化学法及光谱法确定为齐墩果酸与葡萄糖醛酸所形成的怀牛膝皂苷A。

3. 多糖类[7]

惠永正等[8]从牛膝中分离得到一水溶性寡糖（ABPS）。惠永正、田庚元[9]等鉴定了ABPS的结构，ABPS为白色结晶状粉末，是一种单纯的水溶性中性多糖，它是由果糖和葡萄糖残基组成的果聚糖，摩尔比为8.7：1.0。ABPS中无特殊取代基团，其中的糖苷键以β - 构型存在。Yu Biao等[10]从牛膝中得到一种具有增强机体免疫系统活性的多糖类成分。阎家麒等[11]将牛膝根经热水提取后，所得的纯化的牛膝多糖分子量为1.44kD。阎家麒等分离得到了牛膝多糖（Achyranthes bidentata Polysaccharides，ABPS），通过 DEAE - Sepharose 快速分离柱和 SephadexG - 200 凝胶过滤分离，洗脱液经蒸馏水透析、冻干后得到分子量 1.428×10^3 u，纯度 98.6% 的 ABPS，其比旋度 $[\alpha]_{D20}$ + 107°（C1.0，H2.0）。方积年等[12]从牛膝中得到有免疫活性的肽多糖ABAB，主要由甘氨酸、谷氨酸、门冬氨酸和丝氨酸组成，分离得到了一种具有免疫活性的肽多糖，其分子量 2.3×10^4，由 D - 葡萄糖、D - 半乳糖、D - 半乳糖酸、L - 阿拉伯糖和 L - 鼠李糖组成，摩尔比为 12：2：3：1：1，主链由（1→4） - D - 葡萄糖酸和（1→4） - D - 半乳糖酸残基组成，多糖分子中的肽含量：24.7%，主要由甘氨酸、谷氨酸、门冬氨酸和丝氨酸组成。

4. 黄酮类[13]

Nicolov Stefan[14]等人应用 2 - D 纸色谱方法从牛膝中提取分离得到了 5 种酚性化合物，其中利用柱层析和制备纸层析方法得到了 4 种纯净的化合物。通过与标准品比较，在甲醇以及其他诊断试剂中进行 UV 测定，确定了 3 种黄酮化合物为槲皮素 - 3 - O - 芸香苷（芸香苷）、槲皮素 - 3 - O - 葡萄糖苷（异槲皮素）、山奈酚 - 3 - O - 葡萄糖苷。

5. 其他成分

巢志茂[15]等人利用 GC - MS 联用法首次分析了牛膝干燥根的挥发油的化学成分。共鉴定 45 个化合物，其中除十六烷酸外，44 个化合物均系首次在该植物中报道。他们还对牛膝根的水浸渍液的正丁醇萃取部分采用硅胶柱层析色谱进行分离和纯化，共鉴定了 5 个化合物，即：β - 谷甾醇、琥珀酸、正丁基 - β - D - 吡喃果糖苷、尿囊素和磷酸镁，后 3 个化合物为首次从该属植物中分离得到。

Bisht 等[16]从牛膝中分离得到了精氨酸、甘氨酸、酪氨酸等 12 种氨基酸。Bisht 等还从牛膝中分离得到了生物碱、香豆素类化合物。

魏志华等[17]采用电感耦合等离子体发射光谱（ICP - OES）法测定了怀牛膝药材中 Zn、Cu、Fe

和 Mg 等 4 种元素含量。

二、怀牛膝化学成分定性分析

（一）甾酮类成分

1. 牛膝甾酮 A（achyranthesterone A）[18]

结构式：

物理性质：白色针晶（乙酸乙酯 - 甲醇），mp＞300℃。

波谱数据：UV λmax（MeOH）：240.8nm，ESI - MS：m/z497.1 ［M + H］$^+$，479.0 ［M + H - H$_2$O］$^+$，461.0 ［M + H - 2H$_2$O］$^+$，443.1 ［M + H - 3H$_2$O］$^+$，425.1 ［M + H - 4H$_2$O］$^+$，［α］$_D^{30}$ = + 13.0°（C = 0.001，MeOH）。^{1}H - NMR（in C$_5$D$_5$N，300MHz）δ：1.90（1H，m，H - 1），2.10（1H，m，H - 1），4.18（1H，m，H - 2），4.22（1H，m，H - 3），1.98（1H，m，H - 4），1.88（1H，m，H - 4），3.00（1H，dd，J = 12.0，3.0Hz，H - 5），6.25（1H，d，J = 3Hz，H - 7），3.60（1H，m，H - 9），1.68（1H，m，H - 11），1.80（1H，m，H - 11），2.16（1H，m，H - 12），1.96（1H，m，H - 12），2.56（1H，m，H - 15），1.96（1H，m，H - 15），2.51（1H，m，H - 16），2.08（1H，m，H - 16），3.11（1H，m，H - 17），1.20（3H，s，H - 18），1.02（3H，s，H - 19），4.42（1H，d，J = 19.2Hz，H - 21），4.39（1H，d，J = 19.2Hz，H - 21），4.08（1H，m，H - 22），2.34（1H，m，H - 23），2.18（1H，m，H - 23），2.32（1H，m，H - 24），1.81（1H，m，H - 24），1.35（6H，s，H - 26，27）。^{13}C - NMR（in C$_5$D$_5$N，75MHz）见第 46 页表 4 - 1。

2. 牛膝甾酮 B（achyranthesterone B）[19]

结构式：

物理性质：白色晶体（甲醇），mp 222～223℃，Liebermann – Burchard 反应呈阳性。

波谱数据：UV：（λmax）247nm；ESI – MS：m/z463.2 ［M + H］+，455.2 ［M + Na］+，（－）497.1 ［M + Cl］-；$[\alpha]_D^{20}$ = + 45.0°（C = 0.008，MeOH）。^{1}H – NMR（600MHz，C_5D_5N）：δ：2.07（2H，m，H－1），4.20（1H，br d，J = 12Hz，H－2），4.45（1H，br d，H－3），2.25（2H，m，H－4），2.97（1H，dd，J = 3.6，13.2Hz，H－5），6.21（1H，s，H－7），2.93（H，m，H－9），1.81（H，m，H－11a），2.10（H，m，H－11b），6.05（1H，br d，J = 7.8Hz，H－12），1.91（2H，m，H－15），2.23（1H，m，H－16a），1.92（1H，m，H－16b），3.18（1H，m，H－17），0.95（3H，s，H－18），1.27（3H，s，H－19），1.55（3H，s，H－21），3.95（1H，m，H－22），3.83（1H，dd，J = 6.0，10Hz，H－26a），3.76（1H，dd，J = 6.0，10Hz，H－26b），1.14（3H，d，J = 6.2Hz，H－27）。该化合物的^{13}C = NMR 谱数据见第 46 页表 4 – 1。

3. 25 – R – 牛膝甾酮（25 – R – inokostrtone）[19,20,21]

结构式：

物理性质：白色针晶（乙酸乙酯 – 甲醇），mp 241～242℃，Liebermann – Burchard 反应呈阳性。

波谱数据：UV：λmax（MeOH）241.5nm。^{1}H – NMR（300MHz，C_5D_5N）δ：4.19（1H，br s，H－2），4.23（1H，br s，H－3），3.01（1H，d，J = 12.9Hz，H－5），6.26（1H，s，H－7），3.59（1H，m，H－9），2.95（1H，m，H－17），1.22（3H，s，H－18），1.07（3H，s，H－19），1.59（3H，s，H－21），3.87（1H，d，J = 9.9Hz，H－22），3.77（1H，m，H－26a），3.64（1H，m，

H-26b)，1.04（3H，d，J=6.6Hz，H-27）。该化合物的[13]C-NMR谱数据见第46页表4-1。

4. 25-S-牛膝甾酮（25-S-inokostrtone）[19,20,21]

结构式：

物理性质：白色针晶（乙酸乙酯-甲醇），mp 244~245℃，Liebermann-Burchard 反应呈阳性。

波谱数据：UV：λmax（MeOH）242.8nm，^{1}H-NMR（300MHz，C₅D₅N）δ：4.16（1H，br s，H-2），4.23（1H，br s，H-3），3.01（1H，d，J=12.9Hz，H-5），6.26（1H，s，H-7），3.59（1H，m，H-9），2.95（1H，m，H-17），1.23（3H，s，H-18），1.07（3H，s，H-19），1.57（3H，s，H-21），3.85（1H，d，J=9.9Hz，H-22），3.77（1H，m，H-26a），3.66（1H，m，H-26b），1.04（3H，d，J=6.6Hz，H-27）。该化合物的[13]C-NMR谱数据见第46页表4-1。

5. 罗汉松甾酮 C（Podecdysone C）[19]

结构式：

物理性质：白色晶体（甲醇），mp 173~175℃，Liebermann-Burchard 反应呈阳性。

波谱数据：UV：λmax（MeOH）242nm。ESI-MS（-）：m/z495.0［M-H］⁻，（+）519.2［M+Na］⁺。^{1}H-NMR（300MHz，C₅D₅N）δ：6.25（1H，br s，H-7），1.21（3H，s，H-18），1.06（3H，s，H-19），1.59（3H，s，H-21），3.88（2H，m，H-26），1.48（3H，s，H-27）。该化合物的[13]C-NMR谱数据见第46页表4-1。

6. β - 蜕皮甾酮（ecdysterone）[2,19,22,23]

结构式：

物理性质：无色针晶，mp 240～242℃。Liebermann - Burchard 反应呈阳性。

波谱数据：IR（KBr）cm^{-1}：3419，1657，1383，1054。EI - MS，m/z：444 [M - 2H$_2$O]$^+$，426 [M - 3H$_2$O]$^+$。^{1}H - NMR（300MHz，C$_5$D$_5$N）δ：6.27（1H，br s，H - 7），1.20（3H，s，H - 18），1.07（3H，s，H - 19），1.57（3H，s，H - 21），1.37（6H，s，H - 26，27）。该化合物的^{13}C - NMR 谱数据见第46页表4 - 1。

7. 漏芦甾酮 B（rhapontisterone B）[1]

结构式：

物理性质：白色针晶（甲醇），mp 252～253℃，Liebermann - Burchard 反应呈阳性。

波谱数据：^{1}H - NMR（300MHz，C$_5$D$_5$N）δ：1.60，1.42，1.38，1.38，1.21，6.23（1H，br s）。该化合物的^{13}C - NMR 谱数据见第46页表4 - 1。

8. 水龙骨甾酮 B（Polypodine B）[24,25]

结构式：

物理性质：白色针晶（甲醇 – 水），mp 253～256℃。Liebermann – Burchard 反应呈阳性。

波谱数据：UV：λmax（MeOH）233nm；IR（KBr）cm^{-1}：3400，1660。FAB – MS，m/z：519 $[M + Na]^+$；EI – MS，m/z：478 $[M - H_2O]^+$，445，161，143。^1H – NMR（300MHz，C_5D_5N）δ：1.61，1.21，1.59（各 3H，s），1.36（6H，s），6.28（1H，br s），4.28（1H，br，d，J = 11.1Hz），4.17（1H，br s），3.87（1H，br d，J = 9.0Hz）。该化合物的^{13}C – NMR（75MHz，C_5D_5N）谱数据见第46页表4 – 1。

9. 旌节花甾酮 A（stachysterone A）[18]

结构式：

物理性质：白色粉末（甲醇），mp 228～230℃，$[\alpha]_D^{20}$ = +32.5°（MeOH）。Liebermann – Bur-chard 反应呈阳性。

波谱数据：UV：λmax（MeOH）249nm，ESI – MS：m/z：463.2 $[M + H]^+$、485.2 $[M + Na]^+$。^1H – NMR（600MHz，C_5D_5N）δ：4.20（1H，d，J = 11.6Hz，H – 2），4.46（1H，br s，H – 3），6.18（1H，s，H – 7），6.04（1H，m，H – 12），3.20（1H，m，H – 17），0.94（3H，s，H – 18），1.25（3H，s，H – 19），1.56（3H，s，H – 21），3.95（1H，d，J = 10Hz，H – 22），1.45（3H，s，H – 26），1.46（3H，s，H – 27）。^{13}C – NMR（125MHz，C_5D_5N）谱数据见第46页表4 – 1。

10. 旌节花甾酮 D（stachysterone D）[1,18]

结构式：

物理性质：白色针晶（甲醇），mp 244～246℃，Liebermann – Burchard 反应呈阳性。

波谱数据：^{1}H – NMR（300MHz，C_5D_5N）δ：1. 16，1. 21，1. 59（各3H，s），1. 36（6H，s），6. 28（1H，br s），4. 28（1H，br d，J = 11. 1Hz），4. 17（1H，br s），3. 87（1H，br d，J = 9. 0Hz）。^{13}C – NMR 谱数据见第46页表4 – 1。

11. 红苋甾酮（Rubrosterone）[1]

结构式：

物理性质：白色针晶（甲醇 – 水），mp 246～247℃，Liebermann – Burchard 反应呈阳性。

波谱数据：UV：λmax（MeOH）242nm。^{1}H – NMR（300MHz，C_5D_5N）δ：0. 81，1. 00（各3H，s），6. 24（1H，br s）。^{13}C – NMR（75MHz，C_5D_5N）谱数据见第46页表4 – 1。

表 4-1 化合物 1-11 的 ^{13}C-NMR 谱数据（C_5D_5N）

Position	牛膝甾酮A	牛膝甾酮B	25-R-牛膝甾酮	25-S-牛膝甾酮	罗汉松甾酮C	β-蜕皮甾酮	漏芦甾酮B	火龙骨甾酮B	旌节花甾酮A	旌节花甾酮D	红苋甾酮
1	38.0	37.9	38.0	38.0	37.7	38.0	43.6	34.9	37.9	38.0	37.8
2	68.2	68.1	68.1	68.1	68.1	68.2	72.1	68.0	68.2	68.1	68.0
3	68.1	68.4	68.1	68.1	68.1	68.1	69.6	69.9	68.4	68.1	68.1
4	32.4	32.4	32.5	32.5	32.5	32.5	25.3	36.0	32.5	32.5	32.5
5	51.4	50.4	51.4	51.4	51.5	51.4	54.8	79.9	50.4	51.4	51.6
6	203.5	202.6	203.4	203.4	203.6	203.4	200.1	200.9	202.9	203.5	203.3
7	121.8	123.1	121.7	121.7	121.7	121.7	123.2	119.9	123.1	121.7	122.0
8	165.9	148.0	166.1	166.1	166.2	166.1	164.7	166.9	148.0	166.2	163.0
9	34.5	39.6	34.5	34.5	34.5	34.5	47.7	38.3	39.7	34.4	35.1
10	38.7	40.2	38.7	38.7	38.7	38.7	38.6	44.7	40.3	38.7	38.8
11	21.1	25.3	21.1	21.1	21.2	21.1	21.3	21.1	25.4	21.1	20.1
12	31.6	120.4	31.8	31.8	31.8	31.8	31.9	32.1	120.5	31.7	29.0
13	47.8	174.4	48.2	48.2	48.2	48.1	48.0	48.1	174.7	47.7	53.3
14	84.3	49.1	84.2	84.2	84.2	84.2	84.0	84.0	49.2	84.1	79.5
15	31.4	39.4	32.1	32.1	32.0	32.0	31.8	31.7	39.5	31.7	33.6
16	21.6	21.8	21.7	21.7	21.5	21.5	21.4	21.4	21.9	21.1	24.5
17	47.9	49.4	50.1	50.1	50.2	50.1	50.2	50.0	49.5	51.4	217.2
18	17.9	23.3	17.9	17.9	17.9	17.9	17.9	17.9	23.4	17.9	17.2
19	24.5	25.3	24.5	24.5	24.5	24.5	15.9	17.2	25.3	24.5	24.7
20	78.6	76.0	76.8	76.8	76.9	76.9	76.9	76.8	76.4	75.5	
21	66.8	21.0	21.2	21.2	21.8	21.7	21.7	21.7	21.1	21.7	
22	78.8	76.2	76.8	76.8	77.7	77.6	77.6	77.6	76.8	85.0	
23	27.9	30.0	30.0	30.3	26.8	27.5	27.5	27.5	27.4	27.7	
24	42.8	31.7	31.7	31.7	38.0	42.7	42.7	42.7	42.6	38.9	
25	69.6	36.8	36.5	36.8	72.7	69.6	69.9	69.5	70.0	80.4	
26	30.0	68.0	68.1	68.1	71.0	30.0	30.2	30.0	30.0	28.8	
27	30.1	17.4	17.1	17.9	24.5	30.1	30.0	30.1	30.5	28.3	

12. 2β, 3β, 20β, 22α, 25 - 五羟基 - 8, 14 - 二烯 - 胆甾 - 6 - 酮 (2β, 3β, 20β, 22α, 25 - pentahydroxy - cholesta - 8, 14 - dien - 6 - one) [26]

结构式：

物理性质：黄色粉末，Liebermann - Burchard 反应呈阳性。

波谱数据：UV：λmax（MeOH）244nm；IR（KBr）cm^{-1}：3400，1700。FAB - MS，m/z：485 [M + Na]$^+$；EI - MS，m/z：444 [M - H_2O]$^+$，426，445，409，301，161，143。^1H - NMR 及 ^{13}C - NMR 谱数据见表4 - 2。

表4 - 2　化合物12 的 ^1H 和 ^{13}C - NMR 谱数据（DMSO - d_6）

No.	^1H	^{13}C	No.	^1H	^{13}C
1	1.74, dd, J = 12.4, 3.2Hz		13		45.5
	1.45, t, J = 12.4Hz	37.2	14		147.9
2	3.24, m	68.1	15	5.39, br s	118.8
3	3.74, br s	66.5	16	2.56, m; 2.04, m	30.4
4	1.59, t, 12.4Hz		17	1.89, dd, J = 10.0, 7.6Hz	55.8
	1.50, dd, J = 12.4, 3.2Hz	31.7	18	0.97, s	17.9
5	2.31, dd, J = 12.8, 4.0Hz	52.2	19	0.90, s	29.0
6		211.9	20		75.1
7	3.25, d, J = 20.8Hz		21	1.11, s	20.0
	2.53, d, J = 20.8Hz	38.4	22	3.15, dd, J = 9.6, 4.4Hz	76.5
8		121.7	23	1.10, m; 1.49, m	26.0
9		135.4	24	1.25, m	41.4
10		42.5	25		68.7
11	2.23, m	22.0	26	1.04, s	29.8
12	2.14, 1.49	36.5	27	1.04, s	29.0

（二）皂苷类成分

1. bidentatoside Ⅰ[27]

结构式：

物理性质：白色无定型粉末，$[\alpha]_D^{25} = +44.0°$（c 0.05，MeOH）。

波谱数据：IR（KBr）cm^{-1}：3419，2926，1736，1707，1630，1440，1090。FAB - MS（m/z）993［M + K］$^+$，977［M + Na］$^+$；ESI - MS（m/z）：991［M + K - 2H］$^-$，953［M - H］$^-$，791［M - H - 162］$^-$。^{1}H - NMR（CD$_3$OD，600MHz）和^{13}C - NMR（CD$_3$OD，150MHz）见表4 - 3。

表4 - 3 bidentatoside Ⅰ 的^{13}C - NMR 和^{1}H - NMR 数据（CD$_3$OD）

position	mult.^{b}	δ^{13}C	δ^1H	position	δ^{13}C	δ^1H
1	CH$_2$	39.3	nd^c	3 - O - GlcA		
2	CH$_2$	26.6	Nd	1	106.3	4.51（d，7.5）
3	CH	91.6	3.22	2	72.2	3.49（dd，7.5，2.0）
4	C	39.5		3	73.1	4.12（dd，8.5，2.0）
5	CH	56.6	nd	4	71.0	4.03
6	CH$_2$	19.1	nd	5	78.0	3.45
7	CH$_2$	33.1	nd	6	175.9	
8	C	40.0		1'	174.5	
9	CH	48.2	nd	2'	100.1	
10	C	37.1		3'	96.8	4.87（s）

续表

position	mult.[b]	$\delta^{13}C$	δ^1H	position	$\delta^{13}C$	δ^1H
11	CH₂	24.3	nd	1″	177.1	–
12	CH	123.4	5.28 (br s)	2″	67.3	4.20 (d, 14.0)
13	C	144.5				3.94 (d, 14.0)
14	C	42.4				
15	CH₂	28.1	nd	28 – O – Glc		
16	CH₂	24.2	nd	1	95.5	5.40 (d, 7.5)
17	C	47.0		2	73.2	3.41
18	CH	42.5	2.84	3	77.4	3.50
19	CH₂	46.5	nd	4	70.6	3.41
20	C	31.0		5	78.0	3.45
21	CH₂	34.0	nd	6	61.4	3.86 (dd, 12.5, 2.5)
22	CH₂	34.2	nd			3.72 (dd, 12.5, 4.5)
23	CH₃	27.8	1.07 (s)			
24	CH₃	16.4	0.86 (s)			
25	CH₃	15.6	0.96 (s)			
26	CH₃	17.3	0.79 (s)			
27	CH₃	25.9	1.17 (s)			
28	C	178.7				
29	CH₃	33.2	0.92 (s)			
30	CH₃	24.1	0.94 (s)			

2. bidentatoside Ⅱ [28]

结构式：

物理性质：白色无定型粉末，$[\alpha]_D^{25} = +6.0°$（c 0.1，MeOH）。

波谱数据：IR（KBr）cm^{-1}：3410，2926，1741，1718，1619，1422，1077。ESI - MS（m/z）：（-）749 [M - H]$^-$，731 [M - H - H_2O]$^-$；455 [M - H - 162 - 132]$^{-1}$。^{1}H - NMR（CD_3OD，600MHz）和^{13}C - NMR（CD_3OD，150MHz）见表4 - 4。

表4 - 4 bidentatoside II 的^{13}C - NMR 和^{1}H - NMR 数据（CD_3OD）

position	mult.[b]	$\delta^{13}C$	δ^1H	position	$\delta^{13}C$	δ^1H
1	CH_2	38.1	1.50, nd	3 - O - GlcA		
2	CH_2	25.4	nd	1'	171.0	-
3	CH	88.5	3.00	2'	100.7	5.17 (s)
4	C	38.5		1''	173.0	-
5	CH	55.0	0.70	2''	69.5	3.60 (d, 14.0)
6	CH_2	17.6	nd			nd
7	CH_2	32.0	nd			
8	C	38.9		28 - O - Glc		
9	CH	46.9	1.49	1	94.0	5.25 (d, 7.5)
10	C	36.1		2	72.3	3.12
11	CH_2	22.3	nd	3	76.5	3.25
12	CH	122.0	5.17 (br s)	4	69.5	3.15
13	C	143.4		5	77.6	3.15
14	C	41.0		6	60.5	3.72, 3.40
15	CH_2	27.3	nd			
16	CH_2	24.1	1.50, nd			
17	C	45.8				
18	CH	40.5	2.75			
19	CH_2	45.1	1.05, 1.63			
20	C	30.2				
21	CH_2	33.0	nd			
22	CH_2	31.5	nd			
23	CH_3	27.8	0.99 (s)			
24	CH_3	16.5	0.76 (s)			
25	CH_3	15.1	0.90 (s)			
26	CH_3	17.1	0.70 (s)			
27	CH_3	25.9	1.09 (s)			
28	C	175.6				
29	CH_3	32.6	0.88 (s)			
30	CH_3	23.5	0.88 (s)			

3. 牛膝皂苷 A（achyranthoside A）[29,30]

结构式：

物理性质：无色针晶，mp 215～217℃，$[\alpha]_{20D}$ +49.5°（ c 0.4，MeOH）。Liebermann - Burchard 反应和 Molish 反应均呈阳性。

波谱数据：IR（KBr）cm^{-1}：3200、1740、1736、1076。（+）FAB - MS m/z：977 [M + Na]$^+$，455。（-）FAB - MS（m/z）：953 [M - H]$^-$。经酸水解检出齐墩果酸、葡萄糖和葡萄糖醛酸。^{1}H - NMR（C_5D_5N）δ：0.76，0.85，0.88，0.89，1.04，1.22，1.24（各3H，s），3.14（1H，dd，J = 13.1，2.8Hz，18 - H），3.24（1H，dd，J = 11.6，3.7Hz，3 - H），5.37（1H，br s，12 - H），4.96（1H，d，J = 7.3Hz，1' - H），4.26，4.75，4.83，5.36（各1H，m，2'，5'，3'，4' - H），5.94（1H，s，3″ - H），4.77（2H，m，2‴ - H₂），6.28（1H，d，J = 8.2Hz，1‴‴ - H）。^{13}C - NMR（in C_5D_5N ： D_2O = 4：1）见第52页表4 - 5。

4. 牛膝皂苷 E（achyranthoside E）[29]

结构式：

物理性质：白色无定型粉末，Liebermann - Burchard 反应呈阳性。

波谱数据：FAB - MS m/z：949 [M + Na]$^+$。^{1}H - NMR（C_5D_5N）：3.13（1H，dd，J = 12.9，

3.9Hz，H-18），3.40（1H，dd，J=11.6，4.6Hz，H-3），4.71，5.23（each 1H，d，J=15.4Hz，H_2-4″），4.96（1H，d，J=8.0Hz，anomeric H of GlcA），5.41（1H，br s，H-12），6.13（1H，d，J=6.7Hz，anomeric H of Glc）。^{13}C-NMR（in C_5D_5N：D_2O=4：1）见表4-5。

5. 牛膝皂苷Ⅳ［achyranthoside Ⅳ，3-O-（3″-羧甲氧基-3-氧丙酮酸-3′-缩醛-4′-半缩酮）-β-D-吡喃葡萄糖醛苷］[30]

结构式：

物理性质：无色针晶，mp 173~175℃，$[\alpha]_{20D}$ +70.1°（c 0.1，MeOH）。Liebermann-Burchard 反应和 Molish 反应均呈阳性。

波谱数据：IR（KBr）cm^{-1}：3420、1740、1736、1076。FAB-MS（m/z）：791［M-H］$^-$。经酸水解检出齐墩果酸、葡萄糖和葡萄糖醛酸。^{1}H-NMR（C_5D_5N）δ：0.75、0.90、0.94、0.95、0.99、1.25、1.30（各3H，s），3.36（1H，dd，18-H），3.28（1H，dd，dd，3-H），5.43（1H，br s，12-H），4.99（1H，d，J=7.3Hz，1′-H），4.26、4.75、4.83、5.36（各1H，m，2′，5′，3′，4′-H），5.98（1H，s，3″-H），4.79（2H，m，2‴-H_2）。^{13}C-NMR（C_5D_5N）见表4-5。

表4-5　牛膝皂苷 A、E 和牛膝皂苷Ⅳ的^{13}C-NMR 数据

No.	牛膝皂苷 A	牛膝皂苷 E	牛膝皂苷Ⅳ	No.	牛膝皂苷 A	牛膝皂苷 E	牛膝皂苷Ⅳ
1	37.9	38.1	38.5		GlcA at C-3 of OA		
2	25.4	25.7	26.5	1′	105.2	105.1	107.6
3	89.6	89.1	89.3	2′	71.1	76.2	72.1
4	38.6	38.8	39.5	3′	71.4	86.9	72.6
5	55.1	55.2	55.6	4′	70.2	71.6	70.2

No.	牛膝皂苷 A	牛膝皂苷 E	牛膝皂苷 IV	No.	牛膝皂苷 A	牛膝皂苷 E	牛膝皂苷 IV
6	17.7	16.8	18.4	5′	73.5	78.0	75.2
7	32.5	32.4	33.1	6′	173.9	174.6	171.7
8	39.1	39.2	39.7		functional group at GlcA		
9	47.2	47.3	47.9	1″	176.4		171.3
10	36.1	36.3	36.9	2″	94.4	174.6	94.0
11	22.6	22.8	23.7	3″	96.3	102.4	98.1
12	122.2	122.4	122.5	4″	180.0	68.1	172.3
13	143.5	143.6	144.8	5″	67.0	176.9	64.9
14	41.4	41.1	41.9		Glc at C − 28 of aglycon		
15	27.4	29.2	28.0	1	94.6	94.9	
16	23.1	23.2	23.7	2	72.5	74.2	
17	46.5	46.6	46.6	3	76.8	78.1	
18	41.0	41.5	42.1	4	69.7	71.6	
19	30.0	30.1	46.4	5	77.5	77.3	
20	30.0	30.1	30.9	6	60.9	61.3	
21	33.2	33.4	34.2				
22	32.3	32.5	33.2				
23	27.4	27.7	28.3				
24	16.1	16.4	16.8				
25	14.8	14.9	15.4				
26	16.7	17.9	17.3				
27	25.4	27.6	26.2				
28	177.0	176.5	180.1				
29	32.5	32.6	33.3				
30	23.0	23.1	23.7				

6. 牛膝皂苷 I （achyranthoside I，3 - O - ［2′- O - β - D - 吡喃葡萄糖基 - 3′- O - （2″- 羟基 - 1″- 羧乙氧基羧丙基）］ - β - D - 葡萄糖醛酸基齐墩果酸 - 28 - O - β - D - 吡喃葡萄糖苷）[31]

结构式：

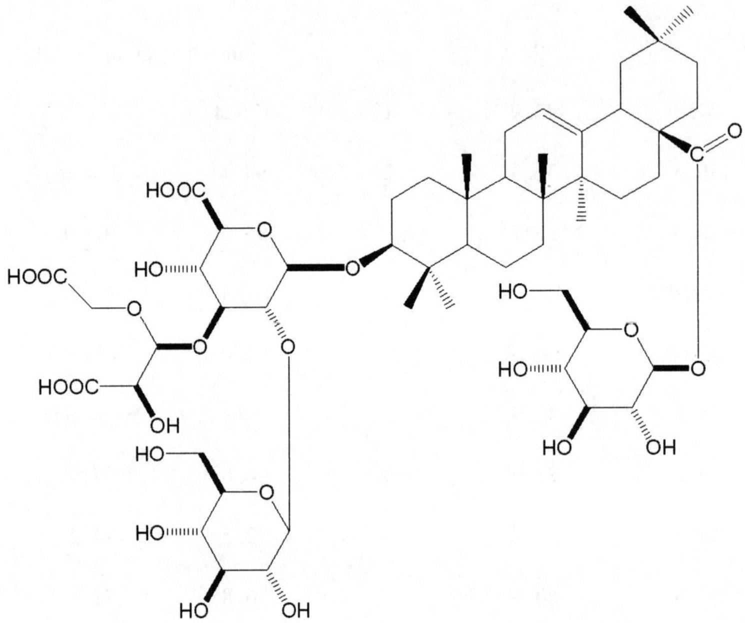

物理性质：无色针晶，mp 205～207℃，$[\alpha]_D^{20} = +12.5°$（c = 0.4，甲醇）。Liebermann - Burchard 反应和 Molish 反应均呈阳性。

波谱数据：FAB - MS（m/z）给出分子式为 $C_{53}H_{81}O_{25}$ ［M - H］ⁿ M/Z 1117。IR（KBr）σ：3420，1740，1736，1076cm⁻¹。¹H - NMR（C_5D_5N）δ：0.77、0.86、0.89、1.04、1.05、1.21、1.23（s，各 3H），3.16（dd，1H，J = 3.1，13.4Hz，18 - H），3.24（dd，1H，J = 3.7，11.3Hz，3 - H），4.28、4.39、4.51、4.60（m，各 1H，2′、3′、5′、4′、2 - H），4.94、5.15（d，各 1H，J = 16.2Hz，1‴ - H），4.97（d，1H，J = 7.3Hz，1′ - H），5.38（br s，1H，2″ - H），5.39（brs，1H，12 - H），5.69（d，1H，J = 7.2Hz，1‴″ - H），6.30（d，1H，J = 8.2Hz，1‴″ - H），6.34（br s，1H，1″ - H）。¹³C - NMR（C_5D_5N）见第 55 页表 4 - 6。

7. 牛膝皂苷Ⅱ（achyranthosideⅡ，3－O－〔3′－O－（2″－羟基－1″－羧乙氧基羧丙基）〕－β－D－吡喃葡萄糖醛酸苷）[31]

结构式：

物理性质：无色针晶，mp 186～188℃，$[\alpha]_D^{20} = +10.5°$（c＝0.1，甲醇）。Liebermann－Burchard 反应和 Molish 反应均呈阳性。

波谱数据：FAB－MS（m/z）：$C_{41}H_{61}O_{15}$ [M－H]⁻ M/Z 793。IR（KBr）σ：3420，1740，1736，1076cm⁻¹。¹H－NMR（C_5D_5N）δ：0.79、0.96、0.96、0.99、1.01、1.30、1.33（s，各3H），3.30（dd－like，1H，18－H），3.37（dd，1H，J＝4.0，1.6Hz，3－H），4.19、4.53、4.67、4.82（m，各1H，2′，3′，5′，4′－H），5.01（d，1H，J＝7.9Hz，1′－H），5.12、5.39（d，各1H，J＝16.5Hz，1‴－H），5.35（br s，1H，2″－H），5.46（br s，1H，12－H），6.34（br s，1H，1″－H）。¹³C－NMR（C_5D_5N）见表4－6。

表4－6 牛膝皂苷Ⅰ和牛膝皂苷Ⅱ的¹³C－NMR数据（C_5D_5N））

No.	牛膝皂苷Ⅰ	牛膝皂苷Ⅱ	No.	牛膝皂苷Ⅰ	牛膝皂苷Ⅱ
1	38.6	38.5	1′	105.1	106.8
2	26.4	26.6	2′	78.2	74.8
3	89.5	89.1	3′	83.6	85.4
4	39.5	39.5	4′	72.8	72.4
5	55.7	55.7	5′	77.2	77.6
6	18.4	18.4	6′	172.2	172.4
7	33.1	33.1	1″	105.1	105.4
8	39.8	39.7	2″	72.9	72.6

No.	牛膝皂苷Ⅰ	牛膝皂苷Ⅱ	No.	牛膝皂苷Ⅰ	牛膝皂苷Ⅱ
9	47.9	48.7	3″	174.5	174.8
10	36.8	36.9	1‴	65.7	65.1
11	23.3	23.6	2‴	173.7	173.9
12	122.8	122.5	1⁗	95.7	
13	144.0	144.8	2⁗	74.1	
14	42.1	42.1	3⁗	78.8	
15	28.2	28.1	4⁗	71.0	
16	23.7	23.7	5⁗	79.3	
17	46.9	46.6	6⁗	62.1	
18	41.7	41.9	1′′′′′	103.6	
19	46.1	46.4	2′′′′′	76.3	
20	30.7	30.9	3′′′′′	77.9	
21	33.9	34.2	4′′′′′	72.4	
22	32.5	33.2	5′′′′′	78.0	
23	28.0	28.3	6′′′′′	63.1	
24	16.6	16.9			
25	15.4	15.4			
26	17.4	17.3			
27	26.0	26.2			
28	176.4	180.1			
29	33.1	33.3			
30	23.6	23.7			

8. 牛膝皂苷 C 二甲酯（achyranthoside C dimethyl ester）[32]

结构式：

物理性质：白色无定型粉末，$[\alpha]_D^{25} = +12.6°$（c 0.28，MeOH）。

波谱数据：（−）FAB − MS（m/z）：983［M − H］⁻，791［M − H − 192］⁻，（−）HR − FAB − MS（m/z）：983.4858［M − H］⁻。¹H − NMR（pyridine − d5）δ：3.19（1H，dd，J = 13.1，3.6Hz，H − 18），3.34（1H，dd，J = 11.6，3.9Hz，H − 3），3.52（3H，s，OMe of 1″ − OMe），3.71（3H，s，5″ − OMe），4.74，5.30（2H，ABq，J = 16.3Hz，H − 4″），4.92（1H，d，J = 7.8Hz，anomeric H of GlcA methyl ester），5.19（1H，d，J = 2.4Hz，H − 2″），5.41（1H，br s，H − 12），6.04（1H，d，J = 2.4Hz，H − 3″），6.31（1H，d，J = 7.8Hz，anomeric H of Glc）。¹³C − NMR 见第 59 页表 4 − 7。

9. 牛膝皂苷 C 丁基二甲酯（achyranthoside C butyl dimethyl ester）[32]

结构式：

物理性质：白色无定型粉末，$[\alpha]_D^{25} = +14.8°$（c 0.33 MeOH）。

波谱数据：（−）FAB − MS（m/z）：1039［M − H］⁻，（−）HR − FAB − MS（m/z）：1039.5487［M − H］⁻。¹H − NMR（pyridine − d5）δ：3.20（1H，dd，J = 12.9，3.9Hz，H − 18），3.34（1H，dd，J = 12.0，4.0Hz，H − 3），3.52（3H，s，OMe of 1″ − OMe），3.71（3H，s，OMe of 5″-OMe）, 4. 71, 5. 31 （2H, ABq, J = 16. 3Hz, H-4″）, 4. 91 （1H, d, J = 7. 1Hz, anomeric H of GlcA）, 5. 21 （1H, d, J = 2. 1Hz, H-2″）, 5. 41 （1H, br s, H-12）, 6. 04 （1H, d, J = 2. 5Hz, H-3″）, 6. 32 （1H, d, J = 7. 8Hz, anomeric H of Glc）。^{13}C-NMR 见第 59 页表 4-7。

10. 牛膝皂苷 E 二甲脂（achyranthoside E dimethyl ester）[32]

结构式：

物理性质：白色无定型粉末，$[\alpha]_D^{25} = +1.1°$（c 0. 21, MeOH）。

波谱数据：（-）FAB-MS（m/z）: 953 [M-H]$^-$, （-）HR-FAB-MS（m/z）: 953. 4760 [M-H]$^-$。^{1}H-NMR（pyridine-d5）δ: 3. 18 （1H, dd, J = 14. 7, 4. 1Hz, H-18）, 3. 32 （1H, dd, J = 11. 8, 4. 3Hz, H-3）, 3. 57 （3H, s, 5″-OMe）, 3. 58 （3H, s, 2″-OMe）, 4. 98, 5. 18 （2H, ABq, J = 16. 4Hz, H-4″）, 4. 90 （1H, d, J = 7. 7Hz, anomeric H of GlcA）, 5. 41 （1H, br s, H-12）, 6. 32 （1H, d, J = 8. 1Hz, anomeric H of Glc）。^{13}C-NMR 见第 59 页表 4-7。

11. 牛膝皂苷 E 丁基二甲酯（achyranthoside E butyl methyl ester）[32]

结构式：

物理性质：白色无定型粉末，$[\alpha]_D^{25} = +1.8°$（c 0. 18, MeOH）。

波谱数据：（+）FAB-MS（m/z）: 1019 [M+Na]$^+$; （-）FAB-MS（m/z）: 995 [M-

H]$^-$，（-）HR - FAB - MS（m/z）：995. 5244［M - H］$^-$。^{1}H - NMR（pyridine - d5）δ：3. 19（1H, dd, J = 14. 2, 4. 1Hz, H - 18），3. 32（1H, dd, J = 11. 6, 4. 6Hz, H - 3），3. 57（3H, s, 5″ - OMe），3. 58（3H, s, 2″ - OMe），4. 99, 5. 23（2H, ABq, J = 16. 8Hz, H - 4″），4. 93（1H, d, J = 7. 7Hz, anomeric H of GlcA），5. 46（1H, br s, H - 12），6. 34（1H, d, J = 8. 0Hz, anomeric H of Glc）。^{13}C - NMR 见表4 - 7。

表4 - 7 化合物8、9、10、11 的^{13}C - NMR 数据（pyridine - d$_5$）

No.	8	9	10	11
1	38. 6	38. 6	38. 6	38. 6
2	26. 6	26. 6	26. 5	26. 6
3	89. 2	89. 2	89. 2	89. 3
4	39. 5	39. 5	39. 4	39. 5
5	55. 7	55. 7	55. 6	55. 7
6	18. 5	18. 4	18. 4	18. 5
7	33. 1	33. 1	33. 1	33. 2
8	39. 9	39. 9	39. 8	39. 9
9	48. 0	48. 0	48. 0	48. 0
10	36. 9	36. 9	36. 9	36. 9
11	23. 4	23. 4	23. 4	23. 4
12	122. 9	122. 8	122. 8	122. 9
13	144. 1	144. 1	144. 1	144. 1
14	42. 1	42. 1	42. 1	42. 1
15	28. 1	28. 1	28. 2	28. 3
16	24. 0	23. 7	23. 7	24. 7
17	47. 0	47. 0	46. 9	47. 0
18	41. 7	41. 7	41. 7	41. 7
19	46. 2	46. 2	46. 1	46. 2
20	30. 8	30. 8	30. 8	30. 8
21	34. 0	34. 0	34. 0	34. 0
22	32. 5	32. 5	32. 5	32. 5
23	28. 1	28. 2	28. 1	28. 1
24	16. 9	16. 9	16. 8	16. 8
25	15. 5	15. 5	15. 5	15. 5
26	17. 5	17. 4	17. 4	17. 5

续表

No.	8	9	10	11
27	26.1	26.1	26.1	26.1
28	176.4	176.4	176.4	176.4
29	33.1	33.1	33.0	33.2
30	23.7	23.6	23.6	23.7
GlcA at C-3 of OA				
1′	106.7	106.7	106.8	106.8
2′	74.1	74.5	74.9	75.0
3′	85.1	85.0	84.7	84.5
4′	72.5	72.4	71.6	71.5
5′	77.1	77.2	77.1	77.5
6′	172.4	167.8	172.5	167.9
6′-Me				
6′-Bu-1		64.4		65.0
6′-Bu-2		29.8		30.6
6′-Bu-3		19.5		19.2
6′-Bu-4		14.4		13.7
Glc at C-28 of OA				
1	95.7	95.7	95.7	95.8
2	74.1	74.1	74.1	74.1
3	79.3	79.3	79.3	79.3
4	71.1	71.1	71.0	71.1
5	78.9	78.9	78.9	78.9
6	62.2	62.2	62.1	62.2
Functional group at C-3′ of GlcA				
1″	172.4	172.4		
1″-OMe	51.7	51.4		
2″	74.1	73.8	168.2	173.3
2″-OMe			51.8	
3″	104.7	104.7	99.5	99.6
4″	64.0	64.0	63.0	63.0
5″	171.3	171.3	170.7	170.8
5″-OMe	51.7	51.4	51.5	51.5

12. 28 - 去葡萄糖牛膝皂苷 D 甲酯（28 - Deglucose - achyranthoside D methyl ester）[33]

结构式：

物理性质：白色无定型粉末，$[\alpha]_D + 7.8°$（c 1.2，MeOH）。

波谱数据：（ + ）FAB - MS m/z：1021 [M + Na]$^+$。酸水解检出葡萄糖醛酸和葡萄糖。^{1}H - NMR（C_5D_5N）δ：3.25（1H，dd，J = 11.6，4.1Hz，3 - H），3.29（dd，J = 12.8，4.1Hz，18 - H），3.43（3H，s，5″ - OCH$_3$），3.63（3H，s，6′ - OCH3），3.76（3H，s，1″ - OCH$_3$），4.62、5.04（each 1H，d，J = 16.4Hz，4″ - H2），5.00（1H，d，J = 7.3Hz，anomeric H of GlcA），5.27（1H，d，J = 2.0Hz，2″ - H），5.46（1H，br s，12 - H），5.60（1H，d，J = 6.7Hz，anomeric H of Glc），6.10（1H，d，J = 2.0Hz，3″ - H）。^{13}C - NMR 谱数据见表 4 - 8。

表 4 - 8　化合物 12 的 ^{13}C - NMR 数据（pyridine - d_5）

No.	12	No.	12
1	38.6	GlcA at C - 3 of OA	
2	26.3	1′	105.1
3	89.5	2′	78.3
4	39.5	3′	82.5
5	55.8	4′	72.5
6	18.5	5′	76.6
7	33.2	6′	170.1
8	39.7	6′ - Me	52.1
9	48.0	Glc at C - 2′ of GlcA	
10	36.9	1‴	103.6
11	23.7	2‴	76.2

续表

No.	12	No.	12
12	122.5	3‴	78.2
13	144.8	4‴	72.5
14	42.0	5‴	78.2
15	28.3	6‴	63.2
16	23.7	Functional group at C − 3′ of GlcA	
17	46.5	1″	172.3
18	42.1	1″ − OMe	51.8
19	46.7	2″	72.3
20	31.0	3″	104.1
21	33.2	4″	64.1
22	32.5	5″	171.0
23	28.1	5″ − OMe	51.3
24	16.7		
25	15.5		
26	17.4		
27	26.2		
28	180.1		
29	33.3		
30	23.8		

13. 齐墩果酸 – 3 – O – β – D – 葡萄糖醛酸苷 (oleanolic acid 3 – O – β – D – glucurono pyrano-side) [33]

结构式：

物理性质：无色针晶，mp 205 ~ 206℃ ，[α]$_D^{20}$ = + 20.8° (c 0.8 ，MeOH)。Liebermann – Burchard

反应呈阳性。

波谱数据：FAB – MS（m/z）：655［M + Na］$^+$。酸水解检出葡萄糖醛酸。^{1}H – NMR（C$_5$D$_5$N）δ：3.29（dd, J = 12.4, 4.0Hz, 18 – H），3.36（1H, dd, J = 12.4, 4.5Hz, 3 – H），4.99（1H, d, J = 7.3Hz, anomeric H of GlcA）。^{13}C – NMR（pyridine – d$_5$）谱数据见第64页表4 – 9。

14. 齐墩果酸 – 3 – O – β – D –（6′ – 甲酯）– 吡喃葡萄糖醛酸苷［oleanolic acid – 3 – O – β – D –（6′ – methyl ester）– glucurono pyranoside］[34]

结构式：

物理性质：白色针晶，mp 193～195℃。Liebermann – Burchard 反应和 Molish 反应呈阳性。

波谱数据：ESI – MS（m/z）：645［M – H］$^-$。经薄层酸水解检出齐墩果酸和葡萄糖醛酸。^{1}H – NMR（C$_5$D$_5$N, 500MHz）δ：0.79、0.94、0.95、0.97、0.99、1.29、1.30（each 3H, s, CH$_3$），5.44（1H, brs, H – 12），4.99（1H, d, J = 7.3Hz），3.72（3H, s）。^{13}C – NMR（C$_5$D$_5$N, 125MHz）见第64页表4 – 9。

15. 齐墩果酸 – 3 – O – β – D –（6′ – 丁酯）– 吡喃葡萄糖醛酸苷［oleanolic acid – 3 – O – β – D –（6′ – butyl ester）– glucuronopy ranoside］[34]

结构式：

物理性质：白色粉末，Liebermann – Burchard 反应和 Molish 反应均呈阳性。

波谱数据：ESI – MS（m/z）：711［M + Na］$^+$。经薄层酸水解检出齐墩果酸和葡萄糖醛酸。^{13}C – NMR（CDCl$_3$, 125MHz）见第64页表4 – 9。

表 4 - 9　化合物 13、14、15 的 ^{13}C – NMR 数据

No.	13	14	15
1	38.6	38.4	38.4
2	26.5	26.3	25.9
3	89.1	88.9	89.8
4	39.5	39.2	39.0
5	55.8	55.5	55.5
6	18.5	18.2	18.1
7	33.2	33.0	33.0
8	39.7	39.5	39.3
9	48.0	47.7	47.6
10	37.0	36.7	36.8
11	23.7	23.5	23.4
12	122.6	122.2	122.6
13	144.8	144.5	143.8
14	42.1	41.9	41.4
15	28.2	28.1	27.7
16	23.8	23.5	23.4
17	46.6	46.2	46.5
18	42.0	41.7	40.8
19	46.2	46.4	45.9
20	31.0	30.7	30.4
21	34.2	34.0	33.7
22	33.3	32.9	33.0
23	28.3	27.9	28.1
24	17.0	16.6	16.6
25	15.5	15.1	15.3
26	17.4	17.1	17.4
27	26.2	25.9	25.9
28	180.1	179.8	184.3
29	33.2	33.0	32.4
30	23.7	23.5	22.9

续表

No.	13	14	15
GlcA at C-3 of OA			
1′	107.0	107.0	105.2
2′	75.4	72.9	73.6
3′	78.2	76.9	76.9
4′	73.5	77.7	77.2
5′	77.2	75.1	75.6
6′	172.8	170.5	169.7
6′-Me		52.2	
6′-Bu-1			65.4
6′-Bu-2			30.6
6′-Bu-3			19.0
6′-Bu-4			13.7

16. 姜状三七苷（zingibroside R_1）[35]

结构式：

物理性质：白色粉末，Liebermann-Burchard 和 Molish 反应均呈阳性。

波谱数据：ESI-MS（m/z）：793［M-H］⁻峰。经薄层酸水解检出有葡萄糖醛酸和葡萄糖。^{1}H-NMR（300MHz，py-d5）：δ0.81、0.95、0.99、1.00、1.10、1.29、1.30（each，3H，s），δ3.31（1H，dd，18-H）、δ3.28（1H，dd，3-H）、δ5.02（1H，d，J=7.1Hz，GlcA H-1′），δ5.40（1H，d，J=7.6Hz，Glc H-1″），δ5.45（1H，br s，H-12）；^{13}C-NMR（C_5D_5N）数据见表4-10。

表 4 – 10　化合物 16 的^{13}C – NMR 数据

No.	16	No.	16
1	38. 7		3 – O – GlcA
2	26. 6	1′	105. 4
3	89. 2	2′	83. 0
4	39. 8	3′	77. 2
5	55. 8	4′	73. 2
6	18. 5	5′	78. 0
7	33. 1	6′	172. 5
8	39. 6		Glc
9	48. 0	1″	106. 1
10	37. 0	2″	77. 4
11	23. 8	3″	78. 3
12	122. 6	4″	71. 8
13	144. 9	5″	77. 8
14	42. 2	6″	62. 8
15	28. 4		
16	23. 8		
17	46. 7		
18	42. 0		
19	46. 5		
20	31. 0		
21	34. 2		
22	33. 3		
23	28. 2		
24	16. 8		
25	15. 5		
26	17. 4		
27	26. 2		
28	180. 1		
29	33. 3		
30	23. 8		

17. 竹节参皂苷 - 1（chikusetsusaponin - 1）[25]

结构式：

物理性质：白色无定型粉末，Liebermann - Burchard 反应和 Molish 反应均呈阳性。

波谱数据：ESI - MS（m/z）：793.3 [M - Glc]⁻，775.3 [M - Glc - H₂O]⁻，749.3 [M - Glc - CO₂]⁻，731.3 [M - Glc - H₂O - CO₂]⁻，631.3 [M - Glc - Glc]⁻，613.4 [M - 2Glc - H₂O]⁻，569.5 [M - 2Glc - H₂O - CO₂]⁻，455.5 [M - 2Glc - GlcA]⁻。经薄层酸水解检出齐墩果酸和葡萄糖。^{1}H - NMR（300MHz，C_5D_5N）δ：0.82、0.87、0.89、1.07、1.09、1.25、1.26（各 3H，s），6.32（1H，d，J = 7.8Hz，Glc - H1″），4.99（1H，d，J = 6.6Hz，GlcA - H - 1′），5.39（1H，br s），3.27（1H，br d，J = 8.0Hz），3.18（1H，br d，J = 10.7Hz）。^{13}C - NMR（75MHZ，C_5D_5N）谱数据见第 68 页表 4 - 11。

18. 3 - O -（β - D - 吡喃葡萄糖）- 齐墩果酸 - 28 - O -（β - D - 吡喃葡萄糖）[3 - O -（β - D - glucopyranosyl）- Oleanolic acid - 28 - O -（β - D - glucopyranosyl）][35,36]

结构式：

物理性质：白色粉末。

波谱数据：^{1}H - NMR（C_5D_5N，400MHz）中 0.806 ~ 1.457（各 3H，s）有 7 个甲基信号。^{13}C - NMR（100MHz，C_5D_5N）见第 68 页表 4 - 11。

表 4 – 11 化合物 17、18 的 ^{13}C – NMR 数据

No.	17	18	No.	17	18
1	39.0	39.4	Glc at C – 3 of OA		
2	28.1	28.1	1		106.6
3	78.1	89.2	2		78.0
4	39.4	39.9	3		75.2
5	55.9	56.0	4		71.1
6	18.9	18.5	5		62.2
7	33.1	32.5	6		
8	40.0	39.9	Glc at C – 28 of OA		
9	48.2	47.4	1′	95.8	95.7
10	37.4	36.9	2′	74.2	74.0
11	23.5	23.5	3′	79.0	78.6
12	122.6	122.2	4′	71.2	71.1
13	144.2	144.2	5′	79.4	79.1
14	42.2	42.1	6′	62.3	62.2
15	28.3	28.3			
16	23.7	23.7			
17	47.1	47.1			
18	41.8	42.1			
19	46.3	46.3			
20	30.8	29.9			
21	34.0	33.2			
22	32.6	32.5			
23	28.8	28.3			
24	16.6	17.0			
25	15.7	15.5			
26	17.6	17.5			
27	26.1	26.1			
28	176.5	176.8			
29	33.2	33.2			
30	23.9	23.7			

19. 竹节参皂苷 Ⅳa（chikusetsusaponin Ⅳa）[4,33,34,35]

结构式：

物理性质：白色粉末，mp 228~230℃，[α]$_D$ +5.8°（c 0.5，MeOH）。Liebermann-Burchard 反应和 Molish 反应呈阳性。

波谱数据：（+）ESI-MS（m/z）：817［M+Na］$^+$，655（M+Na-162）$^+$。（-）FAB-MS m/z：793［M-H］$^-$。IR（KBr）cm^{-1}：3500、2950、1740、1620、1480、1090~1030。经薄层酸水解检出齐墩果酸、葡萄糖和葡萄糖醛酸。^{1}H-NMR（C$_5$D$_5$N，500MHz）δ：0.80、0.88、0.92、0.94、1.06、1.24、1.27（each 3H，s，CH$_3$），5.42（1H，s，H-12），6.28（1H，d，J=7.8Hz）。^{13}C-NMR（pyridine-d$_5$）谱数据见第71页表 4-12。

20. 竹节参皂苷 Ⅳa 甲酯（chikusetsusaponin Ⅳa methyl ester）[33]

结构式：

物理性质：白色无定型粉末，[α]$_D$ +4.2°（c 0.5，MeOH）。

波谱数据：（+）FAB-MS m/z：809［M+H］$^+$。^{1}H-NMR（C$_5$D$_5$N）δ：3.20（dd，J=13.3，3.8Hz，18-H），3.36（1H，dd，J=11.6，4.1Hz，3-H），3.74（3H，s），5.02（1H，d，J=7.7Hz，anomeric H of GlcA），5.43（1H，br s，12-H），6.36（1H，d，J=7.9Hz，anomeric H of Glc）。^{13}C-NMR（pyridine-d$_5$）谱数据见第71页表 4-12。

21. 竹节参皂苷 IVa 乙酯（chikusetsusaponin IVa ethyl ester）[34]

结构式：

物理性质：白色粉末，Liebermann – Burchard 反应和 Molish 反应呈阳性。

波谱数据：ESI – MS（m/z）：845［M + Na］⁺。经薄层酸水解检出齐墩果酸、葡萄糖和葡萄糖醛酸。^{1}H – NMR（C_5D_5N，500MHz）δ：0.81，0.87，0.90，0.95，1.08，1.25，1.28（each 3H，s，CH_3），5.40（1H，s，H – 12），4.57（1H，d，J = 7.8Hz），6.31（1H，d，J = 8.0Hz）。^{13}C – NMR（C_5D_5N，125MHz）见第 71 页表 4 – 12。

22. 竹节参皂苷 IVa 丁酯（chikusetsusaponin IVa butyl ester）[33]

结构式：

物理性质：白色无定型粉末，［α］$_D$ +6.2°（c 1.0，MeOH）。

波谱数据：（ + ）FAB – MS m/z：851［M + H］⁺。^{1}H – NMR（C_5D_5N）δ：3.20（dd，J = 13.7，3.7Hz，18 – H），3.35（1H，dd，J = 12.0，4.4Hz，3 – H），5.02（1H，d，J = 7.3Hz，anomeric H of GlcA），5.43（1H，br s，12 – H），6.31（1H，d，J = 8.0Hz，anomeric H of Glc）。^{13}C – NMR（pyridine – d_5）谱数据见第 71 页表 4 – 12。

表 4 - 12　化合物 19、20、21、22 的 ^{13}C - NMR 数据

No.	19	20	21	22
1	38.7	38.6	38.6	38.6
2	26.6	26.5	26.6	26.6
3	89.0	89.1	89.1	89.0
4	39.5	39.5	39.5	39.5
5	55.7	55.7	55.7	55.7
6	18.5	18.5	18.5	18.4
7	33.1	33.1	33.1	33.1
8	39.9	39.9	39.9	39.8
9	48.0	48.0	48.0	48.0
10	36.9	36.9	36.9	36.9
11	23.7	23.7	23.7	23.6
12	122.8	122.8	122.8	122.8
13	144.1	144.1	144.1	144.1
14	42.1	42.1	42.1	42.1
15	28.2	28.2	28.2	28.2
16	23.7	23.8	23.4	23.7
17	47.0	47.0	47.0	46.9
18	41.7	41.7	41.7	41.7
19	46.2	46.2	46.2	46.1
20	30.8	30.8	30.8	30.8
21	34.0	34.0	34.0	34.0
22	32.5	32.5	32.5	32.5
23	28.2	28.2	28.1	28.1
24	16.9	16.9	16.9	16.9
25	15.5	15.5	15.5	15.5
26	17.5	17.5	17.5	17.4
27	26.1	26.1	26.1	26.1

No.	19	20	21	22
28	176. 3	176. 4	176. 4	176. 4
29	33. 1	33. 1	33. 1	33. 0
30	23. 4	23. 4	23. 6	23. 4
Glc at C – 28 of OA				
1	95. 7	95. 7	95. 8	95. 7
2	74. 0	74. 1	74. 4	74. 1
3	78. 8	78. 9	78. 9	78. 9
4	71. 1	71. 2	71. 1	71. 0
5	79. 2	79. 3	79. 3	79. 4
6	62. 2	62. 2	62. 2	62. 1
GlcA at C – 3 of OA				
1′	107. 2	107. 3	107. 3	107. 4
2′	75. 4	75. 4	73. 1	75. 4
3′	78. 1	77. 9	77. 3	78. 0
4′	73. 3	73. 2	77. 9	71. 0
5′	77. 7	77. 2	75. 4	79. 4
6′	172. 2	170. 8	170. 3	170. 4
6′ – Me		52. 0		
6′ – Et – 1			62. 2	
6′ – Et – 2			14. 2	
6′ – Bu – 1				64. 9
6′ – Bu – 2				30. 8
6′ – Bu – 3				19. 2
6′ – Bu – 4				13. 7

23. 竹节参皂苷 V（chikusetsusaponin V）[22,25,29]

结构式：

物理性质：白色粉末，Liebermann - Burchard 反应和 Molish 反应均呈阳性。

波谱数据：经薄层酸水解检出葡萄糖醛酸和葡萄糖。^{1}H - NMR（300MHz，C_5D_5N）δ：0.88、0.89、0.91、1.02、1.13、1.23、1.33（各3H，s），6.35（1H，d，J = 7.7Hz，Glc - H - 1′），5.45（1H，s），3.20（1H，br d，J = 11.0Hz）。^{13}C - NMR（75MHZ，C_5D_5N）谱数据见第74页表4 - 13。

24. 竹节参皂苷V甲酯（chikusetsusaponin V methyl ester）[29]

结构式：

物理性质：白色粉末，Liebermann - Burchard 和 Molish 反应均呈阳性。

波谱数据：ESI - MS（m/z）：969［M - H］$^-$。经薄层酸水解检出葡萄糖醛酸和葡萄糖。^{1}H - NMR（300MHz，py - d5）：δ0.84、0.88、0.90、1.08、1.08、1.24、1.26（each，3H，s），4.95（1H，d，J = 7.0Hz，GlcA H - 1′），δ5.39（1H，d，J = 7.8Hz，Glc H - 1″），δ6.31（1H，d，J = 8.1Hz，Glc H - 1），δ5.41（1H，br s，H - 12）；^{13}C - NMR 数据见第74页表4 - 13。

25. 竹节参皂苷 V丁酯 (chikusetsusaponin V butyl ester)[35]

结构式：

物理性质：白色粉末，mp 223~225℃ (MeOH)；Liebermann-Burchard 反应呈阳性。

波谱数据：IR (KBr)：3413、2926、1739cm^{-1}；ESI-MS (m/z)：1011 [M-H]$^-$。^{1}H-NMR (300MHz，py-d5)：δ0.84、0.87、0.90、1.07、1.07、1.24、1.24 (each, 3H, s)，δ4.94 (1H, d, J=6.9Hz, GlcA H-1′)，δ5.36 (1H, d, J=7.6Hz, Glc H-1″)，δ6.29 (1H, d, J=7.9Hz, Glc H-1)，δ5.41 (1H, br s, H-12)；^{13}C-NMR 数据见下表4-13。

表4-13 化合物23、24、25 的^{13}C-NMR 数据 (pyridine-d$_5$)

No.	23	24	25
1	38.4	38.7	38.7
2	26.3	26.6	26.6
3	88.9	89.4	89.3
4	39.6	39.9	39.9
5	55.5	55.8	55.8
6	18.2	18.5	18.5
7	32.8	33.1	33.1
8	39.2	39.5	39.5
9	47.7	48.0	48.0
10	36.6	36.9	36.9
11	23.3	23.7	23.7
12	122.9	122.9	122.6

No.	23	24	25
13	143.8	144.1	144.1
14	41.8	42.1	42.1
15	28.0	28.3	28.2
16	23.1	23.4	23.4
17	45.9	46.2	46.2
18	41.4	41.8	41.7
19	46.7	47.0	47.0
20	30.5	30.8	31.7
21	33.7	34.0	34.0
22	32.8	33.1	33.1
23	27.8	28.1	28.1
24	16.4	16.7	16.7
25	15.2	15.5	15.5
26	17.2	17.5	17.5
27	25.8	26.1	26.1
28	176.1	176.4	176.4
29	32.3	32.6	32.5
30	23.4	23.8	23.8
GlcA at C-3 of OA			
1′	105.0	105.3	105.3
2′	82.5	82.6	82.6
3′	76.8	76.8	77.0
4′	72.8	72.8	72.7
5′	77.4	77.0	77.0
6′	172.1	170.4	169.9
6′-Me		52.1	
6′-Bu			
1			65.0
2			30.8
3			19.1
4			12.7

续表

No.	23	24	25
	Glc at C−2 of GlcA		
1″	105.7	105.9	105.9
2″	77.6	77.6	77.6
3″	77.9	78.3	78.2
4″	70.8	71.8	71.8
5″	77.2	78.0	77.9
6″	62.4	62.8	62.7
	Glc at C−28 of OA		
1	95.4	95.8	95.7
2	73.8	74.2	74.1
3	79.0	79.3	79.3
4	71.4	71.2	71.1
5	78.6	79.0	78.9
6	61.9	62.3	62.2

26. 18 − （β − D − 葡萄糖氧基） − 28 − 氧代齐墩果 − 12 烯 − 3β − 基 − 3 − O − （β − D − 吡喃葡萄糖基） − β − D 葡萄糖醛酸甲脂［18 − （β − D − glucopyranosyloxy） − 28 − oxoolean − 12 − en − 3β − yl 3 − O − （β − D − glucopyranosyl） − β − D − glucopyranosiduronic acid methyl ester］[30]

结构式：

物理性质：白色无定型粉末，$[\alpha]_D^{25} = +5.6°$（c 0.31，MeOH）。

波谱数据：（＋）FAB − MS（m／z）：993［M＋Na］⁺，（−）HR − FAB − MS（m／z）：969.5060［M − H］⁻。¹H − NMR（pyridine − d5）δ：3.28（1H，dd，J＝12.4，4.5Hz，H − 3），3.20（1H，dd，J＝12.4，4.0Hz，H − 18），3.73（3H，s，OMe of GlcA methyl ester），4.96（1H，d，J＝7.7Hz， anomeric H of GlcA methyl ester），5.35（1H，d，J＝7.9Hz，anomeric H of Glc at C－3′ of GlcA），5.42（1H，brs，H－12），6.34（1H，d，J＝7.9Hz，anomeric H of Glc at C－28 of OA）。^{13}C－NMR 见下文表4－14。

27. 3－O－［α－L－吡喃鼠李糖－（1→3）－β－D－吡喃葡萄糖醛酸］－齐墩果酸－28－O－（β－D－吡喃葡萄糖）［3－O－［α－L－rhamnose－（1→3）－β－D－glucopyranosiduromc acid］－oxwlean－28－O－（β－D－glwcopyranosyl）］[4]

结构式：

物理性质：白色针晶，mp 210℃～211.0℃，Libermann－Burchard 反应紫红色，Molish 反应呈阳性。

波谱数据：FAB－MS（m/z）：963［M＋Na］$^+$、817［M＋Na－146］$^+$、656［M＋Na－146－162］$^+$、439［苷元－H$_2$O＋H］$^+$。IR（KBr）cm^{-1}：3400，2950，1740，1650，1465，1390，1085，1076，1040，1030，890，820。酸水解检出葡萄糖、葡萄糖醛酸和鼠李糖。^{1}H－NMR（C$_5$D$_5$N）δ：0.85，0.88，0.91，1.05，1.14，1.21，0.8～2.1，3.1，4.0～5.1，4.9，6.3，6.34。^{13}C－NMR（C$_5$D$_5$N）数据见下文表4－14。

表4－14　化合物26、27 的^{13}C－NMR 数据

No.	26	27	No.	26	27
1	38.6	38.9		GlcA at C－3 of OA	
2	26.5	28.0	1′	105.9	107.0
3	89.3	77.9	2′	74.1	74.1
4	39.5	39.2	3′	87.3	82.8
5	55.7	55.7	4′	71.5	77.8
6	18.5	18.7	5′	76.6	75.8
7	33.1	33.2	6′	170.2	172.6
8	39.9	39.6	6′－Me	52.1	

续表

No.	26	27	No.	26	27
9	48.0	48.1	Glc at C - 28 of OA		
10	36.9	37.3	1	95.8	95.7
11	23.4	23.7	2	74.1	74.1
12	122.8	122.4	3	79.3	78.9
13	144.1	144.6	4	71.6	71.0
14	42.1	42.0	5	78.9	79.3
15	28.2	28.2	6	62.5	62.1
16	23.8	23.7	Glc or Rham at C - 3 of GlcA		
17	47.0	46.5	1	106.8	102.9
18	41.7	41.8	2	75.6	71.6
19	46.2	46.5	3	78.7	72.5
20	30.8	30.9	4	71.1	72.7
21	34.0	34.2	5	78.2	69.8
22	32.5	33.2	6	62.5	18.4
23	28.0	28.7			
24	16.9	16.4			
25	15.5	15.4			
26	17.5	17.3			
27	26.1	26.1			
28	176.4	179.9			
29	33.1	33.2			
30	23.6	23.7			

28. 齐墩果酸（oleanolic acid）[23,34,38]

结构式：

物理性质：白色针晶，mp 307～308℃，Liebermann – Burchard 反应和 Molish 反应均呈阳性。

波谱数据：^{1}H – NMR（CDCl$_3$，300MHz）δ：0.75、0.77、0.88、0.90、0.93、0.98、1.13（each 3H，s，CH$_3$），5.28（1H，brs，H – 12），3.24（1H，dd，J = 9.8，7.9Hz），2.05～1.23（m）。^{13}C – NMR（CDCl$_3$，75MHz）数据见下文表 4 – 15。

表 4 – 15　化合物 28 的 ^{13}C – NMR 数据（C$_5$D$_5$N）

No.	28	No.	28
1	39.0	16	23.8
2	28.1	17	46.7
3	78.1	18	42.1
4	39.4	19	46.5
5	55.9	20	31.0
6	18.8	21	34.3
7	33.3	22	33.3
8	39.8	23	28.8
9	48.2	24	16.6
10	37.4	25	15.6
11	23.8	26	17.5
12	122.6	27	26.2
13	144.9	28	180.2
14	42.2	29	33.3
15	28.4	30	23.8

（三）黄酮和生物碱类成分

1. 黄芩苷（baicalin）[43]

结构式：

物理性质：淡黄色针晶（MeOH），mp 231~233℃。盐酸－镁粉反应呈樱红色，Molish 反应呈阳性。

波谱数据：^1H-NMR（DMSO$-d_6$，300MHz）δ：12.59（1H，s，5$-$OH），8.07（2H，dd，$J_1=$8.0Hz，$J_2=2.2$Hz，$H_{2',6'}$），7.60（3H，m，$H_{3',4',5'}$），7.05（1H，s，H_3），7.01（1H，s，H_8），5.24（1H，d，$J_1=7.3$Hz，GlcA$-H_{1''}$）。

2. 汉黄芩素（wogonin）[43]

结构式：

物理性质：黄色针晶（MeOH），mp190~193℃。盐酸－镁粉反应呈樱红色，Molish 反应呈阴性。

波谱数据：^1H-NMR（DMSO$-d_6$，300MHz）δ：12.52（1H，s，5$-$OH），10.86（1H，s，7$-$OH），8.08（2H，dd，$J_1=8.1$Hz，$J_2=2.2$Hz，$H_{2',6'}$），7.62（3H，m，$H_{3',4',5'}$），7.03（1H，s，H_3），6.32（1H，s，H_6），3.86（3H，s，$-OCH_3$）。

3. 小檗碱（berberine）[43]

结构式：

物理性质：黄色针晶（CHCl$_3$$-$MeOH），mp185~160℃，Dragendorff 反应呈阳性。

波谱数据：^1H-NMR（DMSO$-d_6$，300MHz）δ：7.09（1H，s，1），7.80（1H，s，4），3.22（2H，br.s，5），4.95（2H，br.s，6），9.92（1H，s，8），8.01（1H，d，$J=9.0$Hz，11），8.21（1H，d，$J=9.0$Hz，12），8.97（1H，s，13），6.18（2H，s，$-O-CH2-O-$），4.10（3H，s，9$-O-CH_3$），4.07（3H，s，10$-O-CH_3$）。

4. 巴马亭（palmatine）[43]

结构式：

物理性质：黄色针晶（MeOH），mp 202~203℃。Dragendorff 反应呈阳性。

波谱数据：^{1}H－NMR（DMSO－d_6，300MHz）δ：7.08（1H，s，1），7.71（1H，s，4），3.22（2H，br. s，5），4.94（2H，br. s，6），9.89（1H，s，8），8.04（1H，br. s，11），8.19（1H，d，br. s，12），9.05（1H，s，13），3.86（3H，s，2－O－CH_3），3.92（3H，s，3－O－CH_3），4.08（3H，s，9－O－CH_3），4.06（3H，s，10－O－CH_3）。

5. 黄连碱（coptisine）[43]

结构式：

物理性质：黄色针晶（MeOH），mp 202~203℃。Dragendorff 反应呈阳性。

波谱数据：^{1}H－NMR（DMSO－d_6，300MHz）δ：7.09（1H，s，5），7.79（1H，s，4），3.20（2H，br. s，5），4.87（2H，br. s，6），9.96（1H，s，8），7.81（1H，d，J = 8.7Hz，11），8.03（1H，d，J = 8.7Hz，12），8.95（1H，s，13），6.18［2H，s，－O－CH_2－O－（2，3）］，6.54［2H，s，－O－CH_2－O－（9，10）］。

6. 表小檗碱（epiberberine）[43]

结构式：

物理性质：黄色针晶（MeOH），mp 202～203℃。Dragendorff 反应呈阳性。

波谱数据：^{1}H–NMR（DMSO–d_6，300MHz）δ：7.09（1H，s，1），7.70（1H，s，4），3.23（2H，br.s，5），4.90（2H，br.s，6），9.96（1H，s，8），7.86（1H，br.s，11），8.04（1H，d，J=8.7Hz，12），9.03（1H，s，13），6.54（2H，s，–O–CH$_2$–O–），3.87（3H，s，2–O–CH$_3$），3.94（3H，s，3–O–CH$_3$）。

7. 槲皮素–3–O–芸香苷（芦丁）[44]

黄色粉末，Mg–HCl 反应阳性。ESI–MS m/z：611 [M+H]$^+$。

^{1}H–NMR（MeOH，500 MHz）δ：7.68（1H，d，J=2.4Hz，H–2'），7.64（1H，dd，J=2.4Hz，6Hz，H–6'），6.88（1H，d，J=8.4Hz，H–5'），6.40（1H，d，J=2.4Hz，H–8），6.21（1H，d，J=2.4Hz，H–6），5.12（1H，d，J=7.8Hz，glcH–1"），4.89（1H，s，rhaH–1"'）；

^{13}C–NMR（DMSO–d_6，125MHz）δ：157.0（C–2），134.2（C–3），177.9（C–4），161.5（C–5），98.5（C–6），164.7（C–7），93.4（C–8），157.9（C–9），104.2（C–10），122.1（C–11），114.6（C–21），144.4（C–31），148.4（C–41），116.2（C–51），121.7（C–61），103.3（glaC–1"），75.7（C–2"），76.7（C–3"），70.6（C–4"），70.0（C–5"），67.1（C–6"），102.4（rhaC–1"），72.5（C–2"）70.8（C–3"），74.3（C–4"），68.3（C–5"），16.4（C–6"）。

8. 槲皮素–3–O–β–D 葡萄糖苷[44]

淡黄色粉末，Mg–HCl 反应阳性。ESI–MS m/z：465.1 [M+H]$^+$。^{1}H–NMR（DMSO–d6，500 MHz）δ：12.60（1H，s，5–OH），10.78（1H，brs，7–OH），9.60（1H，s，4'–OH），9.20（1H，s，3'–OH），7.65（1H，dd，J=8.5，2.0 Hz，H–6'），7.57（1H，d，J=2.0 Hz，H–2'），

6.81（1H, d, J = 8.5Hz, H – 5'）, 6.38（1H, d, J = 2.0 Hz, H – 8）, 6.20（1H, d, J = 2.0 Hz, H – 6）, 5.45（1H, d, J = 7.5 Hz, H – 1"）。^{13}C – NMR（DMSO – d6, 125 MHz）δ：176.9（C – 4）, 163.6（C – 7）, 160.7（C – 5）, 155.7（C – 9）, 155.6（C – 2）, 147.9（C – 4'）, 144.2（C – 3'）, 132.9（C – 3）, 121.4（C – 6'）, 120.6（C – 1'）, 115.4（C – 2'）, 114.6（C – 5'）, 103.3（C – 10）, 98.1（C – 6）, 92.9（C – 8）, 100.3（C – 1"）, 77.0（C – 5"）, 75.9（C – 3"）, 73.5（C – 2"）, 69.4（C – 4"）, 60.4（C – 6"）。

9. 山奈酚 – 3 – O – β – D 葡萄糖苷[44]

黄色粉末，Mg – HCl 反应阳性。ESI – MS m/z：449 ［M + H］$^{+}$。

^{1}H – NMR（DMSO – d6, 500MHz）δ：12.60（1H, s, 5 – OH）, 8.03（2H, d, J = 8.5 Hz, H – 2', 6'）, 6.86（2H, d, J = 8.5 Hz, H – 3', 5'）, 6.42（1H, d, J = 2.0 Hz, H – 8）, 6.19（1H, d, J = 2.0 Hz, H – 6）, 5.45（1H, d, J = 7.0 Hz, H – 1"）。

^{13}C – NMR（DMSO – d6, 125 MHz）δ：176.9（C – 4）, 163.6（C – 7）, 160.6（C – 5）, 159.3（C – 4'）, 155.8（C – 9）, 155.6（C – 2）, 132.6（C – 3）, 130.3（C – 2', 6'）, 120.3（C – 1'）, 114.5（C – 3', 5'）, 103.4（C – 10）, 98.1（C – 6）, 93.1（C – 8）, 100.3（C – 1"）, 76.9（C – 3"）, 75.9（C – 5"）, 73.7（C – 2"）, 69.3（C – 4"）, 60.3（C – 6"）。

（四）其他类成分

1. β – 谷甾醇（β – sitosterol）[2,23]

结构式：

物理性质：无色针晶，mp 136～137℃。Liebermann－Burchard 反应呈阳性。

波谱数据：EI－MS m/ z：414（M$^+$），399（M－15），381，273，271，255，246，231，213。IR（KBr）cm^{-1}：3361（OH），1631（C＝C），1459，1383，970。^{1}H－NMR（CDCl$_3$）δppm：0.55，0.69，0.80，0.88，1.01，1.07，（各3H，6×CH$_3$），3.62（1H，br s，3－H），5.2（1H，s，5－H）。^{13}C－NMR（CDCl3）δppm，（C－1～29）：37.2，31.6，71.8，42.3，139.6，121.7，31.8，31.8，50.3，36.6，21.1，40.3，42.3，56.8，24.3，28.5，56.0，12.1，19.8，37.2，19.0，34.2，26.3，45.9，29.7，19.8，19.0，23.1，12.1。

2. β－谷甾醇－3－O－β－D－葡萄糖苷（β－sitosterol－3－O－β－D－glucoside）[2,23]

结构式：

物理性质：白色粉末，303～305℃分解，Liebermann－Burchard，Molish 反应均为阳性。

波谱数据：IR（KBr）cm^{-1}：3413（OH），1635（C＝C），1462，1380，970。薄层水解检出葡萄糖。^{1}H－NMR（CDCl$_3$＋CD$_3$OD）δppm：0.59，0.70，0.82，0.93，1.05，1.17（各3H，6×CH$_3$），4.47（1H，d，J＝7.2Hz，H－1′），5.2（1H，s，5－H），^{13}C－NMR δppm：（C－1～29）：36.8，30.6，80.4，38.3，140.1，121.5，31.5，31.5，50.9，36.8，20.6，39.9，42.9，56.5，23.8，28.4，55.8，12.2，19.1，36.8，18.4，33.9，26.1，45.2，29.1，19.1，19.1，23.8，12.2。（糖上 C－1～6）：100.8，73.3，76.8，70.1，76.8，61.5。EI－MS m/z：577（M$^+$＋1），414（M＋1－163），399，381，273，271，255。

3. 豆甾醇（stigmasterol）[23]

结构式：

物理性质：无色针晶，mp 166～137℃。Liebermann－Burchard 反应呈阳性。与豆甾醇对照品薄层色谱 Rf 值及显色行为一致，且混合熔点不下降。

4. α-菠甾醇（α-spinasterol）[2]

结构式：

物理性质：白色针晶，mp 168~170℃，Liebermann-Burchard 反应呈阳性。

波谱数据：EI-MS m/z：412［M］$^+$，397［M-15］$^+$，394［M-18］$^+$，379［M-33］$^+$，369［M-43］$^+$，300，285，273，271，255（273-18），246，231，213。IR（KBr）cm^{-1}：3425（OH），1659（C=C），1444，1382，970（C=C）。^{1}H-NMR（CDCl$_3$）δppm：0.55，0.69，0.80，0.88，1.01，1.07，（各3H，6×CH3），3.6（1H，br s，3-H），5.2（1H，s，7-H），5.1，5.2（各1H，d，22，23-H）。^{13}C-NMR（CDCl$_3$）ppm：（C-1~29）：37.2，31.6，71.1，38.1，40.3，29.7，117.5，139.5，49.5，35.6，21.1，39.6，43.4，55.1，23.1，28.5，56.0，12.1，13.0，40.7，21.2，138.2，129.5，51.2，31.8，21.1，19.0，25.4，12.1。

5. α-菠甾醇葡萄糖苷（α-spinasterol-3-O-β-D-glucoside）[2]

结构式：

物理性质：白色粉末，mp 276~280℃，Liebermann-Burchard 和 Molish 反应呈阳性。

波谱数据：IR（KBr）cm^{-1}：3413（OH），1629（C=C），1462，1380，970。薄层水解可检出葡萄糖和α-菠甾醇。EI-MS m/z：575（M$^+$+1），412（M+1-163），394，271，255。^{1}H-NMR δppm：0.59，0.74，0.82，0.93，1.07，1.15，（各3H，6×CH$_3$），4.47（1H，d，J=7.2Hz，H-1'），2（1H，s，H-7），5.4，5.16（各1H，d，H-22，23），^{13}C-NMR（CDCl$_3$-CD$_3$OD）ppm：（C-1~29）：36.8，31.5，79.9，38.3，39.8，29.0，116.9，139.0，49.0，33.9，20.6，39.4，

42.9，54.7，22.7，28.3，55.7，11.4，12.2，39.8，20.6，137.6，129.0，50.9，31.5，19.0，19.0，24.8，12.2。（糖上 C-1~6）：100.3，72.5，74.2，70.6，72.7，61.7。

6. 正丁基-β-D-吡喃果糖苷（n-butyl-β-D-fructopyranoside）[37]

结构式：

物理性质：无色针晶，mp l50~152℃。Molish 反应呈阳性，间苯二酚反应呈阳性。

波谱数据：IR（KBr）cm^{-1}：3439，3347，3289，2954，1191，1119，1507，910，862，773。^1H-NMR（DMSO-d_6）δ：0.88（3H，t，J=7.2Hz，CH_3），1.33（2H，m，CH_2），1.46（2H，m，CH2），3.38（2H，m，CH2），3.52（1H，dd，J=1.5，10.5Hz，H-6'），3.54（1H，d，J=11.1Hz，H-1'），3.55（1H，d，J=11.1Hz，H-1'），3.57（1H，dd，J=1.5，10.5Hz，H-6'），3.59（1H，dd，J=1.5，9.8Hz，H-4'），3.62（1H，m，H-5'），3.73（1H，d，J=9.8Hz，H-3'）。^{13}C-NMR（DMSO-d_6）δ14.0（C-4），19.2（C-3），32.1（C-2），59.6（C-1），62.3（C-1'），64.0（C-6'），69.1（C-3'），69.4（C-5'），69.6（C-4'），100.3（C-2'）。

7. 尿囊素（allantion）[37]

物理性质：白色粉末，mp 233~236℃。

波谱数据：IR（KBr）cm^{-1}：3438，3343，3216，3059，1781，1717，1662，1532，1185。^1H-NMR（DMSO-d_6，400MHz）δ：3.3（1H，s，CH），5.2（1H，d，J=9.6Hz，NH-Hα），5.8（1H，s，NH），6.87（1H，d，J=9.6Hz，NH_2-Hβ），8.0（1H，s，NH），10.5（1H，s，NH）。^{13}C-NMR（DMSO-d_6，100MHz），173.6（C=O 环外羰基），157.4，156.8（2 个环内羰基），62.4（HN-CH-NH-）。

8. 谷氨酸（glutamic acid）

物理性质：白色粉末，mp 139~143℃。

波谱数据：^{13}C-NMR（CD_3OD）δ：57.0（CH），26.1（CH_2），30.5（CH_2），181.2（C=O），175.8（C=O）。

9. 大黄酚（chrysophanol）

物理性质：橙红片状结晶，mp 194~196℃。

波谱数据：EI-MS m/z：254（M^+），266，197，152。

10. 邻苯二甲酸二正丁酯（dibutyl phthalate）

物理性质：无色液体。

波谱数据：UV $\lambda_{max}^{M.eOH}$nm：210，225，273（弱）。IR（KBr）cm^{-1}：2959（CH），1725（C=O），1465，1286，1122，1074，745。EI-MS m/z：278 [M]$^+$，223 [M+1-C_4H_8]$^+$，205 [233-H_2O]$^+$，149 [205-C_4H_8]$^+$，121 [149-CO]$^+$，103 [121-H_2O]$^+$。^{1}H-NMR（CDCl$_3$）δppm：1.00，（6H，t，$2\times CH_3$），1.30～1.85（8H，m，$4\times CH_2$），4.38（4H，t，$2\times CH_2-Ar$），7.50～7.80（4H，m，Ar-H）。^{13}C-NMR（CDCl$_3$）δppm，167.4，132.5，130.9，128.8，65.4，30.6，19.3，13.7。

11. 软脂酸（palmitic acid）

物理性质：白色片状晶，mp 60～62℃。

波谱数据：IR（KBr）cm^{-1}：2500～2437（COOH），2917，2848，1695（C=O），1462，1295，938。EI-MS m/z：256 [M]$^+$，228 [M-CO]$^+$，213 [M-C_3H_7]$^+$及一系列减 CH_2 的碎片峰，199，185，171，129，73，60。^{1}H-NMR（CDCl$_3$）δppm：0.90（3H，t，CH_3），30（26H，$13\times CH_2$），2.38（2H，t，CH_2-COO）。

12. 京尼平苷（geniposide）[40]

结构式：

物理性质：白色针晶（MeOH-CHCl$_3$），mp 162～163℃。氨基酸反应呈阳性，滴入 Br_2-CH_3OH 出现白色沉淀；molish 反应呈阳性。

波谱数据：^{1}H-NMR（C_5D_5N，300MHz）δ：5.66（1H，d，J=6.9Hz，H_1），7.68（1H，s，H_3），3.31（1H，m，H_5），2.73（1H，dd，J_1=15.9Hz，J_2=8.1Hz，H_{6-1}），2.15（1H，dd，J_1=15.9Hz，J_2=8.1Hz，H_{6-2}），5.94（1H，br.s，H7），3.01（1H，m，H9），4.75（1H，J1=14.7Hz，H10-1），4.51（1H，J1=14.7Hz，H10-2），3.63（3H，s，OCH3），5.36（1H，d，J=7.8Hz，H1'），4.05（H2'），4.27（H3'），4.17（H4'），3.94（H5'），4.45（H6'-1），4.22（H6'-2）。^{13}C-NMR（C_5D_5N，75MHz）数据见下表4-16。

表 4 - 16　化合物 13 的 ^{13}C - NMR 谱数据

No.	13	No.	13
1	97. 9	Glc	
3	152. 6	1′	
4	112. 0	2′	101. 2
5	35. 7	3′	75. 0
6	39. 2	4′	78. 8
7	126. 9	5′	71. 6
8	145. 4	6′	78. 5
9	47. 2		62. 7
10	60. 9		
CO	167. 9		
OCH$_3$	51. 2		

13. 环（酪氨酸 - 亮氨酸）［cyclo - （ - Pro - Leu）］[42]

结构式：

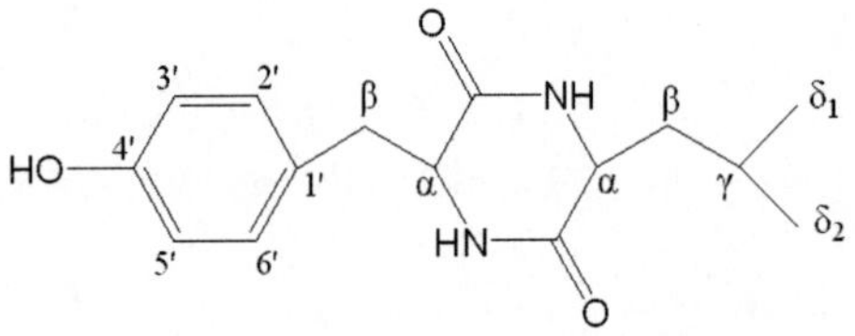

物理性质：白色针晶（MeOH），mp 296 ~ 297℃，茚三酮反应呈阴性，6mol/L HCl 水解后对茚三酮反应呈阳性。

波谱数据：^{13}C - NMR（DMSO - d$_6$，75MHz）δ：　（Leucine）166. 3（CO），52. 3（α），43. 8（β），23. 0（γ），22. 9（δ$_1$），21. 4（δ$_2$）；（Tyrosine）167. 5（CO），55. 8（α），37. 8（β），126. 0（1′），131. 3（2′，6′），114. 9（3′，5′），156. 5（4′）。^{1}H - NMR（in DMSO - d$_6$，300MHz）数据见第 89 页表 4 - 17。

14. 环（亮氨酸 - 异亮氨酸）［cyclo - （ - Leu - Ile）］[42]

结构式：

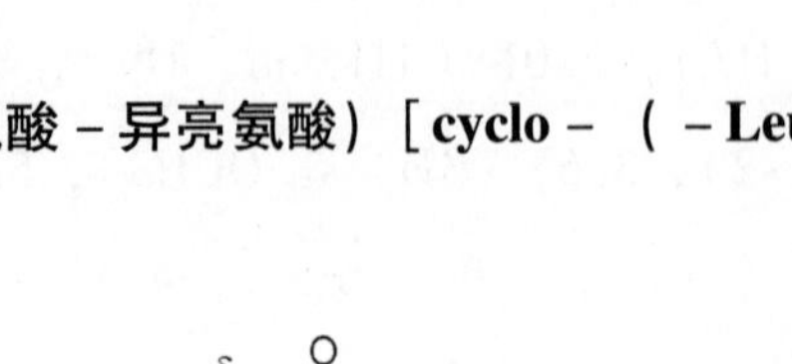

物理性质：白色针晶，茚三酮反应呈阴性，6mol/L HCl 水解后对茚三酮反应呈阳性。

波谱数据：^{13}C - NMR（DMSO - d$_6$，75MHz）δ：　（Leucine）166.9（CO），52.4（α），43.7（β），23.6（γ），23.1（δ$_1$），21.8（δ$_2$）；（Isoleucine）168.4（CO），58.9（α），38.4（β），24.4（γ$_1$），15.2（γ$_2$），11.8（δ）。^{1}H - NMR（DMSO - d$_6$，300MHz）数据见下表4 - 17。

表4 - 17　化合物 14、15 的^{1}H - NMR 谱数据

No.	14	No.	15
Leucine		Leucine	
NH	8.03（1H，s）	NH	8.14（1H，s）
α	3.47（1H，br. s）	α	3.74（1H，br. s）
β	0.12，0.74（1H，m）	β	1.44，1.62（1H，m）
γ	1.41（1H，m）	γ	1.85（1H，m）
δ$_1$	0.64（3H，d，J=6.0Hz）	δ$_1$	0.88（3H，d）
δ$_2$	0.63（3H，d，J=6.0Hz）	δ$_2$	0.85（3H，br. s）
Tyrosine		Isoleucine	
NH	8.03（1H，s）	NH	8.02（1H，s）
α	4.05（1H，m）	α	3.68（1H，br. s）
β	3.00，2.69（1H，dd，J$_1$=13.8Hz）	β	1.23（1H，m）
2′，6′	6.88（2H，d，J=8.7Hz）	γ$_1$	1.44，1.21（1H，m）
3′，5′	6.63（2H，d，J=8.7Hz）	γ$_2$	0.90（3H，m）
OH	9.21（1H，s）	δ	0.90（3H，m）

15. 杜鹃花酸（nonanedioic acid）[42]

物理性质：白色针晶（MeOH - CHCl$_3$），mp 106.5℃。溴甲酚绿反应呈阳性。

波谱数据：EI - MS：m/z152［M - 2H$_2$O］$^+$，124［152 - CO］$^+$，98［M - 2COOH］$^+$；McLafferty 重排裂解：m/z60［M - C$_7$H$_{12}$O$_2$］$^+$；烯丙基型裂解：m/z41［C$_3$H$_5$］$^+$，55［C$_4$H$_7$］$^+$，69［C$_5$H$_9$］$^+$，83［C$_6$H$_{11}$］$^+$。^{1}H - NMR（DMSO - d$_6$，300MHz）δ：11.86（2H，br. s，- COOH），2.18（4H，t，H$_2$，H$_8$），1.51（4H，m，H$_3$，H$_7$），1.28（6H，s，H$_4$，H$_5$，H$_6$）；^{13}C - NMR（DMSO - d$_6$，75MHz）δ：174.4（C$_1$，C$_9$），33.7（C$_2$，C$_8$），28.4（C$_3$，C$_7$），24.4（C$_4$，C$_5$，C$_6$）。

16. 琥珀酸（succinic acid）[42]

物理性质：无色针晶（MeOH - CHCl$_3$），mp 187～189℃。溴甲酚绿反应呈阳性。

波谱数据：^{1}H - NMR（DMSO - d$_6$，300MHz）δ：2.42（- CH$_2$ -），12.18（- COOH）。^{13}C -

NMR（DMSO – d$_6$，75MHz）δ：28. 9，173. 7。

17. 5 – 羟甲基糠醛（5 – hydromethyl furaldehyde）[25]

结构式：

物理性质：棕红色液体，10%硫酸 – 乙醇溶液显黑色。

波谱数据：^{1}H – NMR（CHC1$_3$，300MHz）δ：9. 54（1H，s），7. 24（1H，d，J = 3. 5Hz），6. 52（1H，d，J = 3. 5Hz），4. 70（2H，s），3. 74（1H，br. s）。^{13}C – NMR（CHC1$_3$，75MHz）δ：177. 7，160. 7，152. 3，122. 8，109. 9，57. 5。

参考文献

［1］孟大利，候柏玲，汪毅，等. 中药牛膝中的植物甾酮类成分［J］. 沈阳药科大学学报，2006，23（9）：562 – 564.

［2］韦松，梁鸿，赵玉英. 怀牛膝中化合物的分离鉴定［J］. 中国中药杂志，1997，22（5）：293 – 295.

［3］高晓燕，王大为，李发美. 牛膝中蜕皮甾酮的含量测定及促成骨样细胞增殖活性［J］. 药学学报，2000，35（11）：868.

［4］王跷娟，朱玲珍. 牛膝皂苷的化学成分研究［J］. 第四军医大学学报，1996，17（6）：427 – 430.

［5］Nikolov S. Phan Thi Hos，Asenov I. A triterpene saponin from Achyranthes bidentata BI［J］. Farmat – siya，1991，41（2）：14.

［6］郭胜民，车锝平，范晓雯，等. 怀牛膝皂苷 A 对动物子宫平滑肌的作用［J］. 西安医科大学学报，1997，18（2）：216 – 218.

［7］时春娟，周永达，等. 牛膝多糖研究进展［J］. 中国新药杂志，2006，15（16）：1330 – 1333.

［8］惠永正，邹卫，田庚元. 牛膝根中一活性寡糖（ABS）的分离和结构研究［J］. 化学学报，1989，47（6）：621 – 622.

［9］田庚元，孙孝先，李寿桐，等. 牛膝多糖（Abps）的物理化学性质及其生物活性［J］. 中国国际医药生物技术产业研讨会论文集. 1996：13 – 18.

［10］Yu Biao，Tian Zheng – Yuan，Hui Yong – Zheng. structral study on a bioactive fructan from the root of Achytanthes bidentata BI［J］. Chin J Chem，1995，13（6）：539 – 555.

［11］阎家麒，王九一. 牛膝多糖工艺研究［J］. 中国医药工业杂志，1995，26（11）：481 – 483.

［12］方积年. 多糖分离纯化及其纯度鉴别、分子量测定［J］. 药学通报，1984，19（10）：622.

［13］郑虎占，董泽宏，余靖. 中药现代研究与应用［M］. 北京：学苑出版社. 1997：1055 – 1073.

［14］Nicolov Stefan，Tbuan Ngugen，Zheljzlov Valocho. Flaroonoids from Achyranthes bidentata BI［C］. Acta，Hoctic，1996：426（International Symposiam on Medicinal and Aromatic Plantas，1995）.

［15］巢志茂，何波，尚儿金. 怀牛膝挥发油成分分析［J］. 天然产物研究与开发，1999，11（4）：41 – 43.

［16］ Bisht G, Sandhu H. Chemical Constituents and Antimicrobial Activity of Achyranthes Bidentata. J Indian Chem Soc. 1990, 67（12）：1002 – 1008.

［17］ 魏志华, 王新民, 刘永录, 等. 电感耦合等离子体发射光谱法测定不同产地怀牛膝中几种元素含量［J］. 郑州牧业工程高等专科学校学报, 2011, 32（2）：13 – 18.

［18］ Meng Da – Li, Li Xian, Wang Jin – Hui et al. A new phytosterone from Achyranthes bidentata Bl. . Journal of Asian Natural Products Research, 2005, 7（2）：181 – 184.

［19］ 赵婉婷, 孟大利, 李铣, 等. 牛膝的化学成分. 沈阳药科大学学报, 2007, 24（4）：207 – 210.

［20］ 孟大利, 李铣, 黄玖洁, 等. 牛膝中牛膝甾酮25位异构体的确定及其抗肿瘤活性的研究［J］. 沈阳药科大学学报, 2004, 21（4）：266 – 267, 271.

［21］ 朱婷婷, 梁鸿, 赵玉英, 等. 牛膝甾酮25位差向异构体的分离与鉴定［J］. 药学学报, 1991, 26（6）：442 – 446.

［22］ 孟大利, 李铣, 熊印华, 王金辉. 中药牛膝中化学成分的研究. 沈阳药科大学学报. 2002, 19（1）：27 – 30.

［23］ 胡安明, 毕志明, 李萍. 怀牛膝化学成分的研究. 江苏药学与临床研究. 2004, 12（3）：18 – 19.

［24］ Meng Da – Li, Li Xian, Wang Jin – Hui, et al. A new phytosterone from Achyranthes bidentata Bl［J］. Journal of Asian Natural Products Research, 2005, 7（2）：181 – 4.

［25］ 孟大利, 李铣, 熊印华, 王金辉. 中药牛膝中化学成分的研究［J］. 沈阳药科大学学报, 2002, 19（1）：27 – 30.

［26］ 林大专, 王广树, 杨晓虹, 徐景达. 牛膝中新蜕皮甾酮类成分的研究［J］. 中国药学杂志, 2006, 41（17）：1295 – 1297.

［27］ Anne – Claire Mitaine – Offer, Abderrazak Marouf, Cosimo Pizza et al. , Bidentatatoside I, a new triterpene saponin from Achyranthes bidentata B. . Journal of Natural Product, 2001, 64：243 – 245.

［28］ Anne – Claire Mitaine – Offer, Abderrazak Marouf, Bernard Hanquet et al. . Two new triterpene saponin from Achyranthes bidentata Bl. . Chem pharm bull. , 2001, 49（11）：1492 – 1494.

［29］ 贾淑萍, 俞智勇, 郝志芳, 等. 怀牛膝根成分的分离与鉴定［J］. 中国中药杂志, 2006, 31（15）：1244 – 1247.

［30］ 王广树, 丛登立, 杨锦竹, 杨晓虹. 牛膝中三萜皂苷的研究［J］. 中国药物化学杂志, 2005, 15（4）：224 – 226.

［31］ 王广树, 周小平, 杨晓虹, 等. 牛膝中酸性三萜皂苷成分的分离与鉴定［J］. 中国药物化学杂志, 2004, 14（1）：40 – 42.

［32］ Li Jian – Xin, Hareyama Toru, Tezuka Yasuhiro et al. . Five new oleanolic acid glycosides from Achyranthes bidentata with inhibitory activity on osteoclast formation［J］. Planta Medica, 2005, 7（17）：673 – 679.

［33］ 祁乃喜, 贾淑萍, 郝志芳, 等. 怀牛膝成分的分离与鉴定［J］. 中国药物化学杂志, 2005, 15（3）：162 – 166.

［34］ 李娟, 毕志明, 肖雅洁, 李萍. 怀牛膝的三萜皂苷成分研究［J］. 中国药学杂志, 2007, 42（3）：178 – 180.

［35］ 鲁磊, 冯锋, 柳文媛, 尤启冬. 怀牛膝成分的分离与鉴定［J］. 药学与临床研究, 2007, 15（3）：202 – 204.

［36］ Anne – Claire Mitaine – Offer, Abderrazak Marouf, Bernard Hanquet et al. Two new triterpene saponin from Achyranthes bidentata Bl. . Chem pharm bull. , 2001, 49（11）：1492 – 1494.

［37］ 巢志茂，尚尔金，何波，等. 牛膝水提取物化学成分的研究［J］. 中国药学杂志，1999，34（9）：587 – 588.

［38］ Wang XJ, Zhu LZ. Studies of the saponin constituents of NiuQi (Achyranthes bidentata)［J］. Fourth Mil Med Univ
（第四军医大学学报），1996，17（6）：427 – 430.

［39］ Hu M, Ogawa K, Sashida Y, et al. Triterpenoid glycuronide saponins from root bark of Aralia armata［J］. Phyto-
chemistry, 1995, 39 (1): 179.

［40］ 孟大利，吉双，张予川，李宁，李铣. 牛膝中萜类及糖类成分的分离与鉴定［J］. 沈阳药科大学学报，2009，
26（5）：348 – 352.

［41］ 汪涛，崔书亚，索有瑞，鲁润华. 怀牛膝水溶性化学成分研究［J］. 中国中药杂志，2004，29（7）：649 –
651.

［42］ 孟大利，张毅，李宁，刘治国，李铣. 中药牛膝化学成分的分离与鉴定［J］. 沈阳药科大学学报，2008，25
（5）：360 ~ 363.

［43］ 孟大利. 中药牛膝化学成分及其生物活性的研究. 沈阳药科大学博士学位论文，2004. 5.

［44］ S. Nicolov, N. Thuan, V. Zheljazkov. Flavonoids from Achyranthes Bidentata Bl［J］. ISHS Acta Horticulturae, 1996：
426 (International Symposium on Medicinal and Aromatic Plants.)

第五章　怀牛膝成分分析（定性、定量）

一、怀牛膝中齐墩果酸成分分析

（一）齐墩果酸

1. 不同产地牛膝中齐墩果酸的分析[1,2]

（1）样品的制备

取牛膝药材，粉碎，过40目筛，取粉末约0.5g，精密称定，置于50mL具塞三角瓶中，精密加入95%乙醇－浓盐酸（9∶1）15mL，超声处理，称定重量，置85℃的水浴上回流2h，放冷，再称定重量，用95%乙醇－浓盐酸（9∶1）补足减失重量。摇匀，过滤，即得供试品溶液。

或将牛膝药材去掉头、尾部分，于干燥箱中80℃烘干，粉碎，过60目筛，装入玻璃瓶，置于干燥器中备用。取不同产地牛膝粉末各5g，加浓HCl 20mL水解2h，水解液过滤得滤液与滤渣，然后将滤渣及滤纸一并用95%乙醇回流提取2.5h，弃去药渣，将提取液与前面滤液合并，浓缩，定容于100mL容量瓶中，然后精密量取20mL定容液加2倍蒸馏水，用乙醚萃取5次（每次30mL），合并萃取液在水浴上蒸干乙醚，残渣用无水乙醇－乙醚（2∶3）定容于10mL容量瓶中，制得供试品溶液。

（2）仪器及色谱条件

仪器采用CS－930或CS－9301型双波长飞点薄层扫描仪（日本岛津）；CAMAGLINOMATIV－V半自动点样仪（瑞士卡玛公司）；AE240电子天平（梅特勒－托利多仪器（上海）有限公司）。

薄层色谱分析条件　硅胶G板薄层板（100mm×100mm），点状点样，点样量5μL。展开剂为氯仿－乙醚－甲醇－冰醋酸（15∶5∶1∶0.05）展开，晾干后喷以10%硫酸乙醇溶液，105℃烘5min显色，斑点显紫红色，加玻璃板密封。反射法双波长锯齿形扫描，$\lambda_S = 530$nm，$\lambda_R = 700$nm，狭缝0.4nm×0.4nm。或硅胶G－CMC薄层板，展开剂为氯仿－甲醇（40∶1），点样后饱和10min，展开，以5%磷钼酸乙醇溶液喷雾，110℃烘箱中加热约10min，至蓝色斑点出现。双波长反射法锯齿形扫描，$\lambda_S = 680$nm，$\lambda_R = 600$nm，SX＝3，灵敏度＝2；

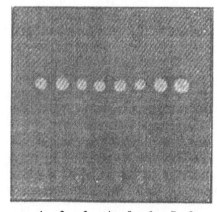

1　2　3　4　5　6　7　8

图5－1　牛膝薄层色谱图

1、8为齐墩果酸对照品

2~7为牛膝样品

狭缝 1.2nm × 1.2nm。

（3）结论

a. 贵州不同地区野生及栽培牛膝中齐墩果酸含量测定：

齐墩果酸的含量差异较大，牛膝栽培品的含量均高于野生品，其中关岭栽培品中齐墩果酸含量较高，普安栽培品含量次之（具体测定结果见下表 5 - 1）。

表 5 - 1　牛膝中齐墩果酸含量的测定（n = 3）

产地	平均含量（%）
贵阳水田（野生）	0.63
龙里（野生）	0.81
遵义（野生）	0.44
贵阳小关（野生）	0.62
德江（野生）	0.39
惠水（野生）	0.62
贵阳高坡（野生）	0.51
贵定（野生）	0.64
贵阳水田（栽培）	0.72
龙里（栽培）	0.85
德江（栽培）	0.79
贵定（栽培）	0.86
兴义（栽培）	0.86
贵阳高坡（栽培）	0.80
关岭（栽培）	1.09
普安（栽培）	0.97

b. 河南及不同产地牛膝中齐墩果酸含量测定：

三个不同产地牛膝中齐墩果酸含量测定结果显示，河南武陟明显高于其他两个产地（具体测定结果见第 95 页表 5 - 2）。三个不同产地牛膝外观性状不一致。河南牛膝较长，粗细均匀，分枝少；河北牛膝细短，分枝多；山东牛膝分枝少但较小。单从外观评价应是河南牛膝优于山东牛膝，河北牛膝最次，但与齐墩果酸的测定结果并不一致，所以不能单从外观评价药材品质的优劣。

表 5-2　不同产地牛膝中齐墩果酸含量

样品产地	齐墩果酸含量（%）	平均含量（%）	RSD（%）
河南武陟	1.85	1.85	0.31
	1.84		
	1.85		
	1.86		
	1.84		
山东泰安	1.48	1.48	3.20
	1.53		
	1.44		
	1.47		
	1.50		
河北安国	1.75	1.74	1.52
	1.73		
	1.75		
	1.70		
	1.76		

2. 不同炮制方法对牛膝中齐墩果酸含量的影响[3]

（1）样品的制备

怀牛膝的生品、酒炙品、酒蒸品、盐炙品均在 50℃ 下干燥，粉碎，过 20 目筛备用。精密称取 4 种怀牛膝炮制品粉末各 3 份，每份 1g。分别加入 70% 乙醇-浓 HCl（9∶1）试液 20mL，于 85℃ 水浴中回流水解 2h，过滤，洗涤，合并滤液，置水浴上挥去溶剂，残留物以甲醇溶解，过滤，合并滤液并转移到 25mL 容量瓶中定容，进样前用 C-18 预处理小柱过滤备用。

（2）仪器及色谱条件

仪器采用日本岛津 LC-5A 泵，C-R2AX 数据处理机，SPD-2AM 紫外检测器。

色谱分析条件　色谱柱 YWG-ODS 25cm×0.46cm，流动相为甲醇-水（90∶10），流速 0.8mL/min，检测波长 215nm，灵敏度 0.08 AUFS。

（3）结论

怀牛膝不同工艺炮制品的齐墩果酸含量与生品相比均有不同程度的增加，其增加率分别为酒炙品 31.60%，酒蒸品 92.49%，盐炙品 154.92%（具体测定结果见第 96 页表 5-3）。

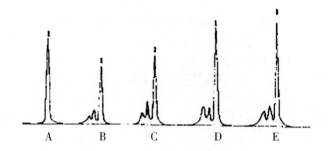

图 5-2　怀牛膝对照品及样品色谱图

A. 齐墩果酸对照品　B. 生品　C. 酒炙品　D. 酒蒸品　E. 盐炙品　1. 齐墩果酸（保留时间 9.59min）

表 5-3　4 种怀牛膝炮制品中齐墩果酸含量测定结果

样品	齐墩果酸含量（%）	平均含量（%）	RSD（%）
生品 I	0.919		
生品 II	0.891	0.905	1.55
生品 III	0.905		
酒炙品 I	1.193		
酒炙品 II	1.212	1.191	1.81
酒炙品 III	1.169		
酒蒸品 I	1.720		
酒蒸品 II	1.743	1.742	1.24
酒蒸品 III	1.763		
盐炙品 I	2.277		
盐炙品 II	2.303	2.307	1.40
盐炙品 III	2.341		

3. 不同种类不同浓度酒炮制对牛膝饮片中齐墩果酸含量的影响[4]

（1）样品的制备

取牛膝药材，切去芦头，抢水洗净，闷润 1~2h，至软化（弯曲法检查对折不折断），切 2~4mm 厚片，60℃烘 4~6h，至干（含水量 7%~13% 之间）。每 100kg 牛膝用酒量为 10kg，拌匀后闷润 60min，控制文火炒干（90~110℃，15min）。本实验采用取切制好的牛膝生品饮片 5 份，每份 500g，分别取黄酒、加饭酒、花雕酒、京宫二锅头酒（白酒）、水各 50g，按上述酒炙工艺进行炮炙。

取牛膝各样品粉末（过 20 目筛）约 2g，精密称定，置 150mL 圆底烧瓶中，分别加入 2mol/L 盐酸 30mL，回流提取 4h，冷却，过滤得滤渣，用蒸馏水洗至中性，60℃烘干，于 100mL 索氏提取器中分别加入 60mL 氯仿，提取至无色，于水浴锅上挥干，残渣用色谱甲醇定溶至 25mL 容量瓶中，摇匀，用 0.45μm 微孔滤膜过滤即得供试品溶液。

（2）仪器及色谱条件

仪器采用岛津 LC20AT 高效液相色谱分析仪，SPD – 20A 检测器，Chromato – Solution light 色谱数据处理系统。

色谱分析条件　　色谱柱：HC – C$_{18}$ Analytical（4.6×250mm）；流动相：甲醇 – 水 – 冰醋酸 – 三乙胺（90：10：0.03：0.06）；流速：0.8mL/min；柱温：25℃；检测波长：215nm。

（3）结论

牛膝生品与不同种类、不同浓度酒炙品齐墩果酸的含量：白酒炙品 > 加饭酒炙品 > 花雕酒炙品 > 河南黄酒炙品 > 蒸馏水炙品 > 生品。含量测定的结果表明牛膝酒炙后齐墩果酸的含量有升高的趋势，且高乙醇浓度的白酒炮炙的牛膝中齐墩果酸含量最高（具体测定结果见下表 5 – 4）。

表 5 – 4　不同种类、不同浓度酒炙牛膝饮片与生品中齐墩果酸含量（%）（n = 2）

编　号	样　品	齐墩果酸含量
1	生品	1.21
2	加饭酒炙品	1.36
3	花雕酒炙品	1.36
4	河南黄酒炙品	1.33
5	白酒炙品	1.41
6	蒸馏水炙品	1.32

4. "泛糖"对牛膝中齐墩果酸含量的影响[5]

（1）样品的制备

"泛糖"牛膝分为 4 个等级：正常牛膝、"泛糖"开始、"泛糖"较重、"泛糖"严重，色度指标分别为：0.0703、0.1208、0.2846、0.4712。取不同程度"泛糖"的牛膝粉末（40 目，50℃ 干燥 48h）约 2g，精密称定，置圆底烧瓶中，加入 2mol/L 盐酸 30mL 回流 4h，冷至室温，过滤得滤渣，用蒸馏水洗至中性，60℃ 烘干，于 100mL 索氏提取器中加入三氯甲烷，提取至无色，提取液蒸干，残渣用三氯甲烷溶解并转移至 25mL 量瓶中，用三氯甲烷稀释至刻度，摇匀，即得供试品溶液。

（2）仪器及色谱条件

仪器采用 CS – 9301PC 双波长飞点扫描分析仪（日本岛津）。

薄层色谱分析条件：薄层板：硅胶 G，0.5mm，110℃ 活化 30min；展开剂：三氯甲烷 – 甲醇 – 甲酸（体积比 20：1：0.2），饱和 1h，展开 12cm；显色剂：5% 磷钼酸试液，105℃ 烘 5min，显蓝色斑点。扫描条件：反射法锯齿型双波长扫描，线性参数 SX = 3，狭缝 0.4mm×0.4mm，灵敏度中等，背景校正 ON，检测信号峰面积，$\lambda_S = 665$nm，$\lambda_R = 380$nm。

（3）结论

"泛糖"后牛膝中三萜皂苷的含量降低，皂苷类是牛膝的主要有效成分之一，"泛糖"后牛膝由于皂苷类成分发生变化，可能会引起药效变化（具体测定结果见下表 5 - 5）。

表 5 - 5　不同程度"泛糖"牛膝中齐墩果酸的含量（n = 5）

"泛糖" 程度	w/%
正常	1.52
开始	1.36
较重	1.30
严重	1.25

二、怀牛膝中皂苷类成分分析

（一）总皂苷[6]

1. 样品的制备

（1）精密称取齐墩果酸对照品 2.00mg，加甲醇溶解定容至 10mL，制成对照品溶液。

（2）精密称取 60℃干燥 6h 的怀牛膝粉末 2g 置索氏提取器中，加乙醚 40mL，加热回流 4h，弃去乙醚液，药渣挥去乙醚，连同滤纸筒移入具塞锥形瓶中。精密加入甲醇 50mL，密塞，超声处理 30min，滤过，补足容积至 50mL，精密量取 25mL，蒸干。残渣加水 10mL 使溶解，上已处理好的 D101 大孔吸附树脂柱，先以水 50mL 洗脱，弃去水液，再用 70% 乙醇 100mL 洗脱，收集洗脱液，蒸干。用甲醇溶解并转移至 100mL 量瓶中，加甲醇至刻度，摇匀，即得 1% 的供试品溶液。

2. 仪器及测定方法

仪器采用 721 型分光光度计（上海第三分析仪器厂）。

测定方法　精密吸取对照品溶液和供试品溶液各 0.1mL 分别加入具塞试管中，水浴挥干溶剂，各加入新制的 5% 香草醛冰醋酸溶液 0.4mL、高氯酸 1.6mL 于 80℃水浴加热 15min，冰水浴冷却，于 544nm 进行测定。

3. 结论

取 5 份牛膝药材粉末样品，按上述方法测得总皂苷含量分别为 5.88%、6.47%、6.05%、5.70%、7.11%，平均含量为 6.24%。

三、甾酮类成分分析

（一）蜕皮甾酮

1. 蜕皮甾酮的含量测定[7]

（1）样品的制备

精密称取干燥至恒质量蜕皮甾酮对照品 5.0mg，置 10mL 容量瓶中，加甲醇稀稀至刻度，摇匀，即得蜕皮甾酮对照品溶液。

精密称定取干燥至恒质量的牛膝粉末（过40目筛）约1g，用50mL甲醇超声提取30min，过滤，并以甲醇分次洗涤容器和残渣，置水浴锅上挥干溶剂后用色谱甲醇溶解，并转移至25mL容量瓶中，加甲醇稀释至刻度，摇匀，0.2μm微孔滤膜滤过，即得供试品溶液。取样品3份，分别照上述供试品溶液制备方法进行制备。

（2）仪器及测定方法

仪器采用高效液相色谱分析仪LC-10AT泵，SPD-10AVP检测器，SCL-10A控制器（日本岛津）及7125型进样阀；数据采集及处理采用N2000色谱工作站（浙江大学）

色谱分析条件　ODS柱（5μm，4.6mm×250mm，日本岛津）；流动相：甲醇-水（45：35）；检测波长：242nm；柱温：室温；流速：0.8mL/min。

（3）结论

蜕皮甾酮峰的平均保留时间为7.29min。具体测定结果见下表5-6。

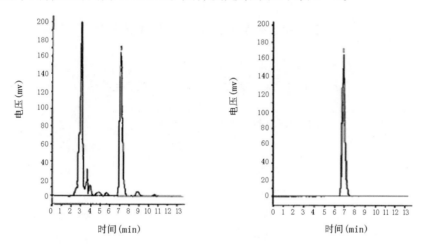

图5-3　牛膝药材供试品（A）及蜕皮甾酮对照品（B）HPLC色谱图

表5-6　怀牛膝中蜕皮甾酮的含量测定

序号	蜕皮甾酮含量（mg/g）	平均含量（mg/g）	RSD（%）
1	1.294		
2	1.264	1.276	1.230
3	1.271		

2. 不同产地牛膝中蜕皮甾酮的含量分析[8]

（1）样品的制备

将牛膝样品在60℃下干燥至恒重，粉碎，过100目筛。取3g过筛后的样品粉末放入石英样品杯中，混合均匀，轻轻压平，放在样品架上进行测定。

（2）仪器及测定方法

仪器采用Perkin-Elmer公司的Spectrum One近红外光谱仪，Perkin-Elmer公司的Quant⁺多组分定量分析软件，以其中的PLS建立数学模型并进行预测分析。

检测条件：积分球漫反射，近红外光源，Pbs 检测器，扫描范围 $10000\sim4000cm^{-1}$，扫描信号累加 32 次，分辨率 $8cm^{-1}$，OPD 速度 $0.2cm/s$，增益为 1，以金箔为参比，每个样品重复 5 次，求平均光谱。牛膝中蜕皮甾酮的实际质量分数（化学值）采用高效液相色谱法测得[9]（具体测定结果见图 5 - 4 及下表 5 - 7）。

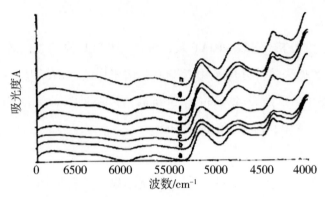

图 5 - 4　不同产地牛膝的近红外光谱图

表 5 - 7　HPLC 法对牛膝中蜕皮甾酮的测定结果

序号	产地	蜕皮甾酮含量（%）	序号	产地	蜕皮甾酮含量（%）
1	河南温县	0.1456	22	山东菏泽	0.1023
2 *	河南温县	0.1245	23 *	山东菏泽	0.0648
3	河南温县	0.1147	24	山东菏泽	0.0495
4	河南武陟	0.1065	25	安徽亳州	0.0742
5 *	河南武陟	0.1026	26	云南昆明	0.0510
6	河南武陟	0.0958	27	河南博爱	0.1207
7	河南武陟	0.1030	28 *	河南济源	0.0759
8 *	河南武陟	0.0903	29	河南济源	0.0634
9 *	河南武陟	0.0837	30 *	河南孟县	0.0597
10	河南武陟	0.0752	31	河南沁阳	0.0567
11	河南武陟	0.0751	32 *	河南修武	0.0554
12	河南郑州	0.0753	33	河南郑州	0.0364
13	河北安国	0.1257	34	河北安国	0.0798
14 *	河北安国	0.1180	35	河北安国	0.0742
15	河北安国	0.1162	36	山东泰安	0.0625
16	河北安国	0.1151	37	安徽亳州	0.0551
17	内蒙赤峰	0.1666	38	贵州贵定	0.2034
18 *	内蒙赤峰	0.1265	39 *	浙江临安	0.1885
19	内蒙赤峰	0.0637	40	安徽凤阳	0.1221
20	山东曲阜	0.0773	41	河南博爱	0.0987
21 *	山东曲阜	0.0741	42	河南温县	0.1308

（3）结论

随机选取 42 个样品中的 30 个样本组成训练集（标样集），所选的样品涵盖了所测量的范围（0.0364%~0.2034%），能代表组分的浓度信息。采用牛膝样品的近红外光谱和牛膝中蜕皮甾酮量的化学值之间建立数学模型，选用 PLS 法进行计算。同时，通过不同组合的反复比较，最终选择7200～4000cm^{-1}，对谱图进行平滑（9 点）、求一阶导数（13 点）、多元散射校正（5300～4200cm^{-1}）等方法对谱图进行预处理。利用该数学模型预测 30 个训练集牛膝样品中蜕皮甾酮量（预测值），所得预测值与化学值之间的对应关系如图 5-5，其决定系数 $R^2 = 0.9979$，模型标准差（Standard error of estimate，SEE）为 0.0023，预测标准差（Standard error of prediction，SEP）为 0.0031，说明该模型的建立比较成功。

用所建立的数学模型对预测集牛膝中蜕皮甾酮进行了预测，其结果见第 102 页表 5-8，预测集样品的预测值与其自身化学值的对应关系见图 5-6，其相关系数为 0.9489。从预测结果来看，样品近红外光谱与牛膝中蜕皮甾酮量之间存在一定的相关性，因此将该方法用于牛膝中蜕皮甾酮的测定基本可行。

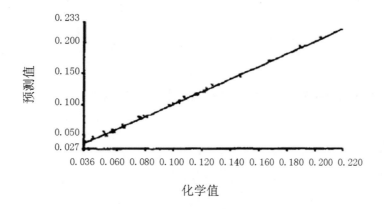

图 5-5　训练集中蜕皮甾酮预测值与化学值的对应关系

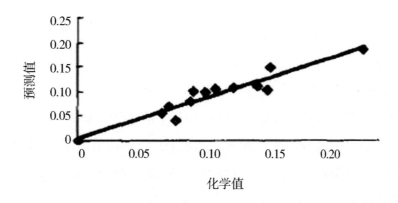

图 5-6　预测集样品预测值与化学值对应关系

表 5 - 8　预测集牛膝中蜕皮甾酮的预测结果

序号	化学值	预测值	偏差
2	0.1245	0.1062	- 0.0183
5	0.1026	0.1100	0.0074
8	0.0903	0.1074	0.0171
9	0.0837	0.1008	0.0171
14	0.1180	0.1130	- 0.0050
18	0.1265	0.1521	0.0256
21	0.0741	0.0815	0.0074
23	0.0648	0.0420	- 0.0228
28	0.0759	0.1027	0.0268
30	0.0597	0.0705	0.0108
32	0.0554	0.0570	0.0016
39	0.1885	0.1895	0.0010

3. 不同种类不同浓度酒炮制对牛膝饮片中蜕皮甾酮含量的影响[4]

（1）样品的制备

取牛膝药材，切去芦头，抢水洗净，闷润 1 ~ 2h，至软化（弯曲法检查对折不折断），切 2 ~ 4mm 厚片，60℃烘 4 ~ 6h，至干（含水量 7% ~ 13% 之间）。每 100kg 牛膝用酒量为 10kg，拌匀后闷润 60min，控制文火炒干（90 ~ 110℃，15min）。本实验采用取切制好的牛膝生品饮片 5 份，每份 500g，分别取黄酒、加饭酒、花雕酒、京宫二锅头酒、水各 50g，按上述酒炙工艺进行炮炙。

取牛膝各样品粉末（过 20 目筛）约 1g，加入 30mL 甲醇超声 30min，静置后过滤，滤渣再加入甲醇 30mL，重复上面操作，过滤，并以少量甲醇分次洗涤容器和残渣，合并过滤液，置水浴上挥发至干，残渣加色谱甲醇定溶至 5mL 容量瓶中，用 0.45μm 微孔滤膜过滤既得供试品溶液。

（2）仪器及色谱条件

仪器采用 CS - 9301PC 双波长飞点扫描分析仪（日本岛津）。

薄层色谱分析条件：薄层板：硅胶 G，0.5mm，110℃活化 30min；展开剂：三氯甲烷 - 甲醇 - 甲酸（体积比 20：1：0.2），饱和 1h，展开 12cm；显色剂：5% 磷钼酸试液，105℃烘 5min，显蓝色斑点。扫描条件：反射法锯齿型双波长扫描，线性参数 SX = 3，狭缝 0.4mm × 0.4mm，灵敏度中等，背景校正 ON，检测信号峰面积，$\lambda_S = 665nm$，$\lambda_R = 380nm$[9]。

（3）结论

牛膝生品与酒炙品蜕皮甾酮的含量：白酒炙品 > 花雕酒炙品 > 河南黄酒炙品 > 加饭酒炙品 > 生

品 > 蒸馏水炙品。含量测定的结果表明牛膝酒炙后蜕皮甾酮的含量有升高的趋势，且高乙醇浓度的白酒炮炙的牛膝中蜕皮甾酮含量较高，而蒸馏水炙品的蜕皮甾酮的含量稍有降低（具体测定结果见下表 5 - 9）。

表 5 - 9　不同种类、不同浓度酒炙牛膝饮片与生品中蜕皮甾酮含量（%）（n = 2）

编号	样品	蜕皮甾酮含量
1	生品	0.083
2	加饭酒炙品	0.084
3	花雕酒炙品	0.085
4	河南黄酒炙品	0.085
5	白酒炙品	0.087
6	蒸馏水炙品	0.079

（二）总甾酮[10]

1. 样品的制备

（1）精密称取干燥至恒重的蜕皮甾酮 5.0mg，加甲醇定容至 10mL，即得对照品溶液。

（2）精密称取牛膝粉末（过 40 目筛）约 1g，用 50mL 80% 甲醇超声提取 0.5h，过滤，并以甲醇分次洗涤容器和残渣，置水浴锅上挥干溶剂后，与 1g 中性氧化铝混匀，以 2g 中性氧化铝装柱，以乙酸乙酯 60mL 洗脱，再以乙酸乙酯 - 乙醇（8:2）90mL 洗脱，收集乙酸乙酯 - 乙醇洗脱液，减压回收溶剂，残渣以甲醇溶解，并定容至 50mL 容量瓶中，摇匀即得供试品溶液。

2. 仪器及测定方法

仪器采用 6010 型紫外分光光度计（安捷伦）

检测条件　精密吸取对照品溶液 0.5mL，加甲醇定容至 5mL。以甲醇溶液为空白，将对照品溶液与供试品溶液于 6010 型紫外分光光度计上，在 243nm 波长处进行测定。

3. 结论

具体测定结果见下表 5 - 10。

表 5 - 10　样品测定结果（n = 3）

序号	总甾酮含量（mg/g）	平均含量（mg/g）	RSD（%）
1	2.135		
2	2.084	2.089	2.07
3	2.049		

四、其他成分的分析

（一）甜菜碱

1. 不同炮制方法对甜菜碱含量的影响[11]

（1）样品的制备

精密称取干燥后的盐酸甜菜碱 0.1504g，蒸馏水溶解，转移到 100mL 容量瓶中，定容到刻度，即为标准品溶液。

取河南产怀牛膝 *A. bidentata* Bl. 的干燥根，按文献报道方法制成饮片（生品）及酒制、炒制和盐制等 3 种炮制品[12]。干燥，粉碎，过 40 目筛，备用。生药粉末，水煮醇沉，上清液通过 732 阳离子交换树脂，5% 氨水洗脱液以盐酸酸化，薄层层析，碘化铋钾生物碱检测试剂显色，在与标准品溶液相应的位置上，供试品溶液也有一个相同的斑点。

（2）仪器及测定方法

仪器采用日本岛津 UV - 3000 紫外可见光吸收光谱仪。使用波长为 525nm。

测定方法 精密称取上述药品粉末各 5g，置于 100mL 三角瓶中，加蒸馏水 50mL，不断振摇 1h，滤过。取 25mL 滤液于 50mL 三角瓶中，加 20mL 蒸馏水，以浓盐酸调至 pH 为 1，加 1g 活性炭，在近沸水浴中加热脱色 1h，滤过，并用蒸馏水洗涤。滤液转移到 100mL 容量瓶中，调至 pH 为 1，加蒸馏水定容至刻度，摇匀。取 5mL 该溶液，置于三角瓶中，冰浴放置 15min，滴加 5mL 雷氏盐溶液（精密称取 1.5g 雷氏盐，加 100mL 蒸馏水，浓盐酸调节 pH 值，室温搅拌 45min，滤过。用前配制），摇匀，冰浴放置 3h，取出，抽滤，以 99% 乙醚溶液（每 100mL 不含乙醇的乙醚加 1mL 水）洗涤烧瓶及沉淀。沉淀中的乙醚挥干后，用 70% 丙酮的水溶液溶解并移至 25mL 容量瓶中。加 70% 丙酮水溶液至刻度，摇匀，在 525nm 以 70% 丙酮为空白测定吸收度[13]。并以甜菜碱标准品绘制标准曲线后测定结果。

（3）结论

以盐酸甜菜碱毫克数对吸收度绘制标准曲线。计算回归方程为 $Y = 0.03564X - 0.0004$，相关系数 $r = 0.998$，线性范围为 0.75 ~ 4.50mg（样品测定结果见下表 5 - 11）。

表 5 - 11　怀牛膝不同炮制品中甜菜碱含量（%）（n = 6）

样品	甜菜碱含量	盐酸甜菜碱含量
生品	0.978	1.283
酒制品	0.930	1.220
炒制品	1.029	1.350
盐制品	1.008	1.322

2. 不同种类不同浓度酒炮制对牛膝饮片中甜菜碱含量的影响[4]

（1）样品的制备

取牛膝药材，切去芦头，抢水洗净，闷润1~2h，至软化（弯曲法检查对折不折断），切2~4mm厚片，60℃烘4~6h，至干（含水量7%~13%之间）。每100kg牛膝用酒量为10kg，拌匀后闷润60min，控制文火炒干（90~110℃，15min）。本实验采用取切制好的牛膝生品饮片5份，每份500g，分别取黄酒、加饭酒、花雕酒、京宫二锅头酒、水各50g，按上述酒炙工艺进行炮炙。

取牛膝生品、加饭酒炙品、花雕黄酒炙品、河南黄酒炙品、白酒炙品、蒸馏水炙品各两份，每份约1.0g，精密称定，分别加入50%乙醇30mL超声振荡30min，静置后过滤，滤渣再加入50%乙醇30mL，重复上面操作，过滤，并以少量50%乙醇分次洗涤容器和滤渣，合并过滤液，置水浴上挥发至干，残渣加双蒸水定溶至25mL容量瓶中，摇匀，再从中精密量取1mL用双蒸水定容至5mL的容量瓶中，0.45μm微孔滤膜过滤既得供试品溶液。精密称取甜菜碱对照品，加甲醇配制每毫升含0.530mg的对照品溶液。分别照色谱条件测定。

（2）仪器及色谱条件

仪器采用戴安高效液相色谱分析仪，泵P680 HPLC，进样器ASI-100，柱温箱TCC-100，转换器UCL-50，蒸发光散射检测器A lltech ELSD，Chromeleon数据处理系统。

色谱分析条件　色谱柱：安捷伦HC-C_{18}（4.6×250mm，5μm）；流动相：水∶冰醋酸（99.7∶0.3）；流速：0.12mL/min；柱温：25℃；蒸发光散射检测器：载气流速为3.2L/min，飘逸管温度为117℃。

（3）结论

牛膝不同种类、不同浓度酒炮制品中甜菜碱的含量由高到低：生品＞白酒炙品＞花雕酒炙品＞加饭酒炙品＞河南黄酒炙品（具体测定结果见下表5-12）。酒炙后甜菜碱的含量有减低的趋势，但酒的乙醇含量与甜菜碱的含量变化之间没有明显规律性。怀牛膝经酒炙炮制后，甜菜碱含量虽然没有提高，但也降低不明显，尚不能从甜菜碱的含量变化来说明酒炙炮制对功效的影响。

表5-12　不同种类、不同浓度酒炙牛膝饮片与生品中主要有效成分含量（%）（n=2）

编号	样品	甜菜碱含量
1	生品	2.68
2	加饭酒炙品	2.46
3	花雕酒炙品	2.57
4	河南黄酒炙品	2.18
5	白酒炙品	2.63
6	蒸馏水炙品	2.46

（二）挥发油分析[14]

1. 样品的制备

取苋科植物牛膝 *Achyranthes bidentata* Bl. 的干燥根。去根茎，切碎，取 1000g 置于挥发油提取器中，以蒸馏水浸泡 1d，充分膨胀后用水燕气蒸馏法提取 16h，得浅黄色枯稠状挥发油 30mg，得油率为 0.003%，供分析用。

2. 仪器及测定方法

仪器采用气相色谱 – 质谱联用仪：英国 Pye – 204 气相色谱仪，VGMM – 7070H 质谱仪，KY – GC/MS – DS2 型数据处理系统。气相色谱仪：日本岛津 GC – 7AG 气相色谱仪，Chromatopac C – EIB 数据处理机。

实验方法及条件

气相色谱 – 质谱联用条件：SE – 54 石英毛细管色谱柱，柱长 30cm，内径 0.32cm；气化室温度 240℃；柱温为程序升温 30～220℃，4℃/min，载气为氮气，柱前压 68.6kPa；进样量 0.04μL。离子源 EI，离子源温度 200℃，分辨率 600，加速电压 4kV，电子能量 70eV，扫描范围 20～350amu，扫描速度 1s/dec。从得到的总离子流图中选出各成份的质谱图进行鉴定。

气相色谱条件：检测器 FID，载气为氮气，柱前压 58.8kPa，进样量 0.06μL，分流比 50：1。其余条件同气相色谱 – 质谱联用条件。用归一化法计算各峰面积的百分含量。

3. 结论

气相色谱 – 质谱联用仪侧得的 60 个质谱图，均经计算机检索及与标准图谱对照[16,17]，共鉴定 45 个成分（见下表 5 – 13）。已鉴定成分的总含量占全油的 52.92%。除十六酸外，44 个化合物均系首次在该植物中报道。

怀牛膝挥发油含有下列几种系列的化合物：二十四烷等 11 个长链烷烃，3 – 壬烯 – 2 – 酮等 8 个酮类，十六酸等 6 个长链饱和脂肪酸，乙醛等 6 个醛类，己醇等 6 个醇类，邻苯二甲酸二丁酯等 5 个酯类化合物。2，6 – 二甲基吡嗪，2 – 甲氧基 – 3 – 异丙基吡嗪和 2 – 甲氧基 – 3 – 异丁基吡嗪等 3 个吡嗪类衍生物系挥发油中罕见的成分，可以认为是怀牛膝挥发油的特征性成分。

表 5 – 13　怀牛膝挥发油的化学成分

保留时间	化合物名称	分子量	含量（%）
2.70	乙醛	44	3.59
3.14	乙醇	46	1.31
3.77	甲酸乙酯	74	2.81
5.67	乙酸乙酯	88	3.64
8.42	戊醛	86	0.46
10.52	3E – 戊烯 – 2 – 酮	84	0.47

续表

保留时间	化合物名称	分子量	含量（%）
11.86	1-戊醇	88	0.35
13.09	己醛	100	3.28
15.34	糠醛	96	3.22
16.94	1-己醇	102	1.05
17.97	2-庚酮	114	0.16
18.47	2，6-二甲基吡嗪	108	0.13
18.87	1-（2-呋喃）乙酮	110	0.24
19.34	1-庚醇	116	0.90
20.57	苯甲醛	106	0.11
21.64	1-辛烯-3-醇	128	0.09
22.61	癸烷	142	0.38
24.57	己酸	116	1.25
25.77	3-辛烯-2-酮	126	0.69
27.27	1-辛醇	130	0.40
28.41	2-甲氧基-3-异丙基吡嗪	152	1.29
29.97	庚酸	130	0.06
30.67	3-壬烯-2-酮	140	2.93
32.97	2-甲氨基-3-异丁基吡嗪	166	1.44
33.34	十二烷	170	0.18
33.67	辛酸	144	0.10
37.07	6-十一酮	170	0.59
40.37	6-十二酮	184	0.61
41.04	2-丁基-2-辛烯醛	182	0.76
41.77	十四烷	198	0.45
48.67	十六烷	226	0.33
53.41	十七烷	240	0.26
55.74	十四酸	228	0.68
56.64	十八烷	254	0.27
57.87	6，10，14-三甲基-2-十五酮	268	0.65
59.21	邻苯二甲酸二异丁酯	278	0.56
59.74	十九烷	268	0.70
61.44	十六酸甲酯	270	0.42
63.94	邻苯二甲酸二丁酯	278	3.88
64.61	十六酸	256	8.06
65.47	二十一烷	296	1.12
72.51	十八酸	284	0.98
75.11	二十二烷	310	0.79
80.47	二十三烷	324	0.11
93.67	二十四烷	338	1.17

（三）微量元素分析[18]

1. 样品的制备

选取河南等五个不同产地的牛膝样品，样品代号分别为：A、B、C、D 和 E。这些样品是通过生物学方法进行筛选确定的，然后去除表面杂质并切片后进行微量元素分析。样品切片的几何形状基本相似，质量基本相同，厚度约为 2mm，面积大小在 50mm² 左右。不同产地的牛膝选取 5～7 根样品作为测试对象。每根样品中相隔 1cm 左右选择一块切片，共选取 5 个切片。

2. 测定方法

实验用的 X 射线来自于北京同步辐射装置的 4W1B 束线，储存环电子能量为 2.5GeV，束流强度为 170～220mA。实验用单色 X 射线能量为 16.53keV，经过修正后每个通道的能量为 16.06eV。能量分析系统（Model Link ISIS）在 5.9keV 处的能量分辨率为 134eV。测量时，光斑大小约为 1mm²，测量点确定在中心区域（"芯"）和边缘区域，每个区域均对称地取四点进行测量，在中心区域取点时可以有部分重叠，而边缘区域则选择在距离样品边缘 1mm 处。每个点的 X 射线荧光光谱的采集时间为 200s，所有的谱都用 Ar 含量校准，并且用 AXIL 软件进行样品中不同微量元素的指认，将不同区域四个测量点的数据取平均值作为样品在该区域的相对含量。

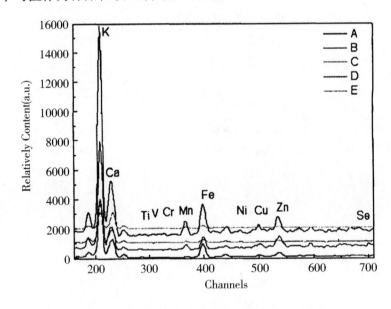

图 5-7　不同产地牛膝样品边缘区域的 X 射线荧光光谱

3. 结论

（1）牛膝样品边缘区域微量元素相对含量的比较

图 5-7 是不同产地的牛膝样品边缘区域的 X 射线荧光光谱图，其显示 5 种不同产地的牛膝中均含人体必需的微量元素铁（Fe）、铜（Cu）、锌（Zn）锰（Mn）、钛（Ti）、钒（V）、铬（Cr）、和硒（Se）以及钾（K）和钙（Ca）等。图 5-8 为不同样品中，各种微量元素相对含量之间的关系

图，可以明显地显示出微量元素相对含量的差异。另外，在该区域，样品 D 中所含元素的总量是最高的，其次是样品 B、样品 A 和样品 C，最少的是样品 E。同时，该区域中所含 K 元素和 Ca 元素的比例比较高，分别在 50% 以上和 20% 左右，而 Fe、Zn、Cu、Mn 和 Se 所占的比例也比较高，但 Ti、V 和 Cr 所占的比例是非常低的，均在 1% 以下。

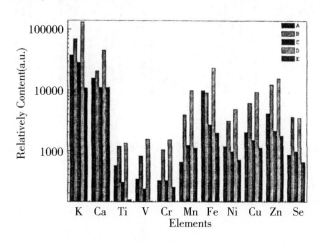

图 5 - 8　不同产地牛膝样品边缘区域的微量元素相对含量

（2）牛膝样品中心区域微量元素相对含量的比较

图 5 - 9 是不同产地的牛膝样品中心区域的 X 射线荧光光谱图，其显示 5 种不同产地的牛膝样品中心区域所含有的元素种类与边缘区域基本一致，但元素的相对含量和所占的比例关系发生了明显的变化，如图 5 - 10 所示。在该区域中，样品 A 中所含元素的总量是最高的，其次是样品 C、样品 B 和样品 E，最少的是样品 D。与边缘区域微量元素的总含量相比，中心区域微量元素的总含量比有所减少。在该区域，所含元素 K 的比例比较仍然是最高的，但各地样品中 K 所占的比例变化比较大，有的甚至为边缘区域的一半。其他元素的比例变化不尽相同，但 Ca、Fe、Cu 和 Zn 仍然是主要的元素，说明在牛膝生长的过程中，其微量元素的分布处于变化过程中。

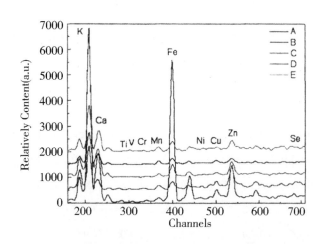

图 5 - 9　不同产地牛膝样品中心区域的 X 射线荧光光谱

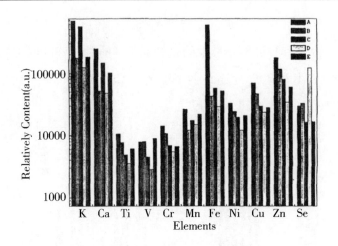

图 5 - 10　不同产地牛膝样品中心区域的微量元素相对含量

（3）中心区域和边缘区域微量元素含量的变化

利用以下关系式：

$$\frac{样品中心区域微量元素的相对含量 - 样品边缘区域微量元素的相对含量}{样品边缘区域微量元素的相对含量}$$

进行比较，"＋"时说明中心区域的微量元素的相对含量增加，"－"时说明中心区域的微量元素的相对含量下降，结果见下表 5 - 14。从表中可以看出，样品 A 和样品 C 的中心区域的微量元素含量比边缘区域的高，而样品 B 的中心区域的微量元素含量比边缘区域的低；样品 D 的中心区域的微量元素含量比边缘区域的低，但其 Se 的含量是增加的，而样品 E 的中心区域的微量元素含量比边缘区域的高，但其 Ca 的含量是降低的。另外，样品 B 的中心区域和边缘区域的微量元素相对含量变化不大，而其它样品中微量元素相对含量变化较大，如样品 E 中，中心区域 V 的含量比边缘区域高 5 倍以上。此外，样品 D 中的微量元素总量最高，样品 A、样品 B 和样品 C 中的微量元素总量逐渐减低，但变化不大，而样品 E 中微量元素的总量相对较低，这些差异可能与当地的自然环境和种植方法有关。

表 5 - 14　牛膝样品中心区域与边缘区域微量元素相对含量的变化

元素 样品代号	K	Ca	Ti	V	Cr	Mn	Fe	Ni	Cu	Zn	Se
样品 A	0.81	0.54	0.85	1.24	3.35	3.05	4.96	1.86	2.47	3.36	2.46
样品 B	-0.74	-0.76	-0.35	-0.04	0.04	-0.69	-0.53	-0.23	-0.22	-0.07	-0.10
样品 C	0.91	0.31	0.58	0.89	1.12	0.41	1.14	1.01	0.98	2.78	0.70
样品 D	-0.90	-0.90	-0.74	-0.82	-0.64	-0.85	-0.88	-0.75	-0.75	-0.78	2.52
样品 E	0.66	-0.09	2.91	5.11	1.60	0.97	1.63	1.97	1.54	2.43	1.56

参考文献

［1］张彦功，杨玉琴，李建，等．不同产地牛膝药材中齐墩果酸的含量测定［J］．贵阳中医学院学报，2010，32（1）：20－21.

［2］刘伟，焦红军．不同产地牛膝中齐墩果酸的薄层扫描测定［J］．河南中医药学刊，2000，15（4）：12－13.

［3］陈惠玲，王建科，张丽丽，等．高效液相色谱法测定怀牛膝不同炮制品中齐墩果酸的含量［J］．中国中药杂志，1997，22（5）：281－283.

［4］张振凌，吴国学，李君丽．不同种类酒炮炙对牛膝饮片齐墩果酸含量的影响［J］．中国实验方剂学杂志，201016（6）：39－41

［5］赵玉梅，王静，梁生旺，等．怀牛膝"泛糖"前后齐墩果酸的含量变化研究［J］．广东药学院学报，2008，24（2）：126－127.

［6］卫修来，高昌琨，高建，等．怀牛膝中总皂苷含量测定［J］．安徽医药，2007，11（5）：424－425.

［7］刘姣，周亚球，彭超．怀牛膝蜕皮甾酮的含量测定［J］．安徽中医学院学报，2005，24（3）：43－44.

［8］白雁，余振喜，孙素琴，等．近红外漫反射光谱技术测定牛膝中蜕皮甾酮［J］．中草药．2005，36（9）：1391－1394.

［9］Zhang CY, Liang SW, Zhang GQ. Determination of ecdysterone in Achyranthes bidentata from different locations［J］. Chin Pharm J（中国药学杂志），2001，36（10）：699－700.

［10］刘姣，李清，曹秀莲，等．怀牛膝药材中牛膝总甾酮的含量测定［J］．河北中医药学报，2007，22（2）：34－35.

［11］巢志茂，张淑运，聂淑琴．怀牛膝不同炮制品中甜菜碱的研究［J］．中国中药杂志，1995，20（10）：597－598.

［12］聂淑琴，薛宝云，梁爱华，等．炮制对牛膝特殊毒性的影响［J］．中国中药杂志，1995，20（5）：275.

［13］沙世炎，等．中草药有效成分分析方法［M］．上册，北京：人民卫生出版社，1982：101.

［14］赵素霞，吴国学，张振凌，等．不同种类酒炙对牛膝饮片甜菜碱含量的影响［J］．中药材，2011，34（5）：690－692.

［15］巢志茂，何波，尚尔金．怀牛膝挥发油成分分析［J］．天然产物研究与开发，1999，11（4）：41.

［16］Heller SR et al. EPA/NIH Mass Spectral Data Base. Washington：U S Government Printing Office. 1978.

［17］Stenhagen E et al. Registry of Mass Spectral Data. New York：John Wiley and Sons Inc. 1974.

［18］刘成林，王忠纯，刘忠权．不同产地牛膝样品中的微量元素［J］．河北理工大学学报：自然科学版，2010，31（1）：64－68.

第六章　怀牛膝药理活性

一、对心血管系统的作用

（一）牛膝多糖可加强心肌的收缩能力，使心率增加[1]

1. 受试动物　牛蛙（150~230g）

2. 受试药物　牛膝多糖

3. 实验方法

在室温（26℃）条件下，采用斯氏蛙心插管方法制备离体蛙心；用任氏液反复冲洗心室内余血，使套管内灌流液不再有残留血液。然后保持套管内液面恒定（液面高度约1.5cm）。将蛙心连接到张力换能器，在灌流任氏液一段时间后，分别灌流10、50、100、500、1000g/mL牛膝多糖溶液，每次灌药后待心脏心肌收缩稳定后定时采样、记录，并迅速用任氏液洗去药液，洗涤3次，待心脏收缩稳定后再进行药物灌流，使液面保持同一水平，以保持加药前后心肌的负荷一致。记录心率和搏动幅度（即收缩张力）的变化。

4. 实验结果

不同浓度牛膝多糖溶液对离体蛙心收缩和心率的影响：牛膝多糖溶液浓度为10g/mL时，牛蛙心肌收缩幅度基本不变。当牛膝多糖浓度提高到50g/mL时，心肌收缩幅度开始缓慢增大，振幅稳定后与加药前相比提高了49.38%，差异达到显著水平。随着药量的增加，振幅增大的幅度也加大，从50g/mL时的1.49倍增加到100g/mL时的1.82倍，在此区间内，牛蛙的心率没有发生明显变化。当浓度提高到500g/mL时，心肌收缩幅度是加药前的2.21倍，此时开始出现心率加快的现象，是加药前的1.22倍，差异达到显著水平，继续加到1000g/mL时，心肌幅度达到未加药前的2.77倍，心率也加快到原来的1.27倍。振幅稳定2min左右，之后振幅逐渐减小，心率减慢，随后出现明显的心脏机能衰竭。见第113页表6-1。

表 6 - 1　不同浓度牛膝多糖对牛蛙心脏活动的影响（n = 8）

组　别	牛膝多糖（μg/mL）	收缩张力比值（%）	心率比值（%）
对照	0（任氏液）	100 ± 0.00	100 ± 0.00
1	10	103.75 ± 1.74	100.76 ± 1.41
2	50	149.38 ± 4.07 *	101.21 ± 1.30
3	100	182.13 ± 4.60 *	101.23 ± 2.36
4	500	221.58 ± 6.96 *	121.54 ± 3.72 *
5	1000	277.94 ± 4.98 *	127.33 ± 3.68 *

与对照组比较，$^*P < 0.05$

（二）怀牛膝总皂苷具有直接舒张血管和显著对抗去甲肾上腺素引起的血管收缩的作用[2]

1. 受试动物　Wistar 大鼠（200 ± 50g）

2. 受试药物　怀牛膝有效成分提取物

（1）总皂苷：怀牛膝用 75% 乙醇提取，回收乙醇用乙醚萃取，去除脂溶性杂质，再用水饱和正丁醇对水溶液萃取，减压回收正丁醇，浓缩，干燥，得固体。

（2）总生物碱：怀牛膝用 75% 乙醇提取，回收乙醇用 10g/L 盐酸溶解，过滤得酸水液。加氢氧化钠调 pH 值为 9~10，放置等沉淀析出。

（3）总甾体：怀牛膝用 90% 乙醇提取，回收乙醇用乙醚萃取，去除脂溶性杂质，回收乙醚至糖浆状，加少量乙酸乙酯，得到甾体结晶。

3. 实验方法

（1）标本制备：取大鼠胸主动脉，置于经氧饱和的 Krebs 液中。用细剪将主动脉剪成 5mm 长的螺旋条，下端固定于浴槽挂钩上，游离端用细线悬吊于张力传感器的力臂上，张力传感器连接多道生理信号采集处理系统，读取血管舒张程度数据。标本负荷 0.75g，平稳 2h。

（2）怀牛膝有效成分提取液对血管平滑肌收缩作用的影响：记录静息动脉条张力后，以此为 100% 效率，分别加入不同浓度的怀牛膝有效成分提取液，描记量效曲线，计算其收缩率（%）；并以等量 0.9% 氯化钠注射液（NS）作为对照。清洗，换液，待标本处于稳定状态后，再加入 10mol/L 肾上腺素（NE）收缩至最大值，以此为 100% 效应。向浴槽中累计加入不同浓度的怀牛膝有效成分提取液，观察其对抗 NE 引起的血管痉挛作用，描记量效曲线，计算其收缩率（%）；并以等量 NS 作为对照。

4. 实验结果

（1）怀牛膝总皂苷可直接舒张血管平滑肌，并有剂量依赖关系，另外两种成分的作用不显著。见第 114 页表 6 - 2。

表6-2　怀牛膝3种有效成分对血管收缩率的影响

组　别	血管收缩率（%）					
	1mg/mL	2mg/mL	3mg/mL	4mg/mL	5mg/mL	6mg/mL
NS	99.93±0.04	99.71±0.15	99.05±0.25	98.50±0.17	98.03±0.18	97.33±0.19
总皂苷	78.58±1.12**	56.60±0.68**	34.67±0.60**	9.60±0.36**	-13.46±0.69**	-30.85±0.89**
总甾体	93.23±2.36	81.13±0.98	75.95±5.04	73.36±0.46	66.13±0.67	53.23±0.52
总生物碱	94.59±2.97	87.82±7.29	75.14±3.25	64.64±1.29	52.42±1.60	41.90±1.87

与NS组比较，**$P<0.01$

（2）怀牛膝总皂苷可以对抗NE引起的血管收缩，并有剂量依赖关系，其他两种成分作用不显著。见下表6-3。

表6-3　怀牛膝3种有效成分对NE引起的血管收缩率的影响

组　别	血管收缩率（%）					
	1mg/mL	2mg/mL	3mg/mL	4mg/mL	5mg/mL	6mg/mL
NS	99.93±0.04	99.71±0.15	99.05±0.25	98.50±0.17	98.03±0.18	97.33±0.19
总皂苷	94.97±0.09**	71.23±0.05**	49.01±0.17**	35.05±0.18**	26.23±0.51**	14.92±0.28**
总甾体	98.82±0.14	97.74±0.03	97.70±0.05	97.51±0.10	97.21±0.09	96.93±0.09
总生物碱	98.89±0.11	98.51±0.09	97.97±0.34	97.31±0.11	96.95±0.13	96.89±0.57

与NS组比较，**$P<0.01$

（三）怀牛膝总皂苷能调节血管内皮物质的释放，具有保护血管内皮功能[3]

1. 受试动物　SD大鼠（雄性，300±20g）

2. 受试药物　怀牛膝总皂苷（ABS）

3. 实验方法

大鼠随机分为6组，每组12只，分别为正常对照组、模型组、复方丹参滴丸组（270mg/kg），ABS高、中、低（1.25、1.0、0.75g/kg）剂量组，正常对照组与模型组灌胃生理盐水10mL/kg，其余各组分别按体重剂量灌服相应药液。除正常对照组外，各组大鼠在灌胃后2h，以3%戊巴比妥钠1mL/kg麻醉，各组大鼠尾静脉注射0.5U/kg垂体后叶素（Pit）溶液，复制大鼠急性心肌缺血模型，正常对照组尾静脉注射相同体积的生理盐水，注射完毕后1h，打开大鼠腹腔，下腔静脉采血5mL，于高速冷冻离心机3000r/min，离心15min后，取血清，保存于-20℃冰箱内待测。

4. 实验结果

（1）ABS对大鼠急性心肌缺血心肌肌钙蛋白T（cTnT）含量的影响：缺血1h后，模型组血清

cTnT 含量显著高于正常对照组 （$P<0.01$），ABS 高、中、低剂量组与模型组比较有显著差异 （$P<0.01$）。提示，ABS 能够显著降低缺血后血清 cTnT 的含量。见下表 6 – 4。

表 6 – 4　怀牛膝总皂苷对大鼠急性心肌缺血 cTnT 含量的影响 （n = 8）

组　别	cTnT/ng · mL^{-1}
正常对照组	10. 35 ± 0. 71
模型组	19. 43 ± 1. 89
复方丹参滴丸组	9. 36 ± 1. 72 **
高剂量 ABS 组	11. 22 ± 2. 72 **
中剂量 ABS 组	10. 40 ± 0. 76 **
低剂量 ABS 组	10. 83 ± 1. 59 **

与模型组比较，** $P<0.01$

（2）ABS 对大鼠急性心肌缺血一氧化氮 （NO）、内皮素 （ET）含量的影响：缺血 1h 后，模型组血清 NO 水平显著低于正常对照组 （$P<0.01$），ET 水平显著高于正常对照组 （$P<0.01$）。ABS 高、中、低剂量组 NO 水平与模型组比较有显著升高 （$P<0.01$），ET 水平有显著降低 （$P<0.01$）。见下表 6 – 5。

表 6 – 5　怀牛膝总皂苷对大鼠急性心肌缺血 NO、ET 含量的影响 （n = 8）

组　别	NO/μmol · mL^{-1}	ET/ng · mL^{-1}
正常对照组	83. 29 ± 6. 46	4. 98 ± 0. 91
模型组	35. 80 ± 13. 40	8. 21 ± 0. 72
复方丹参滴丸组	53. 60 ± 4. 14 **	3. 96 ± 0. 41 **
高剂量 ABS 组	77. 24 ± 2. 76 **	3. 86 ± 0. 99 **
中剂量 ABS 组	81. 51 ± 1. 77 **	4. 39 ± 1. 15 **
低剂量 ABS 组	74. 93 ± 1. 77 **	5. 16 ± 1. 26 **

与模型组比较，** $P<0.01$

（3）ABS 对大鼠血清血栓素 B_2 （TXB_2）、6 – 酮前列腺素 （6 – Keto – PGF1ā）的影响：与正常对照组比较，模型组 TXB_2 升高，6 – Keto – PGF1ā 降低，差异有显著统计意义 （$P<0.05$），6 – Keto – PGF1ā/TXB_2 比值显著低于正常对照组比值 （$P<0.01$）。与模型组比较，ABS 高、中、低剂量组 TXB_2 水平显著降低 （$P<0.05$，$P<0.01$），ABS 高、中剂量组 6 – Keto – PGF1ā 水平显著升高 （$P<0.05$），ABS 高、中、低剂量组 6 – Keto – PGF1ā/TXB_2 比值与模型组比较有显著统计学意义 （$P<0.01$）。见第 116 页表 6 – 6。

表 6 - 6　怀牛膝总皂苷对大鼠急性心肌缺血 TXB2、6 - Keto - PGF1ã 含量的影响（n = 8）

组　别	6 - Keto - PGF1ã/ng · mL^{-1}	TXB2/ng · mL^{-1}	6 - Keto - PGF1ã/TXB2
正常对照组	50. 81 ± 9. 01	5. 10 ± 0. 80	10. 225 ± 2. 496
模型组	36. 55 ± 14. 90	6. 74 ± 1. 60	5. 402 ± 1. 698
复方丹参滴丸组	48. 14 ± 16. 20	4. 71 ± 1. 16	10. 552 ± 3. 693**
高剂量 ABS 组	49. 36 ± 11. 57*	4. 07 ± 1. 98*	14. 448 ± 7. 420**
中剂量 ABS 组	50. 57 ± 9. 52*	3. 73 ± 0. 89**	12. 842 ± 3. 041**
低剂量 ABS 组	45. 24 ± 10. 42	3. 75 ± 0. 62**	11. 453 ± 3. 449**

与模型组比较，*$P < 0. 05$，**$P < 0. 01$

二、对血液系统的作用

（一）怀牛膝多糖具有抗凝血作用[4]

1. 受试动物　昆明种小鼠（18 ~ 22g）

2. 受试药物　怀牛膝多糖（ABP）

3. 实验方法

（1）小鼠凝血时间（CT）测定：ABP 灌胃 1h 后用直径 10mm 的玻璃毛细管插入小鼠内眦取血，血柱 5cm，每隔 30s 折断毛细管一段，检查有无血凝丝。计算从取血至出现血凝丝的时间，即为凝血时间。以生理盐水（NS）、法华令为参照。

（2）大鼠 PLT、PT、TT、KPTT、RPT 的测定：ABP 连续灌胃给药 5 天，末次给药后 1h 从腹主动脉采血 3mL，放入盛有枸橼酸钠液 0. 4mL 的离心管内轻轻摇匀。吸出 600μL 全血用血常规测定仪测定血小板数（PLT），余下全血以 1500r/min 速度离心 10min。取上层血浆测定血浆凝血酶原时间 PT、血浆凝血酶时间 TT、白陶土部分凝血活酶时间 KPTT 及血浆复钙时间 RPT。

4. 实验结果

（1）ABP 可显著延长小鼠凝血时间，与 NS 组相比有显著差异。见下表 6 - 7。

表 6 - 7　怀牛膝对小鼠凝血时间（CT）的影响

组　别	剂量 C/mg · kg^{-1}	动物数	凝血时间 T/s
生理盐水		12	1. 42 ± 0. 53
法华令	7	12	2. 04 ± 0. 54*
怀牛膝多糖	1000	12	1. 83 ± 0. 69
怀牛膝多糖	2000	12	2. 17 ± 0. 78*

与生理盐水组比较，* $P < 0. 05$

（2）大剂量 ABP 能显著延长 PT（$P < 0.05$），小剂量 ABP 亦有延长 PT 的趋势；大剂量、小剂量 ABP 均显著延长 KPTT（$P < 0.05$），中剂量 ABP 有延长 KPTT 的趋势；大剂量 ABP 有延长 RPT 的趋势；大、中、小剂量 ABP 的 PLT 值与生理盐水组相比无显著差异。见下表 6 - 8，表 6 - 9。

表 6 - 8　怀牛膝多糖对大鼠各项凝血指标的影响（一）

组　别	剂量 C/mg·kg^{-1}	动物数	PT	TT	KPTT
生理盐水		12	10.72 ± 2.34	58.84 ± 22.08	34.31 ± 15.79
法华令	3.5	12	56.03 ± 32.79**	65.28 ± 23.31	93.13 ± 16.04**
怀牛膝多糖	500	12	11.54 ± 1.68	55.70 ± 19.55	53.98 ± 24.71*
怀牛膝多糖	1000	12	10.90 ± 2.14	48.34 ± 22.85	52.01 ± 30.15
怀牛膝多糖	2000	12	18.29 ± 24.18*	50.05 ± 13.50	55.50 ± 30.64*

与生理盐水组比较，*$P < 0.05$，**$P < 0.01$

表 6 - 9　怀牛膝多糖对大鼠各项凝血指标的影响（二）

组　别	剂量 C/mg·kg^{-1}	动物数	RPT	PLT
生理盐水		12	1.90 ± 0.33	74.50 ± 115.71
法华令	3.5	12	1.83 ± 0.24	539.36 ± 196.59**
怀牛膝多糖	500	12	1.98 ± 0.59	790.15 ± 113.44
怀牛膝多糖	1000	12	1.99 ± 0.36	478.42 ± 108.08
怀牛膝多糖	2000	12	2.05 ± 2.05	753.17 ± 118.16

与生理盐水组比较，*$P < 0.05$，**$P < 0.01$

（二）牛膝总苷能明显改善血瘀模型大鼠血液流变特性，抗血小板黏附和抗血栓形成[5]

1. 受试动物　SD 大鼠（体重 280 ~ 300g）

2. 受试药物　牛膝总苷（ABS）

3. 实验方法

（1）分组及给药：大鼠随机分为 6 组，分别为正常组，模型组，丹参滴丸组（125mg/kg），ABS 小、中、大剂量组（0.38、0.75、1.5g/kg）。用药组连续灌胃相应药物 7 天，正常组和模型组灌胃生理盐水。

（2）血瘀模型的制备：喂养第 7 天皮下注射盐酸肾上腺素（Adr）0.08mL/100g 体重，共 2 次，在 2 次注射 Adr 之间（前后各间隔 2h）将大鼠浸入冰水内 5min，以造成急性血瘀模型。

4. 实验结果

（1）ABS 对急性血瘀大鼠血液流变学的影响：模型组与正常组相比，全血高中低切应力黏度、血浆黏度、纤维蛋白原含量、血细胞比容均明显升高，表明急性血瘀大鼠血液呈高黏、浓、聚、凝状态。与模型组相比，ABS 3 个剂量组和丹参滴丸组都能不同程度的改善上述血液流变学指标的变化，提示 ABS 有改善急性血瘀大鼠血液流变性的作用。见下表 6 - 10，表 6 - 11，表 6 - 12。

表 6 - 10　牛膝总苷对血瘀模型大鼠血液流变学的影响（一）

组　别	剂量	血细胞比容/L·L⁻¹	纤维蛋白原/g·L⁻¹
正常组	0.2mL/10g	0.42 ± 0.01	2.57 ± 0.76
模型组	0.2mL/10g	0.49 ± 0.02	4.34 ± 0.50
ABS 小剂量	0.38g/kg	0.43 ± 0.02	3.70 ± 0.46*
ABS 中剂量	0.75g/kg	0.39 ± 0.01	3.28 ± 0.48**
ABS 大剂量	1.5g/kg	0.40 ± 0.01	3.15 ± 0.45**
丹参滴丸	125mg/kg	0.41 ± 0.02	3.41 ± 0.43**

与模型组比较，*$P < 0.05$，**$P < 0.01$

表 6 - 11　牛膝总苷对血瘀模型大鼠血液流变学的影响（二）

组　别	剂量	血浆黏度/mPa·S⁻¹	低切相对黏度/mPa·S⁻¹	高切相对黏度/mPa·S⁻¹
正常组	0.2mL/10g	1.23 ± 0.09	16.76 ± 3.56	3.54 ± 0.67
模型组	0.2mL/10g	1.82 ± 0.28	25.43 ± 4.51	4.34 ± 0.46
ABS 小剂量	0.38g/kg	1.48 ± 0.27*	20.52 ± 5.01*	3.84 ± 0.51*
ABS 中剂量	0.75g/kg	1.61 ± 0.12**	18.07 ± 2.15**	3.73 ± 0.38*
ABS 大剂量	1.5g/kg	1.45 ± 0.43**	16.72 ± 4.54**	3.43 ± 0.78**
丹参滴丸	125mg/kg	1.57 ± 0.35**	15.74 ± 4.09**	3.06 ± 0.61**

与模型组比较，*$P < 0.05$，**$P < 0.01$

表 6 - 12　牛膝总苷对血瘀模型大鼠血液流变学的影响（三）

组　别	剂量	全血黏度值/mPa·S⁻¹			
		切变率 200（1/S）	切变率 30	切变率 5	切变率 1
正常组	0.2mL/10g	4.59 ± 0.84	5.97 ± 1.08	9.98 ± 1.91	21.69 ± 4.75
模型组	0.2mL/10g	7.02 ± 0.41	9.89 ± 0.59	18.69 ± 1.69	46.07 ± 6.07
ABS 小剂量	0.38g/kg	5.42 ± 1.57*	7.37 ± 2.41*	13.21 ± 5.18*	30.97 ± 14.31*
ABS 中剂量	0.75g/kg	5.15 ± 0.48*	6.76 ± 0.56*	12.02 ± 1.12**	28.92 ± 3.68**
ABS 大剂量	1.5g/kg	4.89 ± 0.47**	6.32 ± 0.65**	10.95 ± 1.39**	26.35 ± 3.99**
丹参滴丸	125mg/kg	4.87 ± 0.67**	6.49 ± 1.14**	11.23 ± 2.72**	25.38 ± 8.08**

与模型组比较，*$P < 0.05$，**$P < 0.01$

（2）ABS 对急性血瘀大鼠体外血栓形成及血小板黏附率的影响：与正常组相比，模型组大鼠体外血栓长度、血栓湿重和干重均明显增加，血小板黏附率显著增高。与模型组相比，ABS3 个剂量组和丹参滴丸组都能不同程度的使体外血栓长度、血栓湿重和干重、血小板黏附率明显降低，表明 ABS 可抑制急性血瘀大鼠血小板黏附性，对体外血栓形成有抑制作用。见下表 6 - 13，表 6 - 14。

表 6 - 13　牛膝总苷对血瘀模型大鼠血小板黏附率的影响

组　别	剂量	血小板黏附值/$10^9 \cdot L^{-1}$	血小板黏附率/%
正常组	0.2mL/10g	210.79 ± 74.37	17.60 ± 5.37
模型组	0.2mL/10g	305.54 ± 98.8	25.27 ± 6.13
ABS 小剂量	0.38g/kg	220.27 ± 93.23*	18.76 ± 7.72*
ABS 中剂量	0.75g/kg	213.98 ± 39.24*	18.94 ± 3.92*
ABS 大剂量	1.5g/kg	188.10 ± 39.12**	18.43 ± 3.71**
丹参滴丸	125mg/kg	221.12 ± 50.48*	19.73 ± 3.31*

与模型组比较，$^*P < 0.05$，$^{**}P < 0.01$

表 6 - 14　牛膝总苷对血瘀模型大鼠血栓形成的影响

组　别	剂量	血栓长度及重量		
		长度/cm	湿重/g	干重/g
正常组	0.2mL/10g	3.01 ± 2.21	0.210 ± 0.169	0.091 ± 0.098
模型组	0.2mL/10g	8.58 ± 2.24	0.665 ± 0.245	0.367 ± 0.180
ABS 小剂量	0.38g/kg	6.76 ± 4.85*	0.567 ± 0.565*	0.426 ± 0.460
ABS 中剂量	0.75g/kg	5.87 ± 2.36*	0.470 ± 0.115*	0.226 ± 0.079*
ABS 大剂量	1.5g/kg	5.08 ± 1.71**	0.381 ± 0.076**	0.181 ± 0.048**
丹参滴丸	125mg/kg	6.23 ± 1.64*	0.395 ± 0.101*	0.190 ± 0.073**

与模型组比较，$^*P < 0.05$，$^{**}P < 0.01$

三、对免疫系统的作用

（一）牛膝多糖（ABPS）具有激活老龄大鼠吞噬细胞的作用，能增强机体非特异性免疫功能[6]

1. 受试动物　老龄雄性 SD 大鼠（24 月龄，630.62g ± 85.94g）

2. 受试药物　怀牛膝多糖（ABPS）

3. 实验方法

（1）分组：分为 2 组，即生理盐水对照组（Ⅰ组）、牛膝多糖试验组（Ⅱ组）。Ⅰ组每天用 0.9% NaCl 水溶液（NS）0.5mL 背部皮下注射；Ⅱ组每天用 ABPS 溶液 50mg/kg BW 的剂量背部皮下注射（ABPS 溶液为生理盐水溶液，浓度为 50g/L）。连续 21 天。

（2）检测：镜检计外周血白细胞数（WBC），HiCN 法测定血红蛋白（Hb）含量，用全自动生化分析仪测定主要生化指标，用含 10% 小牛血清的 RPMI－1640 细胞培养液贴壁培养肺泡巨噬细胞（AMΦ）和腹腔巨噬细胞（PMΦ）2h，并用全自动生化分析仪测定其乳酸脱氢酶（LDH）和酸性磷酸酶（ACP）活性，摄取中性红试验检测巨噬细胞（MΦ）的吞噬功能，比色法检测脾脏、肝脏、大脑、肾脏和血清中的脂质过氧化物（LPO）和还原型谷胱甘肽（GSH）含量。

4. 实验结果

（1）ABPS 对老龄大鼠 WBC 和 Hb 的影响：经 ABPS 处理培养 21 天后，WBC 和 Hb 与对照组无显著差异（$P > 0.05$），见下表 6－15。

表 6－15　ABPS 对老龄大鼠 WBC 和 Hb 的影响（n＝8）

组　别	WBC（10^6 细胞数/L）	Hb（g/L）
对照组	10650 ± 2351	139. 09 ± 21. 68
ABPS 组	12241 ± 4812 *	146. 41 ± 30. 41 *

与对照组比较，* $P > 0.05$

（2）ABPS 对老龄大鼠主要生化指标的影响：经 ABPS 作用后的老龄大鼠与对照组比较，血液中 LDH、ACP、K^+、Na^+、Cl^-、ALT、AST、TG、UN、Cr 含量均无显著差异（$P > 0.05$），血液 Ch 含量显著低于对照组（$P < 0.05$），见下表 6－16。

表 6－16　ABPS 对老龄大鼠主要生化指标的影响（n＝8）

	对照组	ABPS 组
LDH（U/L）	2555. 400 ± 438. 534	2304. 500 ± 351. 671
ACP（U/L）	21. 160 ± 2. 100	23. 019 ± 3. 021
K^+（mmol/L）	5. 181 ± 0. 760	5. 214 ± 0. 763
Na^+（mmol/L）	150. 200 ± 2. 168	147. 333 ± 3. 180
Cl^-（mmol/L）	103. 600 ± 2. 302	103. 166 ± 2. 241
ALT（U/L）	24. 321 ± 4. 120	21. 325 ± 3. 678
AST（U/L）	86. 541 ± 26. 403	79. 309 ± 30. 542
Ch（mmol/L）	1. 542 ± 0. 339	1. 013 ± 0. 452 *
TG（mmol/L）	1. 318 ± 0. 312	1. 201 ± 0. 352
UN（mmol/L）	7. 602 ± 0. 947	7. 050 ± 0. 981
Cr（mmol/L）	83. 400 ± 9. 652	76. 667 ± 8. 968

与对照组比较，* $P < 0.05$

（3）ABPS 对老龄大鼠 AMΦ 和 PMΦ 内 ACP 和 LDH 水平的影响：经 ABPS 处理培养 21 天后，无论在老龄大鼠的 AMΦ 或 PMΦ 内，ABPS 组 ACP 和 LDH 活性均显著高于对照组（均 $P < 0.01$），见下表 6 – 17。

表 6 – 17　ABPS 对老龄大鼠 AMΦ 和 PMΦ 内 ACP 和 LDH 水平的影响（n = 8）

	AMΦ（2×10^6 细胞数）		PMΦ（2×10^6 细胞数）	
	对照组	ABPS 组	对照组	ABPS 组
ACP（U）	8. 63 ± 1. 58	19. 26 ± 9. 65 **	0. 23 ± 0. 15	3. 12 ± 1. 16 **
LDH（U）	8. 90 ± 0. 14	19. 40 ± 0. 26 **	1. 71 ± 0. 16	2. 65 ± 0. 65 **

与对照组比较，** $P < 0.01$

（4）ABPS 对老龄大鼠 AMΦ 和 PMΦ 摄取中性红能力的影响：经 ABPS 处理培养 21 天后，与对照组相比，无论在 AMΦ 或 PMΦ 内，摄取中性红的能力（A 值）均大大提高，具有非常显著差异（$P < 0.01$），见表 6 – 18。

表 6 – 18　ABPS 对老龄大鼠 AMΦ 和 PMΦ 摄取中性红能力的影响（n = 8）

AMΦ（2×10^6 细胞数）		PMΦ（2×10^6 细胞数）	
对照组	ABPS 组	对照组	ABPS 组
0. 285 ± 0. 067	1. 451 ± 0. 256 **	0. 468 ± 0. 062	1. 051 ± 0. 192 **

与对照组比较，** $P < 0.01$

（5）ABPS 对老龄大鼠血清及组织中 LPO 水平的影响：ABPS 对血清及组织中 LPO 水平的影响，见表 6 – 19。

表 6 – 19　ABPS 对老龄大鼠血清及组织中 LPO 水平的影响（n = 8）

	对照组	ABPS 组
血清	0. 216 ± 0. 052	0. 182 ± 0. 065
脑	0. 356 ± 0. 043	0. 228 ± 0. 096 **
肝	0. 788 ± 0. 066	0. 573 ± 0. 059 **
脾	0. 324 ± 0. 074	0. 276 ± 0. 083 *
肾	0. 465 ± 0. 078	0. 310 ± 0. 066 **

与对照组比较，* $P < 0.05$，** $P < 0.01$

（6）ABPS 对血清及组织中 GSH 水平的影响：ABPS 对血清及组织中 GSH 水平的影响，见表 6 – 20。

表 6 - 20　ABPS 对老龄大鼠血清及组织中 GSH 水平的影响（n = 8）

	对照组	ABPS 组
血清	0.693 ± 0.068	0.661 ± 0.076
脑	0.532 ± 0.063	0.634 ± 0.075 *
肝	1.462 ± 0.085	1.571 ± 0.093 *
脾	1.152 ± 0.062	1.253 ± 0.089 *
肾	1.236 ± 0.063	1.274 ± 0.070

与对照组比较，$^*P < 0.05$

（二）怀牛膝多糖可增强疫苗的免疫效果[7]

1. 受试动物　14 日龄罗曼蛋公鸡（平均体重为 97.6g）

2. 受试药物　怀牛膝多糖（ABPS）。用水煎醇沉法提取怀牛膝多糖，经硫酸 - 蒽酮法测定其多糖净含量为 54%，按净含量用去离子水溶解、稀释成两种浓度：6mg/mL、3mg/mL，常规高压消毒后备用

3. 实验方法

（1）试验鸡分组及处理：蛋公鸡随机分为 3 组，每组 50 只，全部用 2 羽份的新支二联弱毒苗点眼滴鼻。2 个试验组为怀牛膝多糖的高（ABPS$_H$）、低（ABPS$_L$）剂量组，分别肌肉注射 0.5mL/羽，对照组（Control）注射等量生理盐水，每日 1 次，连续注射 3 天；28 日龄每羽肌肉注射 0.3mL 新支二联油苗二免。

（2）鸡新城疫 HI 抗体滴度的测定：于免疫后第 7（D7）、14（Dl4）、21（D21）、28（D28）、35（D35）、42（D42）天，每组分别随机取 8 只鸡，翼下静脉采血 0.5mL，待析出血清后，1000r/min 离心 5min 分离血清，用微量血凝抑制法测定鸡新城疫 HI 抗体滴度。

（3）外周血 T 淋巴细胞增殖测定：于免疫后第 10（D10）、20（D20）、30（D30）、40（D40）、50（D50）天，每组分别随机取 5 只鸡，无菌心脏采血（柠檬酸钠抗凝），5mL/只。将抗凝血样加在淋巴细胞分离液上层，2000r/min 离心 20min，吸取白细胞层，用无血清 RPMI - 1640 营养液洗 2 遍，1500r/min 离心 15min。台盼蓝染色，细胞计数活细胞大于 90% 后，用 RPMI - 1640 培养液调整细胞浓度为 2.5×10^6/mL，加入 96 孔细胞培养板，培养液中加入伴刀豆素球蛋白，39.5℃、5% CO_2 培养。用 MTT 法检测细胞增殖情况，酶联免疫仪 570nm 读数。

（4）外周血 T 淋巴细胞亚群检测：于免疫后第 10（D10）、20（D20）、30（D30）、40（D40）、50（D50）天，每组随机抽取 5 只鸡心脏采血，柠檬酸钠抗凝，分离淋巴细胞，用 PBS 溶液将细胞数调至 5×10^6/mL。取 50μL 用流式细胞仪检测 $CD_3^+CD_4^+$、$CD_3^+CD_8^+$ 淋巴细胞亚群。

（5）免疫器官指数的计算：于免疫后第 10（D10）、20（D20）、30（D30）、40（D40）、50

（D50）天，每组随机抽取 5 只鸡放血致死，称取体重，摘取脾脏、胸腺、法氏囊，称取湿重，计算免疫器官指数。

4. 实验结果

（1）怀牛膝多糖对新城疫抗体效价的影响：免疫后第 21、35、42 天，怀牛膝多糖高剂量组的抗体效价显著高于对照组（$P < 0.05$）；免疫后第 28 天，怀牛膝多糖高、低剂量组的抗体效价均显著高于对照组（$P < 0.05$）。见下表 6 – 21。

表 6 – 21　怀牛膝多糖对血清 ND – HI 抗体效价的影响（Log_2）

组　别	D_7	D_{14}	D_{21}	D_{28}	D_{35}	D_{42}
$ABPS_H$	5.8 ± 0.81	6.6 ± 0.41	$11.8 \pm 0.41^*$	$11.6 \pm 0.50^*$	$11.7 \pm 0.83^*$	$10.2 \pm 0.64^*$
$ABPS_L$	6.1 ± 0.66	6.4 ± 0.48	11.6 ± 0.45	$11.4 \pm 0.46^*$	11.5 ± 0.94	9.6 ± 0.41
Control	5.5 ± 0.31	6.1 ± 0.49	10.9 ± 0.73	10.7 ± 0.47	10.7 ± 0.67	9.1 ± 0.74

与对照组比较，$^*P < 0.05$

（2）怀牛膝多糖对外周血淋巴细胞增殖的影响：免疫后第 10、20、30、40 天，怀牛膝多糖高剂量组的 OD 值显著高于对照组（$P < 0.05$）；免疫后第 50 天，怀牛膝多糖高、低剂量组的 OD 值均显著高于对照组（$P < 0.05$）。见下表 6 – 22。

表 6 – 22　怀牛膝多糖对外周血 T 淋巴细胞增殖的影响（OD_{570}值）

组　别	D_{10}	D_{20}	D_{30}	D_{40}	D_{50}
$ABPS_H$	$0.272 \pm 0.020^*$	$0.390 \pm 0.016^*$	$0.417 \pm 0.015^*$	$0.508 \pm 0.010^*$	$0.491 \pm 0.033^*$
$ABPS_L$	0.259 ± 0.017	0.356 ± 0.028	0.381 ± 0.030	0.475 ± 0.016	$0.453 \pm 0.020^*$
Control	0.210 ± 0.021	0.310 ± 0.027	0.354 ± 0.017	0.402 ± 0.013	0.373 ± 0.027

与对照组比较，$^*P < 0.05$

（3）怀牛膝多糖对外周血 CD_4^+、CD_8^+ T 淋巴细胞亚群及 CD_4^+/CD_8^+ 比值的影响：免疫后第 10、20、30、40 天，怀牛膝多糖高剂量组的 $CD_3^+CD_4^+$ 淋巴细胞百分率显著高于对照组（$P < 0.05$）；免疫后第 30、40 天，怀牛膝多糖高、低剂量组的 $CD_3^+CD_8^+$ 淋巴细胞百分率显著低于对照组（$P < 0.05$）；免疫后第 10、30、40、50 天，怀牛膝多糖高剂量组的 CD_4^+/CD_8^+ 比值显著高于对照组（$P < 0.05$）。见第 124 页表 6 – 23。

表6-23　怀牛膝多糖对外周血 CD_4^+、CD_8^+ T 淋巴细胞亚群及 CD_4^+/CD_8^+ 比值的影响

组　别	D_{10}	D_{20}	D_{30}	D_{40}	D_{50}
$ABPS_H$	37.9±4.6*	38.7±4.0*	39.5±3.9*	36.7±4.2*	36.8±4.2
$ABPS_L$	35.8±4.7	35.0±4.3	37.5±5.2	34.7±5.5	34.6±5.8
Control	29.5±4.8	30.0±4.4	30.7±4.6	27.7±4.2	30.3±4.6
$ABPS_H$	18.2±3.5	23.6±2.3	21.5±2.0*	22.5±2.8*	20.1±3.0
$ABPS_L$	20.9±3.6	24.5±2.9	21.3±3.8*	22.1±3.2*	19.8±3.3
Control	21.1±3.6	23.3±3.2	24.0±3.5	28.1±2.7	23.7±3.4
$ABPS_H$	1.95±0.18*	1.64±0.21	1.84±0.24*	1.63±0.18*	1.83±0.11*
$ABPS_L$	1.71±0.19	1.43±0.13	1.76±0.30	1.57±0.28	1.77±0.25
Control	1.40±0.14	1.29±0.05	1.28±0.10	1.10±0.13	1.31±0.09

与对照组比较，*$P<0.05$

（4）怀牛膝多糖对免疫器官指数的影响：免疫后第10、20、30、40和50天，怀牛膝多糖高剂量组的胸腺和脾脏指数均显著高于对照组（$P<0.05$）；免疫后第30、40和50天，怀牛膝多糖高剂量组的法氏囊指数均显著高于对照组（$P<0.05$）。见下表6-24。

表6-24　怀牛膝多糖对免疫器官指数的影响

组织	组　别	D_{10}	D_{20}	D_{30}	D_{40}	D_{50}
胸腺	$ABPS_H$	4.55±0.63*	4.99±0.30*	5.64±0.45*	6.07±0.48*	6.12±0.31*
	$ABPS_L$	4.30±0.70	4.10±0.70	5.01±0.87	4.84±0.86	5.36±0.38
	Control	3.62±0.15	3.84±0.33	4.18±0.18	3.97±0.58	4.67±0.19
脾脏	$ABPS_H$	2.84±0.48*	3.23±0.13*	3.34±0.64*	3.06±0.23*	3.15±0.28*
	$ABPS_L$	2.38±0.30	3.04±0.35	2.82±0.33	2.85±0.28	2.90±0.56
	Control	1.86±0.35	2.36±0.23	2.41±0.13	2.28±0.16	2.18±0.25
法氏囊	$ABPS_H$	3.64±0.58	4.04±0.23	4.52±0.60*	4.73±0.35*	4.70±0.73*
	$ABPS_L$	3.42±0.64	4.01±0.60	4.27±0.33	4.18±0.20	4.59±0.91
	Control	2.89±0.75	3.47±0.41	3.64±0.30	3.88±0.13	3.78±0.38

与对照组比较，*$P<0.05$

（三）牛膝多糖(ABPS)对环磷酰胺造成的免疫抑制有明显的调节作用，并使之趋于正常[8]

1. 受试动物　ICR 小鼠（雌雄各半，20~25g）

2. 受试药物　怀牛膝多糖（ABPS）

3. 实验方法

（1）分组：分为 6 组，空白对照组，连续 13 天给予生理盐水，记为 SC 组。ABPS 对照组，先给予生理盐水连续 3 天，然后给予 100mg/kg 的 ABPS，连续 10 天。其余 4 组均给予 60mg/kg 的环磷酰胺（Cy），连续 3 天，其中 1 组作为免疫抑制对照组（随后连续 10 天给予生理盐水，即 Cy 组），另外 3 组给予 ABPS 连续 10 天，剂量分别为 100mg/kg、50mg/kg、25mg/kg，记为 ABPS – H 组、ABPS – M 组和 ABPS – L 组。每天每只小鼠的药物体积均为 0.5mL，给予途径均为腹腔注射。

（2）检测免疫器官指数和白细胞记数：分别于开始用药后第 7、14、21、28 天，每组随机抽取 6 只小鼠，分别称重。取胸腺和脾脏称重计算胸腺指数和脾脏指数。眼球静脉丛采血，以肝素钠抗凝，镜检白细胞数。

（3）流式细胞仪测定脾脏 T 淋巴细胞亚群：取用药后第 7、14、21、28 天的小鼠脾脏分离淋巴细胞，调整细胞浓度至 1×10^6 个/mL。取 500μL 上述细胞悬液，按要求加入适量的 CD_4^+、CD_8^+ 单抗，经反应和洗涤后，进行 CD_4^+、CD_8^+ 亚群的检测。

4. 实验结果

（1）ABPS 对免疫器官指数的影响：与 SC 组相比（除 21d 外），Cy 组小鼠胸腺指数明显减小，而 ABPS 组小鼠胸腺指数明显升高，ABPS 治疗组的胸腺指数有不同程度地提高，并呈现明显的剂量 – 效应关系。除 SC 组外，其他各组小鼠的胸腺指数在第 7~21 天间呈现逐渐升高的趋势。ABPS 组小鼠的脾脏指数高于 SC 组；与 Cy 组相比，ABPS 治疗组小鼠的脾脏指数明显增大（$P < 0.05$），并有剂量 – 效应关系。与胸腺指数类似，给予 ABPS 治疗的各组小鼠的脾脏指数于第 14 天时出现最大值，之后呈现下降趋势。见下表 6 – 25。

表 6 – 25　ABPS 对小鼠免疫器官指数的影响

免疫器官	组　别	7 天	14 天	21 天	28 天
胸腺	SC	1.36 ± 0.13^{ab}	1.46 ± 0.35^{a}	1.34 ± 0.19^{a}	1.27 ± 0.22^{ab}
	Cy	1.08 ± 0.29^{b}	1.14 ± 0.45^{b}	1.88 ± 0.67^{acd}	1.13 ± 0.23^{b}
	ABPS	1.54 ± 0.33^{ab}	1.69 ± 0.59^{a}	2.30 ± 0.46^{bd}	1.46 ± 0.12^{ab}
	ABPS – L	1.44 ± 0.28^{ab}	1.33 ± 0.23^{ab}	2.48 ± 0.11^{bd}	1.58 ± 0.57^{ab}
	ABPS – M	1.47 ± 0.27^{ab}	1.66 ± 0.39^{a}	2.68 ± 0.28^{b}	1.78 ± 0.45^{ab}
	ABPS – H	1.62 ± 0.33^{ac}	1.73 ± 0.22^{a}	2.74 ± 0.38^{b}	1.93 ± 0.43^{ac}
脾脏	SC	3.45 ± 0.92^{ab}	3.90 ± 0.36^{ab}	3.59 ± 0.86^{a}	3.97 ± 0.73^{a}
	Cy	3.01 ± 0.59^{b}	4.69 ± 1.22^{b}	4.85 ± 0.39^{ab}	3.78 ± 0.56^{a}
	ABPS	6.07 ± 0.76^{c}	4.50 ± 0.67^{ab}	7.69 ± 1.10^{cd}	4.45 ± 0.60^{ab}
	ABPS – L	4.14 ± 0.53^{bd}	7.84 ± 1.16^{c}	5.85 ± 0.86^{b}	4.42 ± 0.70^{ab}
	ABPS – M	4.29 ± 0.63^{bd}	8.26 ± 1.06^{c}	6.81 ± 1.15^{bd}	4.65 ± 0.47^{ab}
	ABPS – H	4.52 ± 0.56^{ad}	9.06 ± 1.05^{c}	8.73 ± 0.87^{c}	5.46 ± 0.80^{bc}

肩标字母相同者表示各组差异不显著（$P > 0.05$）；无相同字母者表示差异显著（$P < 0.05$）

（2）ABPS 对外周血白细胞数的影响：Cy 组小鼠外周血白细胞数在 7d、14d 时明显低于 SC 组，在第 14 天后有所恢复，与 SC 组无明显差异。ABPS 组的白细胞数从第 7～28 天均维持在较高水平，均多于 SC 组，而显著多于 Cy 组（$P < 0.05$）。ABPS 治疗组的白细胞数均不同程度地高于 Cy 组，且呈现一定的剂量依赖关系，还表现为先升高后降低的趋势。见下表 6 - 26。

表 6 - 26 ABPS 对小鼠外周血白细胞数的影响（$\times 10^6/mL$）

组 别	7 天	14 天	21 天	28 天
SC	4.93 ± 0.70^a	5.53 ± 0.53^{ab}	5.38 ± 0.38^a	5.22 ± 0.68^a
Cy	3.03 ± 0.46^b	4.68 ± 0.58^b	4.87 ± 0.35^a	4.73 ± 0.43^a
ABPS	7.13 ± 0.62^c	6.10 ± 1.21^{ad}	7.58 ± 0.97^b	7.75 ± 1.03^b
ABPS - L	3.28 ± 0.36^b	7.13 ± 0.78^{cd}	4.90 ± 0.44^a	4.93 ± 0.81^a
ABPS - M	3.52 ± 0.49^b	7.42 ± 0.86^{cd}	5.68 ± 0.60^a	5.32 ± 0.63^a
ABPS - H	3.78 ± 0.69^b	8.22 ± 0.65^c	8.05 ± 0.95^b	5.77 ± 0.48^a

肩标字母相同者表示各组差异不显著（$P > 0.05$）；无相同字母者表示差异显著（$P < 0.05$）

（3）ABPS 对脾脏 T 细胞亚群的影响：与 SC 组相比，Cy 组的 CD_4^+/CD_8^+ 比值显著降低（$P < 0.05$），虽然其 CD_4^+/CD_8^+ 比例随时间延长有升高趋势，但仍显著低于正常值，说明其免疫功能受到抑制。单独给予 ABPS 后，小鼠的 CD_4^+/CD_8^+ 比值明显高于 SC 组和 Cy 组（$P < 0.05$）；在 ABPS 治疗组中，ABPS - L 组与 SC 组无明显差异，但 ABPS - M、ABPS - H 组在 21d 和 28d 的 CD_4^+/CD_8^+ 比值明显高于 SC 组。相对于 Cy 组，各剂量 ABPS 治疗组的 CD_4^+/CD_8^+ 比值升高。见下表 6 - 27。

表 6 - 27 ABPS 对小鼠脾脏 CD_4^+/CD_8^+ 比值的影响

| 组 别 | CD_4^+/CD_8^+ | | | |
	7 天	14 天	21 天	28 天
SC	2.27 ± 0.27^{adA}	2.30 ± 0.31^{aA}	2.18 ± 0.42^{aA}	2.19 ± 0.18^{aA}
Cy	1.26 ± 0.25^{bA}	1.57 ± 0.14^{bB}	1.68 ± 0.37^{bBC}	1.87 ± 0.23^{bC}
ABPS	2.52 ± 0.53^{aA}	3.26 ± 0.61^{cB}	3.14 ± 0.78^{cB}	3.01 ± 0.39^{cB}
ABPS - L	1.54 ± 0.24^{cA}	2.16 ± 0.33^{aB}	2.39 ± 0.41^{adB}	2.37 ± 0.50^{adB}
ABPS - M	1.78 ± 0.40^{cA}	2.27 ± 0.15^{aB}	2.66 ± 0.81^{dC}	2.53 ± 0.39^{dBC}
ABPS - H	2.15 ± 0.32^{dAC}	2.03 ± 0.18^{aA}	2.97 ± 0.71^{cB}	2.81 ± 0.67^{cBC}

同列数据肩标含有相同小写字母表示差异不显著（$P > 0.05$）；无相同小写字母表示差异显著（$P < 0.05$）；同行数据肩标含有相同大写字母表示差异不显著（$P > 0.05$）；无相同大写字母表示差异显著（$P < 0.05$）

（四）牛膝多糖对小鼠免疫性肝损伤有一定的保护作用[9]

1. 受试动物 昆明种小鼠（雌雄兼用，18～22g）

2. 受试药物　怀牛膝多糖（ABPS）。取牛膝加 80% 乙醇浸泡 14h，微沸回流脱脂 2 次。残渣加水提取，用 Savage 试剂法脱蛋白。将所得溶液加入无水乙醇进行醇沉，再用 CCl_4 洗涤 2 次，乙醚洗涤 2 次，每次洗涤后离心。干燥的白色粉末即为牛膝多糖，用苯酚 – 硫酸法测定所提取牛膝多糖含量为 74.28%。

3. 实验方法

（1）分组及给药：小鼠随机分为 5 组。①生理盐水对照组；②模型对照组；③联苯双酯 150mg/kg·d 阳性对照组；④⑤分别为 ABPS 150mg/kg·d^{-1}、300mg/kg·d^{-1}实验组。采用灌胃法给药，①②组分别灌胃等容量生理盐水，连续给药 10 天。

（2）小鼠免疫性肝损伤模型的制备：由尾静脉注射 0.2mL 内含 2.0mg 卡介苗（BCG）的生理盐水溶液，10 天后每鼠尾静脉注射 7.5μg 脂多糖（LPS）。

（3）检测：小鼠摘眼球取血，测定血清中 ALT 的含量。取出肝脏、胸腺、脾脏。测定肝匀浆中 ALT、MDA、SOD 的含量。计算胸腺、脾脏的脏器指数［脏器指数 = 脏器重（mg）/体重（g）］。

4. 实验结果

（1）ABPS 对免疫性肝损伤小鼠血清和肝组织中丙氨酸氨基转移酶（ALT）的影响：与正常对照组比较，模型组小鼠血清和肝组织 ALT 显著升高，差异有统计学意义（$P < 0.05$），说明造模成功。与模型组相比，牛膝多糖低剂量组与联苯双酯组小鼠血清和肝组织 ALT 均明显降低，差异有统计学意义（$P < 0.05$）。见下表 6 – 28。

表 6 – 28　牛膝多糖对免疫性肝损伤小鼠血清和肝组织中 ALT 的影响 （n = 8）

组　别	血清 ALT （U/L）	肝组织 ALT （U/L）
生理盐水对照组	32.21 ± 8.87	294.48 ± 117.77
模型对照组	152.47 ± 30.14	433.39 ± 99.86
牛膝多糖 150mg·kg^{-1}	116.97 ± 16.60*	292.03 ± 75.05*
牛膝多糖 300mg·kg^{-1}	124.92 ± 27.61	293.20 ± 32.45*
联苯双酯组 150mg·kg^{-1}	71 ± 27*	197 ± 18.51*

与模型对照组比较，*$P < 0.05$

（2）ABPS 对免疫性肝损伤小鼠肝组织丙二醛（MDA）、超氧歧化酶（SOD）的影响：与正常对照组比较，模型组小鼠肝组织 MDA 水平明显升高，SOD 水平明显降低，差异有统计学意义（$P < 0.05$）。与模型组相比，低剂量牛膝多糖与联苯双酯能明显降低肝匀浆 MDA 的含量，提高 SOD 的水平，差异有统计学意义（$P < 0.05$）。见第 128 页表 6 – 29。

表6-29　ABPS 对免疫性肝损伤小鼠肝组织 MDA、SOD 的影响（n=8）

组　别	MDA（nmol/mgprot）	SOD（U/mL）
生理盐水对照组	31.72±9.95	61.41±11.23
模型对照组	80.82±24.44	48.21±14.71
牛膝多糖150mg·kg⁻¹	23.80±7.39*	78.71±27.53*
牛膝多糖300mg·kg⁻¹	43.44±21.03	73.30±25.33
联苯双酯组150mg·kg⁻¹	11.55±3.14*	84.35±9.04*

与模型对照组比较，*$P<0.05$

（3）ABPS 对免疫性肝损伤小鼠脾脏指数、胸腺指数的影响：与正常对照组比较，模型组小鼠脾脏、胸腺指数明显增加，差异有统计学意义（$P<0.05$），表明 BCG+LPS 损伤后导致脾脏、胸腺增大。与模型组相比，低剂量牛膝多糖与联苯双酯能降低增大的脾脏、胸腺的质量指数，差异有统计学意义（$P<0.05$）。见下表6-30。

表6-30　牛膝多糖对免疫性肝损伤小鼠脾脏指数、胸腺指数的影响（n=8）

组　别	脾脏指数（mg/10g）	胸腺指数（mg/10g）
生理盐水对照组	121.25±30.13	8.02±0.84
模型对照组	226.63±35.99	11.26±2.76
牛膝多糖150mg·kg⁻¹	170.39±38.08*	6.49±2.34*
牛膝多糖300mg·kg⁻¹	212.56±43.76	7.18±2.90*
联苯双酯组150mg·kg⁻¹	169.21±25.85*	7.29±0.93*

与模型对照组比较，*$P<0.05$

（五）牛膝能明显减轻同种异体肢体移植动物模型发生排斥反应，延长移植肢体的存活时间[10]

1. 受试动物　受供者分别为纯系 Wistar 大鼠、SD 大鼠（雄性，10~12周龄，200~250g）

2. 受试药物　牛膝水提取物。将牛膝粉碎后加双蒸水浸泡，煮沸3次，合并3次药液放入4℃冰箱中过夜，以3000r/min 离心30min 取上清液用双蒸水稀释。

3. 实验方法

（1）分组：分为3组。A组（牛膝组）：将牛膝水提取物稀释为0.25g/mL，术后当日起每隔1天灌服1次，剂量为5mg/kg。B组（对照组）：术后不用免疫抑制剂，仅应用生理盐水 10mL/kg·d⁻¹ 灌服。C组（环孢素A，CsA）组：术后将 CsA 用生理盐水稀释为1mg/mL，术后当日起每隔1天灌服1次，剂量为5mg/kg。

（2）急性排斥反应的观测：根据异体移植肢体的血运变化和皮肤表现，观察各组移植肢体急性排斥反应的发生时间和移植肢体存活时间，其中急性排斥反应的发生时间严格限定在移植肢体皮肤出现红斑水肿持续24h，移植肢体坏死标准为皮肤脱落或出现干性坏疽。

（3）CD_4^+、CD_8^+细胞检测：术后对各组模型行鼠尾取血，用流式细胞仪检测T淋巴细胞亚群中CD_4^+、CD_8^+细胞的百分率及CD_4^+/CD_8^+的比值。

4. 实验结果

（1）A、B组大鼠术后1~2天移植肢体皮温较健侧肢体稍高，移植物肿胀较轻，血运良好。术后3~4天开始，移植物开始肿胀，先是移植物的上端和足背部，然后迅速加重和扩展，5~6天左右皮肤变湿，7~8天左右肢体毛发开始脱落，皮肤出现红斑并伴糜烂以大腿的内上侧出现最早，9~13天整个移植物变黑坏死。C组大鼠术后移植肢体也轻度肿胀，于术后8~9天肿胀开始明显，最终于14~19天移植物变黑坏死。A组排斥反应时间（9.62±2.37），肢体平均存活时间（16.11±1.72）；B组排斥反应时间（7.13±1.37），肢体平均存活时间（11.14±1.31）；C组排斥反应时间（13.71±2.48），肢体平均存活时间（21.32±1.53）。

（2）CD_4^+、CD_8^+细胞检测：对照组CD_4^+T细胞升高，CD_8^+细胞下降，CD_4^+/CD_8^+的比值升高。应用牛膝后，CD_4^+、CD_4^+/CD_8^+的比值明显降低，CD_8^+明显增高。

（六）怀牛膝对重型颅脑损伤大鼠血清IL-2、sIL-2R及外周血PMN吞噬功能的影响[11]

1. 受试动物：健康，月龄、体质量相似的SPF级雌雄不限SD大鼠，体质量（230±20）g。

2. 药品及试剂：怀牛膝购于广西医科大学第一附属医院中药房，规格为8~14根/500g，其水煎剂生药含量1g/mL。

3. 仪器：酶标仪，上海原热电公司生产（型号：354）；SIGMA台式高速冷冻离心机，德国SIGMA生产（型号：3k-15）；显微镜，日本OLYMPUS生产（型号：CX21）。

4. 实验方法：用改良的Feeney's自由落体方法制作大鼠重型颅脑损伤模型，动物造模后随机分成5组，每组13只。造模6h后开始给药：假损伤组和模型组按10mL/kg给生理盐水灌胃；怀牛膝取临床常用量范围的中等量20g为每日的中等量，按低剂量为中等剂量的0.65倍，中剂量为高剂量的0.65倍计算用量，经人与大鼠用药量等量换算后，大鼠的高、中、低剂量组分别以3.2，2.1，1.4g/kg灌胃；每日1次，共计7次。伤后第7日分别采集血标本。采用ELISA及免疫学细胞技术方法检测IL-2、sIL-2R及外周血PMN吞噬功能。

5. 结果：重型颅脑损伤后大鼠的免疫功能状态受抑制，中、高剂量怀牛膝水煎剂可以改善重型颅脑损伤后免疫功能抑制状态，尤以高剂量明显，可能与怀牛膝本身能增强免疫功能及改善中枢神经免疫调控障碍等有关。

（1）对血清IL-2的影响：模型组、低剂量组血清与假损伤组、高剂量组、中剂量组比较均有显著性（$P<0.01$）差异；其他各组血清IL-2两两比较差异均无显著（$P>0.05$）。见表6-31。

表 6-31   个组血清 IL-2 含量检测结果 ($\bar{x} \pm s$) pg·mL^{-1}

组　别	IL-2
假损伤	279.82±40.73˙
模型	189.81±29.67
怀牛膝高剂量	277.22±53.95˙
怀牛膝中剂量	247.07±41.58˙
怀牛膝低剂量	192.08±68.22

与模型组比较，˙p<0.01；与低剂量组比较，˙p<0.01；n=13

（2）对血清 sIL-2R 的影响：模型组血清 sIL-2R 明显升高，与假损伤组、高剂量组比较差异均有显著性（$P<0.05$），其他各组血清 sIL-2R 两两比较差异均无显著性（$P>0.05$）。见下表 6-32。

表 6-32   各组血清 sIL-2R 含量检测结果 ($\bar{x} \pm s$)   IU·mL^{-1}

组　别	sIL-2R
假损伤	201.58±32.93$^{\triangle}$
模型	250.42±76.60
怀牛膝高剂量	203.09±31.33$^{\triangle}$
怀牛膝中剂量	237.86±18.00
怀牛膝低剂量	222.23±49.69

与模型组比较，$P<0.05$；n=13

（3）对外周血中性粒细胞（PMN）吞噬率的影响：模型组、怀牛膝中剂量组、低剂量组与假损伤组比较均有显著性（$P<0.01$）差异，PMN 吞噬率明显降低，另外怀牛膝高剂量组分别与模型组、低剂量组比较有显著性（$P<0.05$）差异；其他各组 PMN 吞噬率两两比较差异均无显著性（$P>0.05$）。见下表 6-33。

表 6-33   各组外周血中性粒细胞吞噬率检测结果 ($\bar{x} \pm s$)%

组　别	PMN
假损伤	57.73±6.02
模型	46.08±8.35▲★
怀牛膝高剂量	53.58±10.76
怀牛膝中剂量	47.69±9.00▲
怀牛膝低剂量	46.77±4.92▲★

与假损伤组比较，▲$P<0.01$；与怀牛膝高剂量组比较，★$P<0.05$；n=13

四、对生殖系统的作用

（一）怀牛膝皂甙 A 具有明显兴奋动物子宫平滑肌的作用[12]

1. 受试动物　SD 大鼠、家兔

2. 受试药物　怀牛膝皂甙 A

3. 实验方法

（1）大鼠离体子宫实验：按常规方法制备离体子宫标本。子宫肌段长 1.2cm，置于含改良 De Jalon 溶液 1 的恒温浴槽内（10mL），调节基线张力 1.5g，连续通 O_2（32℃，pH7.4），平衡 40min 后，开始记录。经联接肌力换能器，通过 XWT - 104 型台式自动平衡记录仪描记子宫收缩曲线，用 Q811 型求积仪量出子宫收缩曲线下面积（UCA）。

（2）家兔在体子宫实验：在戊巴比妥钠麻醉下手术，用在位子宫悬垂法记录子宫收缩。将子宫套管下端与腹壁切口扎牢，使子宫浸泡于加温至 38℃的改良 De Jalon1 溶液中。静止负荷 4g，稳定 40min 后，待所描记的子宫活动恒定时，开始记录。给药时先将套管内的液体吸出，再依次分别加入 0.06g/L、0.12g/L、0.24g/L 的怀牛膝皂甙 A，观察记录 20min。20min 后换液冲洗数次，待标本稳定后，再给下一浓度的药物，并记录子宫活动。

4. 实验结果

（1）对大鼠离体子宫平滑肌的作用

a. 不同浓度怀牛膝皂甙 A 的作用：怀牛膝皂甙 A 在 0.06～0.48g/L 浓度范围内，可使未孕大鼠离体子宫产生浓度依赖性收缩。主要表现为潜伏期缩短，子宫收缩曲线下面积（UCA）增大。见下表6-34。

表6-34　不同浓度怀牛膝皂甙 A 对未孕大鼠离体子官的作用（n=12）

浓度（g/L）	潜伏期（min）	子宫收缩曲线下面积（cm²）			
		给药前（min）	给药后（min）		
		-10～0	0～10	10～20	20～30
0.06	7.82 ± 2.44	0.13 ± 0.23	0.78 ± 0.62*	2.43 ± 1.67**	3.36 ± 1.52**
0.12	1.82 ± 1.21	0.09 ± 0.14	1.25 ± 0.51**	3.61 ± 1.58**	4.42 ± 1.69**
0.24	0.35 ± 0.21	0.17 ± 0.24	5.32 ± 1.73**	6.68 ± 1.92**	6.36 ± 1.43**
0.48	0.21 ± 0.13	0.12 ± 0.19	5.96 ± 1.68**	7.82 ± 0.77**	7.54 ± 0.48**

与给药前 UCA 比较，* $P < 0.05$，** $P < 0.01$

b. 重复给药的作用：怀牛膝皂甙 A 浓度增加，重复给药对离体大鼠子宫平滑肌兴奋作用减弱。药物浓度达 0.48g/L 时，再次给药，无明显兴奋子宫平滑肌作用。

c. 对不同生理状态下离体大鼠子宫的作用：怀牛膝皂甙 A 0.12g/L 时，对不同生理状态下大鼠离体子宫平滑肌均有明显兴奋作用。表现为给药后各组的子宫收缩曲线下面积均显著增加（$P <$ 0.01），其子宫收缩曲线下面积增值由大到小依次排列为：晚孕组、早孕组、中孕组、动情期组、已烯雌酚诱导动情期组、间情期组、幼龄组。见下表6-35。

表6-35　不同生理状态下的大鼠离体子宫对怀牛膝皂甙 A 0.12g/L 的反应 （n = 16）

组　别	给药前 10min UCA （cm²）	给药后 UCA 增加值 （cm²）		
		0 ~ 10 （min）	10 ~ 20 （min）	20 ~ 30 （min）
幼龄组	0.07 ± 0.09	1.13 ± 0.49[*]	1.79 ± 0.52[*]	2.09 ± 0.63[*]
间情期组	0.21 ± 0.29	1.70 ± 2.02	2.83 ± 1.97	3.79 ± 1.94
动情期组	0.19 ± 0.21	2.30 ± 2.41	3.09 ± 1.59	3.38 ± 1.56
已烯雌酚	0.24 ± 0.26	2.53 ± 2.01	2.87 ± 1.66	3.41 ± 1.48
早孕组	1.83 ± 0.78	6.12 ± 3.03	5.87 ± 2.43	5.82 ± 2.21
中孕组	1.45 ± 0.68	5.52 ± 2.87	4.91 ± 2.19	4.80 ± 2.27
晚孕组	1.75 ± 0.76	6.90 ± 3.31[*]	7.08 ± 2.41[*]	6.72 ± 2.83[*]

给药后幼龄组与晚孕组比较，[*] $P < 0.05$

d. 对未孕大鼠宫颈、宫角作用的比较：怀牛膝皂甙 A 0.12g/L 对大鼠宫角有明显兴奋作用（$P <$ 0.01），而对宫颈无明显兴奋作用（$P > 0.05$）。见下表6-36。

表6-36　怀牛膝皂甙 A0.12g/L 对大鼠宫颈、宫角作用的比较 （n = 12）

组　别	子宫收缩曲线下面积 （cm²）			
	给药前 10min	给药后 （min）		
		0 ~ 10	10 ~ 20	20 ~ 30
宫颈组	0.16 ± 0.16	0.27 ± 0.18[*]	0.29 ± 0.13[*]	0.19 ± 0.17[*]
宫角组	0.26 ± 0.31	1.13 ± 0.64[**]	2.91 ± 1.58[**]	4.03 ± 1.92[**]

与给药前 UCA 比较，[*] $P > 0.05$，[**] $P < 0.01$

（2）对家兔在体子宫的作用：各浓度的怀牛膝皂甙 A 均有明显兴奋家兔在体子宫的作用，表现为收缩幅度增高，频率加快，张力增加的节律性兴奋作用。

（二）怀牛膝显著兴奋在体子宫平滑肌峰电活动的效应类似催产素[13]

1. 受试动物　Wistar 大鼠（雌性未孕，体重 180 ~ 250g）

2. 受试药物　怀牛膝，用水煎醇沉法制备成终浓度 1g/mL 的怀牛膝水煎剂

3. 实验方法

（1）大鼠子宫平滑肌峰电活动检测的预处理：大鼠麻醉后，按常规外科操作于耻骨联合上方正中切开腹壁约 2cm，在距左右子宫角后端愈合部 1cm 处的一侧子宫浆膜面上埋植一对 Ag - AgCl 双极

电极，电极的两极间距为 3~5mm。电极导线穿过腹壁肌层后，沿皮下潜行至颈背部两肩胛间引出体外。术后两周用于慢性实验。

（2）大鼠子宫平滑肌峰电活动的检测：将清醒状态下的大鼠置于特制固定架内，BL-310 生物机能实验系统的输入导线连接于大鼠颈背部的 Ag-AgCl 电极导线，设定输入信号为慢速电信号，增益 1000，时间常数为 0.1s，高频滤波 30Hz，扫描速度 2.5/div。通过该系统可将子宫平滑肌峰电活动记录于计算机硬盘上，每次记录 80~100min，用药前 30min，用药后不少于 40min。分别观察腹腔注射不同剂量药物（0.1，0.2，0.4，0.6，0.8mL）后的子宫平滑肌峰电活动。

4. 实验结果

（1）怀牛膝对爆发波的影响：腹腔注射怀牛膝水煎剂 0.1，0.2，0.4，0.6 及 0.8mL 后，可显著增加子宫肌电爆发波的最大振幅和峰面积（$P < 0.05$）；0.1，0.4，0.6 和 0.8mL 剂量可延长爆发波持续时间（$P < 0.05$），并可显著增加爆发波动作电位个数（$P < 0.05$），但 0.2mL 剂量时作用不明显。见下表 6-37，表 6-38。

表 6-37 怀牛膝对大鼠子宫肌电爆发波最大振幅和持续时间的影响

热量/mL	n	最大振幅/μV		持续时间/s	
		对照	用药后	对照	用药后
0.1	36	250.49 ± 72.70	364.88 ± 171.70*	8.71 ± 2.83	10.83 ± 2.41*
0.2	39	257.34 ± 85.92	427.22 ± 144.72*	9.61 ± 3.00	10.66 ± 3.45
0.4	38	244.74 ± 64.38	323.16 ± 118.80*	10.39 ± 3.29	12.36 ± 4.12*
0.6	37	258.97 ± 90.41	394.14 ± 153.51*	9.66 ± 3.46	11.58 ± 4.47*
0.8	35	253.06 ± 65.48	356.47 ± 124.13*	9.69 ± 2.53	12.28 ± 4.86*

与用药前比较，* $P < 0.05$

表 6-38 怀牛膝对大鼠子宫肌电爆发波动作电位个数和峰面积的影响

热量/mL	n	动作电位个数/个		峰面积/mV²ms·s⁻¹	
		对照	用药后	对照	用药后
0.1	36	17.92 ± 9.09	22.66 ± 10.47*	144.04 ± 64.59	169.96 ± 67.21*
0.2	39	17.89 ± 8.51	19.65 ± 8.31	131.78 ± 55.19	199.10 ± 89.71*
0.4	38	21.91 ± 10.42	27.79 ± 12.51*	139.51 ± 60.11	180.63 ± 88.59*
0.6	37	21.93 ± 11.04	25.86 ± 13.73*	129.24 ± 61.82	196.17 ± 103.58*
0.8	35	20.94 ± 9.63	25.42 ± 15.41*	138.96 ± 61.26	209.30 ± 119.14*

与用药前比较，* $P < 0.05$

（2）怀牛膝对单波的影响：腹腔注射怀牛膝水煎剂 0.1，0.2，0.4，0.6 及 0.8mL 后，可增大子宫肌电单波的正波最大振幅（$P < 0.05$），增加子宫肌电单波的负波最大振幅，除 0.1mL 剂量外可显

著增加子宫肌电单波的峰面积（$P < 0.05$）。见下表 6 – 39。

表 6 – 39　怀牛膝对大鼠子宫肌电单波的影响

热量 /mL	n	正波最大振幅/μV		负波最大振幅/μV		峰面积/mV²ms·min⁻¹	
		对照	用药后	对照	用药后	对照	用药后
0.1	35	106.57 ± 45.44	138.00 ± 63.24*	87.71 ± 38.81	101.71 ± 72.74	567.41 ± 230.33	645.10 ± 224.45
0.2	44	85.23 ± 35.40	135.00 ± 61.32*	72.27 ± 27.86	127.05 ± 73.31*	435.94 ± 127.70	556.63 ± 175.39*
0.4	28	90.71 ± 44.96	141.07 ± 108.95*	88.21 ± 41.19	123.21 ± 81.74	449.81 ± 166.06	707.06 ± 333.67*
0.6	36	99.29 ± 39.31	120.18 ± 46.77*	86.43 ± 37.10	118.93 ± 47.70*	454.56 ± 155.95	658.99 ± 229.82*
0.8	48	99.38 ± 37.84	158.54 ± 64.64*	82.50 ± 42.55	152.29 ± 79.63*	442.13 ± 154.10	747.29 ± 218.76*

与用药前比较，*$P < 0.05$

（三）怀牛膝总皂甙（ABS）具有明显的抗着床、抗早孕作用，且呈剂量依赖性关系[14]

1. 受试动物　封闭群系 ICR 种小白鼠（雌性体重 25 ~ 30g；雄性体重 30 ~ 35g）

2. 受试药物　怀牛膝总皂甙（ABS）

3. 实验方法

（1）抗着床作用：雌雄小鼠 2∶1 合笼，每日晨检查阴栓，以查到阴栓之日为妊娠第 1 天，将妊娠鼠随机分为对照组和给药组。于妊娠第 1 天 ~ 第 5 天，给药组灌胃 75，150 和 300mg/kgABS，对照组给水。末次给药 48h 后处死动物，观察妊娠情况。

（2）抗早孕作用：将妊娠鼠随机分组，于妊娠第 6 天 ~ 第 9 天灌胃 ABS。末次给药 24h 后处死动物，记录妊娠鼠数、胎仔数、终止妊娠鼠数（全部胚胎死亡）。

（3）对假孕小鼠蜕膜细胞反应（DCR）的影响：成年雌性小鼠与结扎输精管的雄性小鼠 2∶1 合笼，以发现阴栓之日为假孕第 1 天。于假孕第 4 天，向左侧子宫角穿约 1.5cm 长的细线造成 DCR，右侧子宫角作为对照。将动物随机分为 2 组，于假孕第 6 天 ~ 第 9 天，灌胃 ABS300mg/kg，对照组给水，于假孕第 10 天处理动物，称取两侧子宫湿重，两侧子宫重量之差即为蜕膜重量。

（4）对去卵巢小鼠 DCR 的影响：成年雌性小鼠行卵巢摘除术 2 周后，每日给予雌二醇油溶液 5μg/kg，连续 3 天。停药 3 天再每日给予雌二醇 0.25g/kg 和黄体酮 50g/kg，直至处死。于第二次给予黄体酮 6h 后，向右侧子宫内注入 10ul 花生油，将动物随机分为两组。给药组于即日灌胃 ABS800mg/kg，对照组给水，连续 4 天。末次给药 24h 后处理动物，称子宫湿重。

4. 实验结果

（1）抗着床作用：子宫角内无活、死胎或吸收点者为未孕鼠。ABS75 ~ 300mg/kg 对小鼠具有明显的抗着床作用，其 ED_{50} 为 96 ± 27mg/kg。见下表 6 – 40。

表 6 - 40　ABS 抗着床作用

组　别	剂量（mg/kg）	动物数	未孕鼠数
	–	10	0
对照组	75	10	4*
ABS 组	150	10	8**
	300	10	10**

与对照组比较，$^*P < 0.05$，$^{**}P < 0.01$

（2）抗早孕作用：150，300mg/kg ABS 组小鼠活胎数明显下降，死胎数和终止妊娠鼠数明显增加，呈显著的抗早孕作用。按综合法计算 $ED_{50} = 145 \pm 51$mg/kg。见下表 6 -41。

表 6 - 41　ABS 抗早孕作用（n = 10）

组　别	剂量（mg/kg）	终止妊娠数	死胎数	活胎数
	–	0	0.1 ± 0.3	10.5 ± 1.6
对照组	75	3	0.1 ± 0.3	7.6 ± 5.4
ABS 组	150	5*	1.5 ± 2.5*	2.4 ± 3.9**
	300	8**	1.9 ± 2.5*	0.3 ± 0.8**

与对照组比较，$^*P < 0.05$，$^{**}P < 0.01$

（3）对假孕小鼠蜕膜细胞反应（DCR）的影响：ABS 300mg/kg 可明显抑制假孕小鼠的 DCR。见下表 6 -42。

表 6 - 42　ABS 对假孕小鼠 DCR 的影响（n = 12）

组　别	子宫重量（mg）		蜕膜重量（mg）
	左侧	右侧	
对照组	606 ± 77	42 ± 7	564 ± 78
ABS 组	98 ± 31**	41 ± 7	57 ± 31**

与对照组比较，$^{**}P < 0.01$

（4）对去卵巢小鼠 DCR 的影响：给药组蜕膜重量明显减少，提示 ABS 在不依赖卵巢和胚泡的情况下，可直接作用于子宫，抑制 DCR。见下表 6 -43。

表 6 - 43　ABS 对去卵巢小鼠 DCR 的影响

组　别	动物数	子宫重量（mg）		蜕膜重量（mg）
		左侧	右侧	
对照组	15	50 ± 15	178 ± 51	128 ± 46
ABS 组	16	42 ± 9	79 ± 13 **	34 ± 11 **

与对照组比较，** $P < 0.01$

五、对神经内分泌的影响

（一）牛膝多肽可抑制 N - 甲基 - D - 天冬氨酸（NMDA）诱导的视网膜神经节细胞凋亡，保护视网膜神经元[15]

1. 受试细胞视网膜神经节细胞（RGC - 5）

2. 受试药物　牛膝多肽（ABPP）

3. 实验方法

（1）分组：分为 5 组。正常对照组、NMDA 损伤组、ABPP 干预组（按不同药物浓度设 3 个亚组）和地卓西平（MK - 801）干预组，每组设 6 个复孔。ABPP 干预组分别加入含 ABPP0.05、0.5、5.0μg/mL 的 DMEM 完全培养液，MK - 801 干预组加入含 MK - 801 10μmol/L 的 DMEM 完全培养液，正常对照及 NMDA 损伤组加入单纯 DMEM 完全培养液，培养 12h。取出细胞后，除正常对照组外，其余各组均加入 NMDA 100μmol/L 和甘氨酸 10μmol/L 作用 30min。培养 36h 后，进行 MTT 实验或 Hoechst 染色。

（2）MTT 实验：每孔加入 MTT（5mg/mL）20μL，继续培养 4h。吸干每孔内的上清，每孔加入 DMSO 150μL 震荡 5min，使沉淀充分溶解。用酶标仪在波长 490nm 处测定吸光度（OD 值），计算细胞存活率。存活率 = （实验组 OD 值 - 空白孔 OD 值）/（正常对照组 OD 值 - 空白孔 OD 值）。

（3）Hoechst 染色：将培养在盖玻片上的细胞按上述方法处理后（依据 MTT 结果，ABPP 选用 0.5μg/mL 药物浓度），以 4% 多聚甲醛固定，加入 Hoechst 33258 工作液染色，漂洗后封片，于荧光显微镜下观察结果。随机取 6 个视野计数，计算凋亡百分率。凋亡百分率 = 凋亡细胞核数/总细胞核数。

4. 实验结果

（1）细胞形态观察：正常状态下，RGC - 5 呈单层生长，有较短的突起，细胞边缘清晰，透亮有光泽。随着细胞的生长，突起互相连接（图 6 - 1A）。NMDA 损伤组细胞皱缩、变圆，轴突变短或者消失（图 6 - 1B）。ABPP 干预组 RGC - 5 部分出现皱缩变形，但程度较轻，较多细胞仍保持正常细胞轮廓（图 6 - 1C）。

（2）细胞活性检测：MTT 检测法显示，经 NMDA 处理 30min 后，RGC - 5 的存活率均有下降，

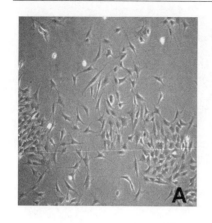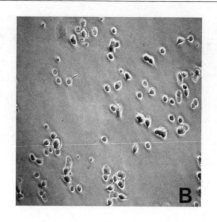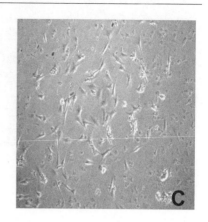

图6-1　nmDA 损伤组及 ABPP 干预组 RGC-5 形态学改变（20×）

A. 正常 RGC-5 形态；

B. NMDA 损伤组，见细胞皱缩、变圆，轴突变短或者消失；

C. ABPP 干预组，部分出现皱缩变形，但程度较轻，较多细胞仍保持正常细胞轮廓。

但 ABPP 干预组细胞生存率较单纯损伤组提高，其中 $0.5\mu g/mL$ 和 $5.0\mu g/mL$ 浓度组与单纯损伤组比较差异有统计学意义（$P < 0.05$），但这两组之间生存率差异无统计学意义（$P > 0.05$）。此外，MK-801 干预组细胞生存率也明显高于单纯损伤组（$P < 0.05$）。见图6-2。

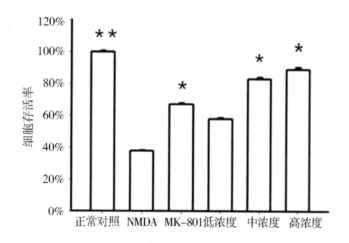

图6-2　MTT 检测法示 ABPP 对 RGC-5 活性的影响

与 NMDA 组比较，$^* P < 0.05$，$^{**} P < 0.01$

（3）细胞凋亡检测：用 Hoechst 染色检测凋亡细胞，在荧光显微镜下，活细胞核呈椭圆形，被染成均匀的蓝色荧光，而凋亡细胞核固缩，呈浓染的亮蓝色颗粒块状荧光。NMDA 损伤组的细胞凋亡率为 39.6%，而正常对照组为 2.83%（$P < 0.05$），ABPP 干预组组和 MK-801 干预组细胞凋亡率分别为 5.0% 和 6.0%，明显低于单纯损伤组（$P < 0.05$）。见下图6-3，图6-4。

（二）牛膝提取物神经再生素（NRF）能促进小鼠坐骨神经损伤后的修复及其功能的恢复[16]

1. 受试动物：ICR 小鼠（雌雄各半，体重 20±2g）

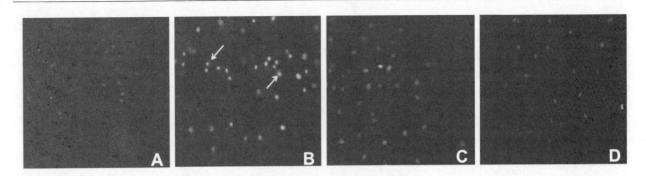

图 6 - 3 Hochest 染色示细胞凋亡

A. 正常对照组；B. NMDA 损伤组；C. ABPP 干预组；D. MK - 801 干预组 （20 ×）

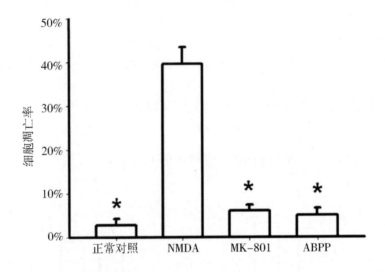

图 6 - 4 各处理组 RGC - 5 凋亡率比较：与 NMDA 组比，$^*P < 0.05$

2. 受试药物：牛膝提取物神经再生素 （NRF）

3. 实验方法

（1）分组：NRF 高、中、低剂量组，弥可保组（阳性对照），生理盐水组（空白对照）。

（2）模型制备：腹腔麻醉，左臀部作 1cm 切口，在距梨状肌下缘 0.3cm 处以特制钳子，钳夹坐骨神经 3 次，10s/次，间隙 10s，挤压损伤的宽度为 2mm。损伤远端以 8 - 0 显微缝线在神经外膜上作标记，缝合切口。术后每天腹腔注射给药：NRF 高、中、低剂量组 （0.16，0.08，0.04mg/10g 体重），弥可保组 （1.3μg/10g 体重，按体表面积折算相当于临床人推荐剂量），空白对照组（给予等体积生理盐水）。

（3）坐骨神经功能指数 （SFI） 测定：术后 8，12，16，20 天分别行足迹实验。小鼠双侧后足蘸红色印泥行走，每侧足留下 8 ~ 10 个足印，测量足印长度 （PL）、足趾宽度 （TS）、中间足趾宽度 （IT），用 Bain 公式计算坐骨神经功能指数：SFI = - 38.3 （EPL - NPL） /NPL + 109.5 （ETS - NTS） /NTS + 13.3 （EIT - NIT） /NIT - 8.8。公式中各变量前 E 代表术侧，N 代表健侧。SFI 以 0 为正常值，- 100 为神经完全断离的指标。

（4）腓肠肌肌细胞截面积测量：术后 21 天，各组小鼠经生理盐水和 4% 多聚甲醛灌注内固定，取术侧腓肠肌标本，浸入 4% 多聚甲醛后固定。流水冲洗 24h，梯度酒精脱水，二甲苯透明，石蜡包埋切片，厚度为 5μm，常规 HE 染色。40×显微镜下观察横切片，随机选取 6 个高倍视野，每个视野计数 30 个肌细胞，利用 Leica Qwin 图象分析系统测量肌细胞截面积，求平均值。

（5）电镜检查：术后 21 天时，每组随机抽取 2 只小鼠，取夹伤远端的坐骨神经约 3mm，戊二醛固定，Epon812 环氧树脂包埋，半薄切片定位，超薄（3nm）切片，铀－铅复染，透射电镜观察。

4. 实验结果

（1）SFI 测定：各组 SFI 的数值均随着时间的延长而逐渐升高。术后 12 天，NRF 中、高剂量组小鼠 SFI 明显优于空白对照组（$P < 0.05$ 或 $P < 0.01$）；术后 16 天，NRF 低、中、高剂量组小鼠 SFI 亦明显优于空白对照组（$P < 0.05$ 或 $P < 0.01$）；术后 20 天，NRF 低、中、高剂量组均明显优于空白对照组（$P < 0.01$）。见下表 6 – 44。

表 6 – 44 NRF 对坐骨神经损伤小鼠 SFI 的影响（n = 10）

组　别	8d	12d	16d	20d
NRF（高）	– 55. 5003	– 45. 2545[**]	– 26. 6932[**]	– 22. 0152[**]
NRF（中）	– 58. 9419	– 48. 1896[*]	– 33. 1042[*]	– 29. 8349[**]
NRF（低）	– 64. 2099	– 52. 9599	– 36. 4868[*]	– 31. 1186[**]
弥可保	– 55. 3169[*]	– 43. 1248[**]	– 25. 1619[**]	– 21. 6127[**]
空白对照	– 72. 3384	– 61. 2188	– 53. 9114	– 40. 0757

与空白对照组比较，[*]$P < 0.05$，[**]$P < 0.01$

（2）腓肠肌肌细胞截面积测量：术后 21 天，NRF 组小鼠腓肠肌细胞截面积随着用药剂量的增加而随之增加，其中 NRF 高剂量组明显优于空白对照组（$P < 0.05$），结果见第 135 页表 6 – 42。光镜结果显示，NRF 高剂量组和弥可保组腓肠肌肌细胞饱满且排列整齐，空白对照组腓肠肌肌细胞排列欠整齐，结果见下表 6 – 45。

表 6 – 45 腓肠肌细胞截面积（n = 10）

组　别	截面积（μm²）
NRF（高）	535. 81 ± 99. 91[*]
NRF（中）	507. 33 ± 121. 32
NRF（低）	459. 81 ± 107. 22
弥可保	533. 68 ± 96. 77[*]
空白对照	440. 51 ± 92. 36

与空白对照组比较，[*]$P < 0.05$

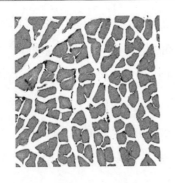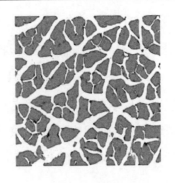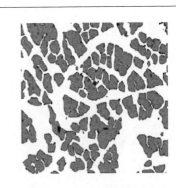

a – NRF 高剂量组，肌细胞饱满整齐　　b – 弥可保组，肌细胞饱满整齐　　c – 空白对照组，肌细胞排列欠整齐

图 6 – 5　术后 21 天，坐骨神经损伤小鼠腓肠肌横切（HE 染色，Bar = 20μm）

（3）电镜观察结果：NRF 高剂量组和弥可保组再生神经横切面可见板层结构较成熟、排列致密的有髓纤维髓鞘较厚，变性纤维较少；而空白对照组再生的有髓神经纤维排列稀疏，髓鞘较薄，板层结构成熟度欠佳。结果见下图 6 – 6。

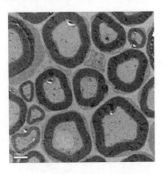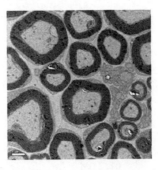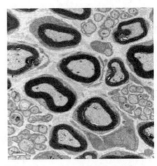

a – NRF 高剂量组，髓鞘较厚、致密　　b – 弥可保组，髓鞘较厚、致密　　c – 空白对照组，髓鞘较薄、排列稀疏

图 6 – 6　术后 21 天，坐骨神经损伤小鼠再生神经横切（铀 – 铅复染，Bar = 2μm）

（三）怀牛膝可促进颅脑损伤大鼠神经细胞的凋亡[17]

1. 受试动物　SD 大鼠（230 ± 20g）

2. 受试药物　牛膝水煎剂

3. 实验方法

（1）造模：采用自制改良的 Feeney's 自由落体模型；用 10% 水合氯醛以 0.35g/kg 腹腔注射给药，麻醉后俯卧位固定于脑立体定位仪上。消毒皮肤，正中切开，剥离骨膜，暴露右顶骨，用牙科钻在冠状缝后 2mm，中线旁 2mm 处钻一直径 4mm 骨窗，保持硬脑膜完整。将一直径 4mm，高 4mm 的圆柱体轻放于硬脑膜上，用 40g 砝码从 25cm 高处沿导管坠落致重度颅脑损伤。打击后切口内滴入 8 万单位硫酸庆大霉素 3~4 滴，缝合头皮。假手术组只钻开颅骨，保持硬脑膜完整，不打击。

（2）给药：造模 4h 后开始给药。假手术组和模型组按 10mL/kg 给纯净水灌胃；纳洛酮组以 0.18mg/kg 腹腔注射给药；牛膝高、中、低剂量组分别以 3.2、2.1、1.4g/kg 灌胃。每日 1 次，共计 7 次。

（3）取材：最后一次给药后6h，麻醉后开胸。经升主动脉灌注生理盐水200mL，直至右心房流出液清亮为止，再以4%多聚甲醛液200mL灌注，断头取脑迅速浸入4%多聚甲醛液中固定24h，修成4mm块，常规酒精脱水，石蜡包埋，行5μm冠状切片，脱蜡至水备用。

（4）检验：以TUNEL法原位检测损伤区凋亡细胞，光学显微镜下观察TUNEL免疫反应的结果，并以ipp6.0图像分析软件计算阳性细胞的面积、平均光密度和累积光密度。

4. 实验结果

（1）损伤面积的测定：模型组与纳洛酮组、牛膝高、中、低剂量组相比，损伤面积的差异无统计学意义（$P > 0.05$）。见下表6-46。

表6-46　各组颅脑损伤面积的测定值

组　别	n	损伤面积值
假手术组	13	0
模型组	13	351467 ± 81235
纳洛酮组	13	$381805 \pm 100675^{\triangle}$
牛膝高剂量组	13	$377624 \pm 171115^{\triangle}$
牛膝中剂量组	13	$400733 \pm 69147^{\triangle}$
牛膝低剂量组	13	$433833 \pm 83071^{\triangle}$

与模型组损伤面积比较：$^{\triangle}P > 0.1$

（2）TUNEL凋亡细胞的检测：模型组与各药物组相比，组间面积（area）、累积光密度（IOD）差异有统计学意义（$P < 0.05$）；平均光密度（density）差异无统计学意义（$P > 0.05$）。各组中，模型组与纳洛酮组、牛膝中、低剂量组相比，TUNEL阳性细胞数无显著性差异，而牛膝高剂量组的阳性细胞数明显多于模型组。见下表6-47。

表6-47　颅脑损伤后凋亡细胞测定值

组　别	n	面积	平均光密度	累积光密度
假手术组	13	42.31 ± 11.55	0.31 ± 0.10	14.07 ± 7.82
模型组	13	69.56 ± 24.39	0.37 ± 0.13	27.39 ± 12.78
纳洛酮组	13	$62.28 \pm 19.93^{*}$	0.37 ± 0.09	$25.43 \pm 13.66^{*}$
牛膝高剂量组	13	$110.48 \pm 56.88^{*}$	0.38 ± 0.12	$44.69 \pm 24.59^{*}$
牛膝中剂量组	13	$78.21 \pm 37.59^{*}$	0.43 ± 0.11	$36.65 \pm 20.95^{*}$
牛膝低剂量组	13	$66.01 \pm 20.94^{*}$	0.37 ± 0.10	$26.75 \pm 11.68^{*}$

与模型组比较：$^{*}P < 0.05$

（四）怀牛膝可降低高催乳素血症小鼠血清催乳素水平，升高性激素水平[18]

1. 受试动物　昆明小鼠（雌性，体重18～22g）

2. 受试药物　怀牛膝水煎液。牛膝300g浸泡30min，加8倍水煎煮1h，滤得药液，药渣加6倍水煎煮1h，滤得药液，合并药液，浓缩制成约1g/mL生药的水煎液。

3. 实验方法

造模、用药及检测：昆明小鼠随机分为A（空白对照组）、B（模型对照组）、C（牛膝治疗组）、D（麦芽治疗组）4组，每组12只。除A组小鼠外，其余小鼠采用皮下注射盐酸甲氧氯普胺注射液造模，剂量为24mg/kg，3次/天，每4h1次，连续4天。造模成功后，A组和B组每只小鼠日灌胃生理盐水0.8mL，C组每只小鼠日灌服牛膝水煎液（含生药）12.765g/kg，D组每只小鼠日灌服麦芽水煎液（含生药）12.765g/kg，各组分别于每天9时、16时各灌1次胃，连续灌胃21天。21天后眼底取血，放免法测定血清催乳素及性激素水平。

4. 结果

牛膝组、麦芽组小鼠血清中PRL含量均低于模型组，有显著性差异；血清中E_2含量，牛膝组与模型组相比较，明显升高。牛膝组与麦芽组相比，血清中PRL和E_2含量均无显著性差异。见下表6-48。

表6-48　用药后21天各组小鼠血清PRL、E_2含量比较

组　别	动物数（只）	日剂量（g/kg）	PRL（μg/L）	E_2（pmol/L）
牛膝组	10	12.765	11.10±3.33*	18.69±4.66*
麦芽组	10	12.765	11.43±2.37*	13.99±4.47
模型组	10	生理盐水	15.12±3.08	8.98±1.81
空白组	7	生理盐水	14.81±1.35	10.22±3.40

与模型组比较，*$P < 0.05$

（五）怀牛膝治疗颅脑损伤[19]

1. 实验动物　SPF级SD大鼠65只，2003～0005，体重230±20g，雌雄不限。

2. 怀牛膝浓缩液制备　怀牛膝购于广西医科大学第一附属医院中药房，规格为8～14/500g，煎煮后低压浓缩成浓度为1g生药/mL的药液，并于4冰箱中保存。

3. 实验方法

（1）动物造模与分组：将大鼠分为怀牛膝高剂量组、怀牛膝中剂量组、怀牛膝低剂量组、模型组、假手术组，按自制改良的Feeney法制备重型颅脑损伤模型，每组13只，造模6h后开始给药。根据人与大鼠用药剂量等量换算方法，怀牛膝高、中、低剂量组分别按3.2g/kg、2.1g/kg、1.4g/kg灌胃，假手术组按10mL/kg给生理盐水灌胃，每日1次，共7次。

（2）取材：最后一次给药 6h 后，将大鼠在麻醉下常规灌注固定，开颅取脑，以损伤灶为中心（假手术组在相近似位置），沿冠状位切成前后两部分，4% 多聚甲醛中固定 24h 以上，石蜡包埋，4um 切片，HE 染色观察病理变化，用免疫组化法检测各组大鼠脑损伤灶巢蛋白（Nestin）的表达。

4. 结果　高剂量怀牛膝能上调重型颅脑损伤大鼠脑组织 Nestin 的表达，对重型颅脑损伤大鼠神经干细胞的再生有促进作用。见下表 6 - 49。

表 6 - 49　重型颅脑损伤大鼠脑组织 Nestin 表达（$\bar{x} \pm s$）

组　别	n	损伤面积值
牛膝高剂量组	13	8.14 ± 1.08*
牛膝中剂量组	13	6.26 ± 0.87
牛膝低剂量组	13	6.24 ± 0.82
模型组	13	6.20 ± 1.20

与模型组比较，*$P < 0.05$

六、对骨和关节的影响

（一）怀牛膝对维甲酸所致的大鼠骨质疏松具有治疗作用[20]

1. 受试动物　Wistar 大鼠（雄性，体重 150g $\pm$ 20g）

2. 受试药物　怀牛膝水煎液。按照 1995 年版《中国药典》方法对怀牛膝先切段后用黄酒喷洒均匀（每 10kg 怀牛膝用黄酒 1kg），闷润后，于锅中炒至微干，放凉，然后水煎 3 次，每次煎煮时间约 30min，以药汁全部煎出为度，混合水煎液浓缩成含生药 2g/mL 的浓缩液。

3. 实验方法

（1）造模及用药：大鼠随机分成 5 组，每组 10 只。分别为：正常对照组；模型组；龙牡壮骨颗粒组（2.7g/kg）；怀牛膝水煎液小剂量组（7.1g/kg）；怀牛膝水煎液大剂量组（14.2g/kg）。除正常对照组外其他各组每天上午灌服维甲酸 70mg/kg，连续 2 周。同时，龙牡壮骨颗粒组和怀牛膝水煎液大、小剂量组下午灌胃给药，含量为 1mL/100g；正常对照组和模型组给予同体积蒸馏水，动物给予维甲酸及药物两周后，停服维甲酸，继续给药两周。

（2）大鼠自发活动的检测：取大鼠置于实验盒中，记录 5min 内大鼠自发活动次数，并计算自发活动升高率［（给药组大鼠自发活动次数 - 模型组大鼠自发活动次数）/模型组大鼠自发活动次数］。

（3）大鼠血 Ca、血 P、血中碱性磷酸酶（ALP）测定：大鼠眼眶取血，分离血清，按照钙测定试剂盒、磷测定试剂盒的要求，分别测血 Ca、血 P 的含量，碱性磷酸酶按照微量快速测定法测定。

（4）大鼠骨密度的测定：处死大鼠，解剖出股骨，于股骨干相同部位锯取 1cm 股骨段，去除髓腔内容物，置于 1:1 乙醚和丙酮混合液 5mL 中脱脂，24h 后更换一次脱脂液，共脱脂 48h。然后于

100℃烘干至恒重（约36h），用电光天平（天平感量为万分之一）称得样品原始重量 M_0；取一头发丝称量，求得样品加头发丝重量 M_1，将头发丝上端挂在天平挂钩上，下端系使样品浸入蒸馏水中，称得样品浸入液体时的重量 M_2。样品密度（g/mm^3）＝（M_0×测试液比重）/（M_1 - M_2）。

（5）大鼠骨 Ca、骨 P 含量的测定：取干燥后的股骨段，分别加10% 三氯乙酸5mL，脱钙24h 后，倾出脱钙液留存，再加10% 三氯乙酸5mL，脱钙24h 后，倾出第二次脱钙液与前液合并，然后用蒸馏水5mL 洗涤样品，洗出液与脱钙液混合，用钙测定试剂盒、无机磷测定试剂盒分别测定骨 Ca、骨 P 的含量。

Ca 含量 ＝ 样品管光密度值/标准管光密度值×$C_{钙标准}$×V/L

P 含量 ＝ 样品管光密度值/标准管光密度值×$C_{磷标准}$×V/L

其中 V 为脱钙液体积，L 为股骨段长度，含量以单位长度所含的量计。

（6）大鼠股骨羟脯氨酸的含量测定：取上述脱钙骨基质，用蒸馏水洗干净，80℃烘干，分别取10mg 样品放人玻璃培养管中，加入2mL 6mol/L 的 HCl 放在120℃的烘箱中2h。冷却后调 pH 至6，用蒸馏水稀释至5mL，过滤（用定量滤纸、小漏斗），取滤液1mL，加99mL 水（稀释100 倍），取稀释后的滤液1mL，测羟脯氨酸的含量。

羟脯氨酸含量 ＝ 样品管光密度值/标准管光密度值×$C_{标准值}$/G×100

其中 G 为脱钙骨重量

4. 实验结果

（1）怀牛膝水煎液大、小剂量组均能显著提高骨质疏松大鼠自发活动数，升高率分别为52.98%、45.28%。见表6 - 46。

表6 - 46　怀牛膝水煎液对骨质疏松大鼠自发活动的影响（n = 10）

组　　别	剂量（g/kg）	自发活动数（次/5min）	自发活动升高率
正常对照组		205.50 ± 45.21**	
模型组		123.33 ± 40.30	
龙牡壮骨颗粒组	2.7	189.50 ± 36.25*	53.65%
怀牛膝小剂量组	7.1	179.17 ± 39.26*	45.28%
怀牛膝大剂量组	14.2	188.67 ± 47.39*	52.98%

与模型组比较，*P < 0.05，**P < 0.01

（2）怀牛膝大剂量组能显著提高血 Ca、血 P 的含量（P < 0.05）；怀牛膝水煎液大、小剂量组均能降低骨质疏松大鼠血中 ALP 的含量（P < 0.05），降低其活力。见表6 - 47。

表 6 - 47　怀牛膝水煎液对骨质疏松大鼠血 Ca、血 P、血中 ALP 含量的影响 （n = 10）

组　别	剂量（g/kg）	Ca（mg/L）	P（mg/L）	ALP（U）
正常对照组		128.52 ± 21.79**	85.12 ± 7.51*	24.28 ± 2.63**
模型组		93.69 ± 13.22	71.83 ± 7.27	32.68 ± 3.25
龙牡壮骨颗粒组	2.7	127.63 ± 18.21**	84.14 ± 7.98*	26.85 ± 3.29*
怀牛膝小剂量组	7.1	116.37 ± 21.52	78.81 ± 10.19	27.74 ± 2.79*
怀牛膝大剂量组	14.2	117.73 ± 15.41*	82.43 ± 6.30*	26.62 ± 3.92*

与模型组比较，*P < 0.05，**P < 0.01

（3）怀牛膝水煎液大、小剂量组均能显著提高骨质疏松大鼠的骨密度值及股骨段羟脯氨酸（HP）的含量。大剂量组能显著提高骨 Ca、骨 P 的含量。见下表 6 - 48。

表 6 - 48　怀牛膝水煎液对骨质疏松大鼠骨密度及骨 Ca、骨 P、骨中 HP 含量的影响 （n = 10）

组　别	剂量（g/kg）	骨密度（g/mm³）	Ca（μg/mm）	P（μg/mm）	HP（μg/mg）
正常对照组		1.3368 ± 0.0789**	326.06 ± 19.19*	278.28 ± 24.41*	18.68 ± 2.54**
模型组		1.1434 ± 0.0800	298.84 ± 15.55	238.28 ± 22.04	12.03 ± 2.80
龙牡壮骨颗粒组	2.7	1.3040 ± 0.0809*	324.18 ± 19.39*	279.85 ± 25.59*	16.55 ± 2.34*
怀牛膝小剂量组	7.1	1.2527 ± 0.0894*	320.06 ± 19.10	258.75 ± 25.35	16.17 ± 3.27*
怀牛膝大剂量组	14.2	1.2990 ± 0.0907*	322.20 ± 18.72*	276.41 ± 24.09*	18.36 ± 3.09**

与模型组比较，*P < 0.05，**P < 0.01

（二）牛膝醇提物（AEAB）能显著减轻佐剂性关节炎（AA）大鼠关节肿胀，有效抑制关节滑膜增生[21]

1. 受试动物　SD 雌性大鼠（体重 200~220g）

2. 受试药物　牛膝醇提物。依据《中国药典》浸渍法制备：1000g 粉碎的牛膝置有盖容器内，加入 400mL 50% 乙醇，密盖，振荡、浸渍 7 天，取上清液；再加入 300mL 50% 乙醇液，依法浸渍 7 天，再次倾取上清液后加入 300mL 50% 乙醇液，依法浸渍 7 天，最后取出上清液。合并浸出液，静置 24h，过滤，即得牛膝乙醇提取物。

3. 实验方法

（1）分组及处理：分为 4 组。A 组（正常组）不造模，不给药物治疗；B 组（模型组）在大鼠左后足垫部皮下注射氟氏完全佐剂（FCA）0.2mL，不给药物治疗；C 组（TWH 治疗组），造模后第 19 天开始灌胃给予雷公藤多甙（TWH），每日 1 次，30mg/kg·次，共 7 天。D 组（牛膝醇提物治疗组），造模后第 19 天开始灌胃给予牛膝醇提物，每日 1 次，15g/kg·次，共 7 天。

（2）关节肿胀度外观观察：于造模前，造模后 2 天，7 天，15 天，19 天，给药后 3 天，7 天等不同时间点观察记录各组大鼠原发侧与继发侧关节肿胀程度的变化。

（3）关节炎指数（AI）计算：大鼠造模后，即开始观察大鼠的发病情况，同时测量每只大鼠右侧后肢体（未注射佐剂侧）踝关节的肿胀程度。根据未注射的其余三只肢体的病变程度以及指间趾间关节是否发炎累计积分，算出 AI。对前肢的腕、掌指关节，后肢的踝、趾关节打分标准如下。0分：无关节炎；1分：红斑或轻微肿胀；2分：中度肿胀；3分：严重肿胀；4分：严重肿胀且不能负重。指间和趾间关节以是否出现关节炎为标准积分。0分：无关节炎；1分：出现关节炎。把每个关节的得分累计起来，即为每只大鼠的 AI。

（4）组织病理学观察：造模后28天取材。将大鼠麻醉后，灌注固定，取完整踝关节，经脱钙，脱水，透明，石蜡包埋，切片，HE 染色后观察。

4. 实验结果

（1）牛膝醇提物对大鼠造模侧关节肿胀程度的影响　A组不同时点病情相似（$F = 3.547$，$P = 0.062$）；B、C 组，不同时点病情不同（F 为 54.73、39.99，均 $P = 0.000$），造模19天与26天病情均不同于造模前（q 为 9.53 ~ 13.49，均 $P < 0.01$），但造模19天与26天病情相近（q 为 1.49、2.44，均 $P > 0.05$）；D 组不同时点病情不同（$F = 129.12$，$P = 0.000$），且任意两时点病情均不同（q 为 5.01 ~ 21.70，均 $P < 0.01$）。从另一方面观测，造模前各组病情相似（$F = 0.084$，$P = 0.968$）；造模19天、26天，各组病情不同（F 为 23.82、39.29，均 $P = 0.000$），B、C、D 组均不同于 A 组（q 为 8.37 ~ 12.99，均 $P < 0.01$），但 B、C、D 组任意两组比较均相近（q 为 0.05 ~ 2.56，均 $P > 0.05$）。见下表 6 - 49。

表6 - 49　各组大鼠造模侧关节肿胀程度的变化

组　别	n	造模前	造模19天	造模26天
A 组	5	1.43 ± 0.13	1.63 ± 0.15	1.77 ± 0.29
B 组	5	1.45 ± 0.13	4.35 ± 0.54	4.03 ± 0.62
C 组	5	1.43 ± 0.10	4.03 ± 0.62	3.50 ± 0.56
D 组	5	1.46 ± 0.10	4.36 ± 0.43	3.69 ± 0.27

注：调整 ā′ = 0.0127

（2）牛膝醇提物对大鼠继发侧关节肿胀程度的影响　A组不同时点病情相近（$F = 2.604$，$P = 0.115$）；B、C、D 组，不同时点病情不同（F 为 10.662 ~ 20.969，P 为 0.002 ~ 0.000），造模19天、26天均不同于造模前（q 为 5.37 ~ 8.67，均 $P < 0.01$），但造模19天与26天病情相近（q 为 0.53 ~ 1.78，均 $P > 0.05$）。从另一方面观测，造模前各组病情相似（$F = 0.046$，$P = 0.986$）；而造模19天、26天，各组病情不同（F 为 4.998、8.151，P 为 0.012、0.002）；造模19天，B、C、D 组病情均不同于 A 组（q 为 5.40 ~ 5.27，均 $P < 0.01$），但彼此间均相近（q 为 0.14 ~ 0.86，均 $P > 0.05$）；造模26天，仅 B 组不同于 A 组（q = 5.01，$P < 0.01$），其余任意两组间比较均相近（q 为 0.05 ~ 4.09，$P > 0.05$ 或 $P < 0.05$）。见下表 6 - 50。

表 6 - 50　各组大鼠继发侧关节肿胀程度的变化

组　别	n	造模前	造模 19 天	造模 26 天
A 组	5	1. 43 ± 0. 13	1. 50 ± 0. 11	1. 70 ± 0. 29
B 组	5	1. 45 ± 0. 13	2. 67 ± 0. 62	2. 79 ± 0. 61
C 组	5	1. 43 ± 0. 10	2. 89 ± 0. 48	2. 59 ± 0. 48
D 组	5	1. 45 ± 0. 12	2. 70 ± 0. 60	2. 58 ± 0. 51

注：调整 $a' = 0.0127$

（3）牛膝醇提物对 AA 大鼠关节炎指数的影响　造模 26 天（TWH 治疗用药 7 天）后，B 组 AA 大鼠 AI 为 13.3 ± 2.0，C 组 AI 为 7.3 ± 1.3，较 B 组降低（$t = 5.624$，$P = 0.001$）。造模 26 天（AE-AB 治疗用药 7 天）后，B 组 AA 大鼠 AI 为 13.3 ± 2.0，D 组 AI 为 7.8 ± 0.6，较 B 组降低（$t = 5.890$，$P = 0.000$）。

（4）牛膝醇提物对大鼠膝关节滑膜组织学的影响　正常组大鼠膝关节关节腔内干净，关节软骨表面光滑，软骨基质及软骨细胞无退行性变，滑膜组织无增生，滑膜细胞排列为 1 ~ 2 层。模型组大鼠关节腔炎性细胞增多，滑膜增厚，滑膜细胞数量增多，排列为 4 ~ 5 层，体积增大，滑膜下组织水肿，基质淡染。TWH、AEAB 治疗组关节滑膜与模型组比较，关节腔炎性物质减少，关节软骨表面平滑，滑膜增生程度减轻，滑膜细胞呈 2 ~ 3 层分布。

七、对物质代谢和生长发育的影响

（一）怀牛膝可以抑制去卵巢肥胖大鼠的体重增加，抑制摄食，降低血脂水平[11,22]

1. 受试动物　SD 大鼠（雌性，三月龄，体重 219.8 ± 1.6g）
2. 受试药物　怀牛膝水煎液
3. 实验方法

大鼠随机分为假手术组（SHAM）、去卵巢组（OVX）和去卵巢 + 怀牛膝组（OVX + AB）。大鼠麻醉后行常规手术切除双侧卵巢，假手术组切去等体积的脂肪。手术后，各组大鼠正常饮水，第二天开始自由进食，去卵巢 + 怀牛膝组术后以怀牛膝水煎剂自然口服，浓度从 1% 开始，以不影响大鼠日进食量和饮水量为标准，将浓度逐渐增加到 12%，维持该浓度至第 50 天。每天定时测量大鼠的进食量和饮水量，每 10 天定时测量体重。实验结束时，大鼠空腹 12h 后，股动脉取血分离血清，测定 TC、TG、HDL、LDL 和 TNF - ã 水平。

4. 实验结果

（1）怀牛膝明显抑制去卵巢大鼠的体重增加：术后第 10 天，去卵巢组大鼠体重即明显高于假手术组，而去卵巢 + 怀牛膝组大鼠的体重明显低于手术组，随着实验进程体重差距愈大（$P < 0.01$）。

（2）怀牛膝对去卵巢肥胖大鼠摄食量的影响：与假手术组相比，行双侧卵巢切除术后大鼠摄食明显增加（$P < 0.05$），去卵巢大鼠服用怀牛膝后摄食量明显降低（$P < 0.05$）。见下表6 - 51。

表6 - 51 怀牛膝对去卵巢肥胖大鼠摄食量的影响（n = 8）

d	SHAM	OVX	OVX + AB
10	20. 38 ± 0. 74	21. 44 ± 0. 78	20. 89 ± 0. 28
20	19. 70 ± 1. 97	25. 03 ± 1. 24*	23. 74 ± 0. 62△
30	20. 76 ± 1. 70	25. 98 ± 0. 98*	24. 60 ± 0. 77
40	21. 03 ± 2. 54	24. 47 ± 0. 58*	22. 95 ± 0. 70
50	20. 17 ± 1. 07	22. 70 ± 0. 21*	21. 30 ± 0. 63△

与 SHAM 组比较，*$P < 0.05$；与 OVX 组比较，△$P < 0.05$

（3）怀牛膝对去卵巢肥胖大鼠血脂、雌激素和 TNF - ã 的影响：去卵巢后大鼠血清 TC、TG、HDL、LDL 和 TNF - ã 均明显升高（$P < 0.05$），同时雌二醇（E_2）浓度明显降低（$P < 0.05$）。去卵巢大鼠口服怀牛膝后，血清 TG，TC、HDL 和 TNF - ã 下降（$P < 0.05$）；LDL 和 E_2 变化不明显（$P > 0.05$）。见下表6 - 52。

表6 - 52 怀牛膝对去卵巢大鼠血脂、雌二醇和 TNF - ã 的影响（n = 8）

mmol/L	SHAM	OVX	OVX + AB
TC	1. 65 ± 0. 14	2. 44 ± 0. 37*	2. 18 ± 0. 13△
TG	0. 63 ± 0. 18	0. 96 ± 0. 34*	0. 53 ± 0. 12△
HDL	0. 65 ± 0. 06	0. 98 ± 0. 16*	0. 86 ± 0. 05△
LDL	0. 72 ± 0. 11	1. 03 ± 0. 21*	1. 08 ± 0. 08
E2（pg/mL）	17. 57 ± 9. 00	7. 86 ± 1. 01*	7. 07 ± 1. 63
TNF - ã（pg/mL）	38. 38 ± 25. 45	71. 79 ± 35. 39 *	34. 92 ± 11. 54△

与 SHAM 组比较，*$P < 0.05$；与 OVX 组比较，△$P < 0.05$

（二）牛膝可明显促进早期鸡胚的发育[23]

1. 受试动物　来亨鸡种蛋，按实验胚胎学方法常规孵育鸡胚。

2. 受试药物　牛膝煎剂。怀牛膝，切碎，加水经文火煎至每毫升含生药2g，实验时用生理盐水稀释1倍，即每毫升煎剂含生药1g。

3. 实验方法

（1）对鸡胚发育的影响：每组实验均选用同一批种鲜蛋，分牛膝组和对照组。种蛋经37℃孵育，由气室穿过卵壳膜注射给药，牛膝组于孵育后第52h给药0.3mL，对照组注入等量生理盐水，封闭气室后继续孵育，逐日观察记录鸡胚生长、死亡情况。于孵育后第13天，取鸡胚进行大体观察，并剪去胎膜称其重量，鸡胚发育胚龄以 Hamburger 等分期为标准。

（2）对鸡胚中轴器官细胞分裂的影响：鸡胚给牛膝后 24h 取材，经 Carnoy 固定液固定，按常规石蜡包埋，横切，HE 染色。在光镜下计数胚体各器官的细胞分裂指数。

4. 实验结果

（1）对鸡胚发育的影响：给药后第 13 天，牛膝组鸡胚体重为 4.3 ± 0.40g，较对照组体重 2.7 ± 0.37g 有明显增加（$P < 0.01$）。表明牛膝对鸡胚发育有明显促进作用。见下表 6 – 53。

表 6 – 53　牛膝对鸡胚发育的影响

组　别	例　数	给药时间（h）	体重（g）	发育期别
对照组	10	—	2.7 ± 0.37	36 ~ 37
牛膝组	10	52	4.3 ± 0.40**	37 ~ 38

与对照组比较，**$P < 0.01$

（2）对鸡胚中轴器官细胞分裂的影响：给予牛膝后，可促进脊索细胞的分裂（$P < 0.01$），但对神经管内层细胞影响不明显（$P > 0.05$）。见表 6 – 54。

表 6 – 54　牛膝对鸡胚神经管、脊索分裂指数的影响

组　别	神经管内层（%）	脊索（%）
对照组	8.0 ± 2.2	0.2 ± 0.03
牛膝组	8.5 ± 3.1	0.4 ± 0.02**

与对照组比较，**$P < 0.01$

八、对糖尿病的作用

（一）牛膝多糖硫酸酯和磷酸酯衍生物（S – AbP 和 P – AbP）能使糖尿病大鼠体重增加，血糖、血脂水平降低[24]

1. 受试动物　雄性 SD 大鼠（体重 200 ~ 250g）

2. 受试药物　牛膝多糖硫酸酯和磷酸酯衍生物

牛膝多糖硫酸酯，采用氯磺酸 – 吡啶法制备，多糖酯含量 91.3%，取代度 2.39；牛膝多糖磷酸酯，以三氯氧磷为磷酸化试剂制备，多糖酯含量 86.5%，取代度 0.70。

3. 实验方法

（1）分组及给药：分为六组：正常对照组、糖尿病模型组（DM）、消渴丸组（XK）、牛膝多糖硫酸酯组（S – AbP）、牛膝多糖磷酸酯组（P – AbP）及牛膝多糖组（AbP）。正常对照组和糖尿病组按 0.1mL·kg⁻¹ 灌胃蒸馏水，消渴丸组按 1.5g·kg⁻¹ 灌胃消渴丸，S – AbP 组、P – AbP 组和 AbP 组分别按 100mg·kg⁻¹ 灌胃 S – AbP、A – AbP 及牛膝 AbP，每天灌胃 1 次，持续灌胃 30 天，每隔 2 天称体重 1 次。

（2）模型制备大鼠：禁食 12h 后，按 55mg·kg^{-1} 剂量 1 次性腹腔注射新配制的链脲佐菌素（STZ），注射后 72h，尾部采血测空腹 12h 的血糖，把血糖值高于 16.8mmol·L^{-1} 并稳定 1 周的大鼠定为糖尿病大鼠。

（3）血糖和血脂测定：禁食 12h 后眼眶取血，收集血清，血清所有检测项目均采用全自动生化分析仪测定。测定方法：葡萄糖（Glu）为己糖激酶法；甘油三酯（TG）为 GPO-PAP 法；总胆固醇（TC）为 CHOD-PAP 法；高密度脂蛋白（HDL-C）为磷钨酸-镁沉淀法测定；低密度脂蛋白（LDL-C）根据 Friedwald 公式计算：

LDL-C（mmol·L^{-1}）= TC - HDL-C - TG/2.2。

4. 实验结果

（1）P-AbP 和 S-AbP 衍生物对糖尿病大鼠体重的影响：注射 STZ 后 1 周，即给药前，糖尿病大鼠体重的增长速度明显低于正常对照组（$P < 0.05$）；实验后 10 天，糖尿病模型组与其他 4 个治疗组动物间体重无显著性差异；实验后 20 天，S-AbP 组和消渴丸组显著高于糖尿病模型组（均 $P < 0.01$）；实验后 30 天，S-AbP 组、P-AbP 组和消渴丸组显著高于糖尿病模型组（$P < 0.05$ 或 $P < 0.01$），但这几个治疗组体重均未达到正常水平。见下表 6-55。

表 6-55　P-AbP 和 S-AbP 衍生物对糖尿病大鼠体重的影响（n=6）

组　别	天数				
	-7	0	10	20	30
对照	238.5 ± 7.2	267.5 ± 10.1	302.0 ± 26.2	341.5 ± 19.1	381.5 ± 20.5
DM	231.3 ± 9.2	250.8 ± 7.5*	267.2 ± 12.4**	259.3 ± 14.0**	254.3 ± 10.5**
XK	229.6 ± 10.5	248.2 ± 12.8*	272.0 ± 13.4**	288.6 ± 14.0**△△	310.6 ± 20.5**△△
S-AbP	227.5 ± 8.3	249.2 ± 7.3*	273.8 ± 10.5**	295.5 ± 15.4**△△	327.5 ± 18.0**△△
P-AbP	238.0 ± 9.9	252.6 ± 13.8*	270.8 ± 14.6**	272.6 ± 11.6**	278.2 ± 16.0**△
AbP	232.7 ± 10.7	252.5 ± 11.5*	268.8 ± 15.2**	265.8 ± 18.0**	273.0 ± 16.7**

与对照组比较，*$P < 0.05$，**$P < 0.01$。与糖尿病模型组比较，△$P < 0.05$，△△$P < 0.01$。

（2）P-AbP 和 S-AbP 对糖尿病大鼠血糖的影响：实验前，与正常对照组比较，糖尿病模型组血糖显著升高（$P < 0.01$）。补充消渴丸后，与糖尿病模型组比较，血糖显著降低（$P < 0.01$），但与治疗前无显著性差异。而补充 S-AbP 后，不仅显著降低了糖尿病大鼠的血糖（$P < 0.01$），且其降糖效果好于消渴丸和 AbP（$P < 0.05$），但血糖仍未达到正常对照组水平。补充 AbP 和 P-AbP 后血糖也显著低于糖尿病模型组大鼠的血糖（$P < 0.05$ 或 $P < 0.01$），但这 2 组血糖仍比治疗前高。见下表 6-56。

表 6 - 56　P - AbP 和 S - AbP 衍生物对糖尿病大鼠血糖的影响 （n = 6）

组　别	治疗前	治疗后
正常对照组	6.85 ± 0.51	6.98 ± 0.46
糖尿病模型组 （DM）	22.80 ± 2.69**	28.61 ± 0.74**
消渴丸组 （XK）	23.93 ± 1.59**	20.01 ± 2.54***△△
牛膝多糖硫酸酯组 （S - AbP）	23.60 ± 2.40**	16.36 ± 1.92***△△
牛膝多糖磷酸酯组 （P - AbP）	22.53 ± 1.10**	23.10 ± 3.14***△△
牛膝多糖组 （AbP）	21.67 ± 2.77**	26.36 ± 2.22***△

与正常对照组比较，*P < 0.05，**P < 0.01。与糖尿病模型组比较，△P < 0.05，△△P < 0.01。

（3）P - AbP 和 S - AbP 对糖尿病大鼠血脂的影响　与正常对照组比较，糖尿病大鼠的 TC、TG 和 LDL - C 的水平显著升高 （P < 0.01），HDL - C 水平下降。补充 AbP 后，糖尿病大鼠的 HDL - C 水平升高 （P < 0.05），但 TC、TG 和 LDL - C 水平却没有明显改善；补充 P - AbP 后，糖尿病大鼠的 TG 水平下降 （P < 0.05），HDL - C 水平升高 （P < 0.01）；补充 S - AbP 和消渴丸后，糖尿病大鼠的 TC、TG 和 LDL - C 的水平均显著下降，HDL - C 水平显著升高 （均 P < 0.01），但除 HDL 外，上述 3 个指标仍未达到正常对照组水平。见下表 6 - 57。

表 6 - 57　P - AbP 和 S - AbP 衍生物对糖尿病大鼠血脂的影响 （n = 6）

组　别	$TG/mmol \cdot L^{-1}$	$TC/mmol \cdot L^{-1}$	$HDL - C/mmol \cdot L^{-1}$	$LDL - C/mmol \cdot L^{-1}$
正常对照组	1.17 ± 0.21	2.2 ± 0.14	0.73 ± 0.02	0.95 ± 0.10
糖尿病模型组 （DM）	2.41 ± 0.35**	3.26 ± 0.18**	0.56 ± 0.12*	1.61 ± 0.34**
消渴丸组 （XK）	1.45 ± 0.15△△	2.43 ± 0.13△△	0.71 ± 0.05△△	1.03 ± 0.12△△
牛膝多糖硫酸酯组 （S - AbP）	1.08 ± 0.11△△	2.32 ± 0.13△△	0.83 ± 0.07△△	1.20 ± 0.16△△
牛膝多糖磷酸酯组 （P - AbP）	1.99 ± 0.23△	3.03 ± 0.23	0.76 ± 0.10△△	1.37 ± 0.23
牛膝多糖组 （AbP）	2.24 ± 0.34	3.16 ± 0.35	0.70 ± 0.03△	1.44 ± 0.18

与正常对照组比较，*P < 0.05，**P < 0.01。与糖尿病模型组比较，△P < 0.05，△△P < 0.01。

（二）牛膝多糖硫酸酯和磷酸酯衍生物 （S - AbP 和 P - AbP） 对糖尿病大鼠的胰岛 μ 细胞和肾脏有一定的保护和修复作用[25]

1. 受试动物　雄性 SD 大鼠 （体重 200 ~ 250g）

2. 受试药物　牛膝多糖硫酸酯和磷酸酯衍生物

牛膝多糖硫酸酯，采用氯磺酸 - 吡啶法制备，多糖酯含量 91.3%，取代度 2.39；牛膝多糖磷酸酯，以三氯氧磷为磷酸化试剂制备，多糖酯含量 86.5%，取代度 0.70

3. 实验方法

（1）分组及给药：分为六组：正常对照 （NC） 组、糖尿病模型组 （DM）、消渴丸组 （XK）、牛膝多糖硫酸酯组（S－AbP）、牛膝多糖磷酸酯组（P－AbP）及牛膝多糖组（AbP）。正常对照组和糖尿病组按0.1mL/kg灌胃蒸馏水，消渴丸组按1.5g/kg灌胃消渴丸，S－AbP组、P－AbP组和AbP组分别按100mg·kg⁻¹灌胃S－AbP、A－AbP及AbP，每天灌胃1次，持续灌胃30天，每隔2天称体重1次。

（2）模型制备：大鼠禁食12h后，按55mg·kg⁻¹剂量1次性腹腔注射新配制的链脲佐菌素（STZ），注射后72h，尾部采血测空腹12h的血糖，把血糖值高于16.8mmol/L并稳定1周的大鼠定为糖尿病大鼠。

（3）血糖、血清肌酐（Scr）和尿素氮（BUN）含量测定：大鼠禁食12h后眼眶取血，37℃温浴10min，以3000r/min速度离心10min，取上清，用全自动生化分析仪测定血糖、血清肌酐（Scr）和尿素氮（BUN）水平。

（4）胰腺组织HE染色：大鼠处死后立即取胰腺组织，放入新鲜配制并4℃预冷的4%多聚甲醛内固定24h，常规脱水，透明，石蜡包埋制成石蜡切片，HE染色，光镜观察。

（5）胰腺组织免疫组化染色：免疫组化检测胰腺组织内的胰岛素分泌水平，采用DAB染色，苏木素复染，脱水，透明，封片，显微镜观察，拍照。

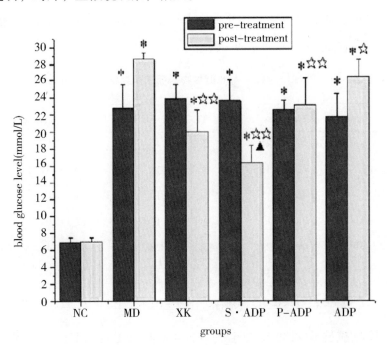

与NC组比：*$P<0.01$；与DM组比较☆$P<0.05$，☆☆$P<0.01$；XK组比：★$P<0.05$

图6－7　S－AbP和P－AbP对糖尿病大鼠血糖水平的影响

4. 实验结果

（1）P－AbP和S－AbP衍生物对糖尿病大鼠血糖的影响：药物治疗前，DM组和各治疗组间大鼠血糖浓度差异无显著性，但均明显高于NC组（均$P<0.01$）；予以相应药物治疗后，XK组、S－AbP组、P－AbP组、AbP组大鼠血糖均明显低于DM组（$P<0.05$或$P<0.01$），但仍高于NC组（均$P<0.01$），其中S－AbP组大鼠血糖明显低于XK组、P－AbP组和AbP组（$P<0.05$或$P<$

0.01），见上图6-7。

（2）S-AbP和P-AbP对糖尿病大鼠Scr和BUN水平的影响：DM组大鼠Scr和BUN水平显著高于NC组（$P < 0.01$）；给予糖尿病大鼠S-AbP或消渴丸后，Scr和BUN水平均明显降低（均$P < 0.01$），而予以补充P-AbP或AbP后，BUN水平明显降低（均$P < 0.01$），Scr水平无明显变化。见下表6-58。

表6-58　P-AbP和S-AbP衍生物对糖尿病大鼠血清BUN和Scr水平的影响（n=6）

组　别	Scr（μmol/L）	BUN（mmol/L）
正常对照组	5.38 ± 0.39	45.25 ± 3.86
糖尿病模型组（DM）	11.72 ± 0.55**	61.80 ± 6.42**
消渴丸组（XK）	9.42 ± 0.88△△	45.50 ± 3.42△△
牛膝多糖硫酸酯组（S-AbP）	9.68 ± 1.18△△	41.60 ± 3.05△△
牛膝多糖磷酸酯组（P-AbP）	11.14 ± 0.99	43.00 ± 5.16△△
牛膝多糖组（AbP）	12.24 ± 0.86	44.20 ± 1.48△△

与正常对照组比较，**$P < 0.01$；与模型组比较，△△$P < 0.01$。

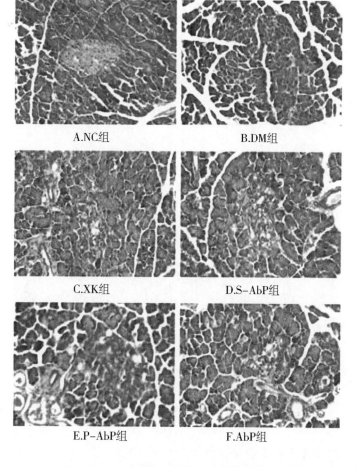

A.NC组　　　　　　B.DM组

C.XK组　　　　　　D.S-AbP组

E.P-AbP组　　　　　F.AbP组

图6-8　各组大鼠胰腺组织形态（HE染色，×200）

（3）S-AbP 和 P-AbP 对糖尿病大鼠胰岛病理形态学的影响：NC 组大鼠胰岛数目较多，呈现圆形或椭圆形细胞团状，边界清楚；胰岛内细胞数目较多，排列整齐，胞浆丰满，核多为圆形。DM 组大鼠胰岛数目稀少，胰岛内细胞排列不规则，边界不清，胰岛细胞核大小、形态不规则，部分胰岛细胞发生空泡变性，也有淋巴细胞浸润现象。XK 组和 S-AbP 组与 DM 组相比病变较轻，胰岛内细胞数目增多，分布规则，胞浆饱满，细胞核大小形态接近正常。P-AbP 组和 AbP 组的胰岛病变也较DM 组轻。见上图 6-8。

（4）S-AbP 和 P-AbP 对 DM 大鼠胰岛素表达的影响：胰岛 β 细胞分泌的胰岛素与其特异性的抗体结合后呈现棕褐色颗粒。NC 组大鼠胰岛内充满 β 细胞（胰岛素阳性反应细胞），分泌颗粒丰富（棕褐色），着色深。DM 组大鼠胰岛内 β 细胞分布稀少，分泌颗粒较少，着色较浅。XK 组和 S-AbP组大鼠与 DM 组大鼠相比胰岛素阳性反应细胞较多，分泌颗粒较多，着色较深。P-AbP 组和 AbP 组大鼠也有少数着色较深的分泌颗粒，见下图 6-9。

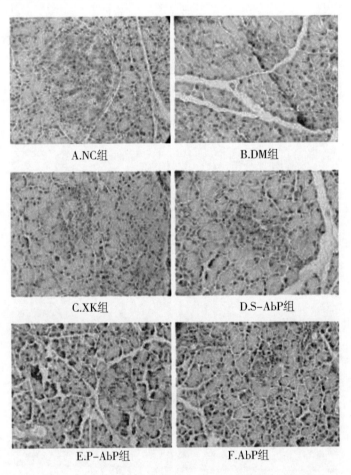

A.NC组　　　　　　　　　　B.DM组

C.XK组　　　　　　　　　　D.S-AbP组

E.P-AbP组　　　　　　　　　F.AbP组

图 6-9　各组大鼠胰腺组织胰岛素免疫组化结果（DAB 染色，×200）

（三）牛膝多糖（ABPS）可降低糖尿病大鼠的胰岛素抵抗[26]

1. 受试动物：Wistar 大鼠（雌雄各半，体重 200～220g）

2. 受试药物牛膝多糖

怀牛膝粉碎、醇提、静置、沉淀，取固体部分再重复溶解、沉淀、离心分离，至乙醇液澄清无色为止。沉淀以少许蒸馏水溶解，加入等体积的体积比 4：1 的氯仿/正丁醇混合液，振荡 20min，静置，取上清液重复以上操作 3 次去除蛋白。收集清液，再加入 4 倍乙醇醇析，取沉淀用乙醚、丙酮反复洗涤，干燥，即得牛膝多糖。

3. 实验方法

（1）分组及给药：分为 5 组：正常对照（NC）组、糖尿病模型组（DM）、怀牛膝多糖高、中、低剂量组（100，50，25mg/（kg·d）灌胃）。正常对照组给予基础饲料，其余四组给予高脂高糖饮食，共计 20 周。

（2）模型制备：大鼠给予高热量饮食 8 周后，尾静脉一次性注射链脲佐菌素（STZ）注射剂 15mg/kg。注射 2 天后，内眦静脉丛采血，以 11.1mmol/L≤空腹血糖（FBG）<33.3mmol/L 且伴有糖耐量减退者为大鼠模型成功标准。

（3）生化指标检测：用全自动生化仪检测空腹血糖（FPG）。放免法检测空腹血胰岛素（FINS）。计算胰岛素抵抗指数 $IR = (FPG \times FINS)/22.5$。

（4）脂肪组织内脂肪分化相关蛋白（ADRP）基因 mRNA 及蛋白表达检测 Trizol 法：提取大网膜脂肪组织总 RNA，逆转录为 cDNA，对 ADRP 基因进行 PCR 扩增，以 GAPDH 基因作为内参照。将 PCR 产物经 1.5% 琼脂糖凝胶电泳，凝胶成像系统分析。ADRP 的蛋白表达水平采用 Western blot 法检测。

4. 实验结果

（1）怀牛膝多糖对糖尿病大鼠血清 FPG、FINS 及 IR 的影响：与正常组相比，2-DM 模型组大鼠血清 FPG、FINS 含量以及 IR 显著增加（$P < 0.01$）；给予怀牛膝多糖后，各组 FPG、FINS 和 IR 显著下降（$P < 0.01$）。见下表 6-59。

表 6-59　怀牛膝多糖对糖尿病大鼠血清 FPG、FINS 及 IR 的影响（n = 10）

组　别	FPG（mmol/L）	FINS（mIU/L）	IR
正常对照组	4.09 ± 0.45	24.70 ± 1.07	1.82 ± 0.13
糖尿病模型组（DM）	15.14 ± 1.03**	45.82 ± 3.26**	4.74 ± 0.35**
牛膝多糖高剂量组（100mg/kg·d）	5.44 ± 0.21△△	23.85 ± 2.02△△	1.93 ± 0.42△△
牛膝多糖中剂量组（50mg/kg·d）	7.61 ± 0.19△△	27.86 ± 2.06△△	2.21 ± 0.12△△
牛膝多糖低剂量组（25mg/kg·d）	9.42 ± 0.63△	9.03 ± 1.93△△	2.43 ± 0.31△△

与正常对照组比较，**$P < 0.01$；与模型组比较，△$P < 0.05$，△△$P < 0.01$。

（2）怀牛膝多糖对大鼠大网膜脂肪组织 ADRP 基因 mRNA 表达的影响：与正常组（0.24 ± 0.02）相比，2-DM 模型组大鼠大网膜脂肪组织 ADRP 基因 mRNA 表达量（0.82 ± 0.06）显著增高（$P < 0.01$）；ABPS 能降低 ADRP 基因 mRNA 表达，其中 ABPS 高剂量组（0.39 ± 0.02）最明显（$P < 0.01$）。见下图 6-10。

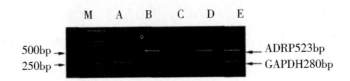

M：DNA Marker；A：正常对照组；B：糖尿病模型组；C、D、E：怀牛膝高、中、低剂量组

图 6 - 10　脂肪组织中 ADRP 基因 RT - PCR 电泳结果

（3）怀牛膝多糖对大鼠大网膜脂肪组织 ADRP 基因蛋白表达的影响：与正常组（35.27 ± 8.21）相比，2 - DM 模型组大鼠大网膜脂肪组织 ADRP 蛋白表达量（49.02 ± 10.09）显著增高（$P < 0.01$）；ABPS 能降低 ADRP 蛋白表达，其中 ABPS 高剂量组（39.67 ± 10.02）最明显（$P < 0.01$）。见下图 6 - 11。

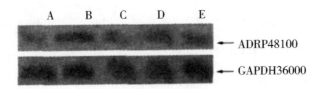

A：正常对照组；B：糖尿病模型组；C、D、E：怀牛膝高、中、低剂量组

图 6 - 11　脂肪组织中 ADRP 基因 Western blot 结果

九、抗动脉粥样硬化

（一）怀牛膝具有抗动脉粥样硬化作用，这一作用与其降血脂、降低过氧化脂质有关[27]

1. 受试动物　朝鲜种龙城系鹌鹑（雄性，102.2 ± 12g）

2. 受试药物　怀牛膝水煎液。按《中国药典》（1990 版）方法切制，水煎三次，混合水煎液浓缩至 150%，冷藏备用。

3. 实验方法

（1）分组：鹌鹑随机分为四组，每组 10 只。正常对照组给予普通饲料，其余三组以高脂诱发饲料造成鹌鹑动脉粥样硬化模型。怀牛膝用药组分为小剂量组（10mL/kg/d）、大剂量组（10mL/kg/d），模型组给予蒸馏水灌胃。实验周期 8 周。

（2）血脂的检测：实验前和第 4 周末测空腹鹌鹑的血清 TC，第 8 周末，测空腹鹌鹑的 TC、HDL - C（高密度脂蛋白胆固醇）、TG（甘油三酯）和血清过氧化脂质（LPO）。TC、HDL - C 用酶法，TG 用乙酰丙酮法，LPO 测定以 OD 值/0.5mL 血清代表血清中 LPO 含量。

（3）脏器病变的检测：处死鹌鹑后，分离出肝脏、心脏、主动脉及左右头臂动脉。称肝重，并计算肝系数（每 100g 体重肝脏的克数）。沿主动脉前壁中线纵剖，打开主动脉及左右头臂动脉，经苏丹Ⅳ染色后按有关主动脉斑块分级标准分级。心脏以 10% 甲醛固定，冰冻切片，苏丹Ⅳ染色后按冠状动脉病变分级标准分级。

4. 实验结果

（1）血脂：实验前各组血清 TC 水平无显著性差异。实验第 4 周及第 8 周，模型组血清 TC 及 TG 水平显著高于空白对照组（$P < 0.01$），说明造模成功。与模型组相比，大、小剂量怀牛膝组均可使第 4 周、第 8 周血清 TC 以及血清 TG 明显降低（$P < 0.01$），说明怀牛膝可有效抑制高脂诱发饲料所致的鹌鹑血脂水平的升高。见下表 6 - 60。

表 6 - 60　怀牛膝对喂饲诱发饲料鹌鹑血脂水平的影响（mg/dl）（n = 10）

组　别	实验前 血清 TC	第 4 周 血清 TC	第 8 周 血清 TC	第 8 周 血清 HDL - C	第 8 周 血清 TG
空白对照组	150. 22 ± 39. 35	143. 98 ± 26. 14**	133. 31 ± 83. 33**	81. 34 ± 21. 6**	110. 09 ± 55. 24**
模型组	149. 14 ± 26. 41	1808. 22 ± 708. 15	2652. 96 ± 665. 81	250. 89 ± 109. 15	573. 74 ± 349. 15
大剂量怀牛膝组	155. 86 ± 35. 45	1159. 98 ± 331. 72*	1961. 04 ± 605. 04*	189. 74 ± 51. 43*	202. 0 ± 99. 33*
小剂量怀牛膝组	143. 67 ± 34. 19	1259. 83 ± 551. 95*	2016. 00 ± 765. 43*	196. 58 ± 58. 76*	259. 36 ± 155. 2*

与模型组比较，*$P < 0.05$，**$P < 0.01$

（2）血清过氧化脂质：给予高脂诱发饲科各组鹌鹑，LPO 水下较正常对照组均有增高趋势；大、小剂量怀牛膝组血清 LPO 水平显著低于模型组（$P < 0.01$）。见下表 6 - 61。

表 6 - 61　怀牛膝对喂饲诱发饲料鹌鹑血清过氧化脂质水平的影响

组　别	动物数（只）	LPO 水平（OD 值/0.5mL 血清）
空白对照组	10	0. 11 ± 0. 07**
模型组	10	0. 49 ± 0. 25
大剂量怀牛膝组	10	0. 15 ± 0. 11**
小剂量怀牛膝组	10	0. 17 ± 0. 12**

与模型组比较，**$P < 0.01$

（3）对主动脉粥样硬化病变的影响：各给药组主动脉病变程度都较模型组有减轻的趋势。经秩和 H - q' 检验，怀牛膝大剂量组可显著减轻主动脉硬化病变程度（$P < 0.05$），说明怀牛膝有一定的延缓动脉粥样硬化发展的作用。见下表 6 - 62。

表6-62 怀牛膝对喂饲诱发饲料鹌鹑主动脉硬化程度的影响

组 别	动物数（只）	主动脉粥样硬化程度分级						结论
		0	0.5	1	2	3	4	
空白对照组	10	8	2	0	0	0	0	
模型组	10	0	2	3	2	3	0	
大剂量怀牛膝组	10	1	3	6	0	0	0	$P < 0.05$
小剂量怀牛膝组	10	1	3	5	1	0	0	

（4）对冠状动脉粥样硬化病变程度的影响：模型组与怀牛膝大、小剂量组差异有极显著性（$P <$ 0.01），提示怀牛膝可明显减轻诱发饲料引起的冠状动脉粥样硬化病变的程度。见下表6-63。

表6-63 怀牛膝对喂饲诱发饲料鹌鹑冠状动脉硬化程度的影响

组 别	动物数（只）	观察血管断面数（个）	病变程度分级		3~4级发生率（%）
			0~2级	3~4级	
空白对照组	10	98	96	2	2.1
模型组	10	100	25	75	75.0
大剂量怀牛膝组	10	96	74	22	22.9
小剂量怀牛膝组	10	93	69	24	25.8

（5）肝系数：给予诱发饲料各组鹌鹑肝系数均较空白对照组显著增加（$P < 0.01$），怀牛膝大、小剂量组与模型组比，不具备显著性，仅有减小肝系数的趋势。见下表6-64。

表6-64 怀牛膝对喂饲诱发饲料鹌鹑肝系数的影响

组 别	动物数（只）	肝系数
空白对照组	10	2.62 ± 0.18
模型组	10	4.77 ± 0.85
大剂量怀牛膝组	10	4.21 ± 0.84
小剂量怀牛膝组	10	4.57 ± 0.59

（二）怀牛膝总皂苷（ABS）能抑制氧化修饰LDL（ox-LDL）诱导的血管平滑肌细胞增殖与迁移，具有抑制血管内膜增厚和斑块形成的作用[28]

1. 受试细胞 血管平滑肌细胞（VSMC）。雄性SD大鼠处死后，取胸主动脉，去除血管内膜和外膜，将中膜以组织块法进行培养，选生长良好的第5~10代传代细胞用于实验。

2. 受试药物怀牛膝总皂苷（ABS）

3. 实验方法

（1）MTT 法测定 VSMC 增殖的反应　取对数生长期的细胞以每孔 6000 个细胞接种于 96 孔板中，分 5 组，每组六个孔。分组如下：①空白组；② ox－LDL 组：30mg/L ox－LDL；③低剂量组：30mg/L ox－LDL＋50mg/L ABS；④中剂量组：30mg/L ox－LDL＋100mg/L ABS；⑤高剂量组：30mg/L ox－LDL＋150mg/L ABS。24h 后通过 MTT 法检测细胞增殖情况，测各孔 OD 值。

（2）伤口愈合法测定 VSMC 迁移能力　取对数生长期的细胞，以每孔 5×10^4 个细胞接种于 24 孔板中。用含 10% FBS 的 DMEM 培养，待细胞长满瓶底 80% 左右，用 200μL 枪头在每个孔中划出基本相同的宽度，5% DMEM 培养。分为 3 组：①空白组；②ox－LDL 组：30mg/L ox－LDL；③给药组：30mg/L ox－LDL＋20mg/L ABS，拍照记录，设为 0 点，用 ipp6.0 图像处理软件测定划带宽度 W0，在显微镜下分别记录并测定 24h 划带的宽度，每孔取 6 处划带宽度值求平均值 w，计算各个时间段细胞实际迁移距离即 h＝（W0－w）/2，比较每组平均 h 值大小差异。

4. 实验结果

（1）ABS 对 ox－LDL 诱导的 VSMC 增殖的影响：ABS（50、100、150mg/L）显著抑制 ox－LDL 诱导的 VSMC 增殖，作用呈浓度依赖性。见下表 6－65。

表 6－65　不同浓度 ABS 对 ox－LDL 诱导的 VSMC 增殖的影响（n＝6）

组　别	ox－LDL（mg/L）	ABS（mg/L）	OD 值
空白组	0	0	$1.486 \pm 0.059^*$
ox－LDL 组	30	0	1.566 ± 0.130
低剂量组	30	50	$1.452 \pm 0.125^*$
中剂量组	30	100	$1.130 \pm 0.091^*$
高剂量组	30	150	$0.623 \pm 0.046^{**}$

与 ox－LDL 组比较，$^*P < 0.05$，$^{**}P < 0.01$

（2）ABS 对 ox－LDL 诱导的 VSMC 迁移能力的影响　ABS（20mg/L）显著抑制 ox－LDL 诱导的 VSMC 迁移。见下表 6－66。

表 6－66　ABS 对 ox－LDL 诱导的 VSMC 迁移的影响（n＝6）

组　别	ox－LDL（mg/L）	ABS（mg/L）	24h 迁移距离（m）
空白组	0	0	$122.4 \pm 28.2^*$
ox－LDL 组	30	0	356.3 ± 50.3
给药组	30	20	$65.6 \pm 40.5^*$

与 ox－LDL 组比较，$*P < 0.05$

（三）怀牛膝的抗高血脂作用[29]

1. 动物 昆明杂种小鼠，雌雄各半，体重 18~22g。

2. 仪器 DG5033A 型酶联免疫检测仪。

3. 实验方法 取 50 只昆明种小鼠，雌雄各半，体重在 18~22g 范围内。随机分为 5 组，每组 10 只，分别为正常对照组、高脂模型组、阳性对照组、高剂量怀牛膝提取液组和低剂量怀牛膝提取液组，灌胃给药。正常对照组和高脂模型组每日给予等体积生理盐水，给予体积为 0.2mL/10g；阳性对照组和高，低剂量给药组给予相应药物，剂量分别为 1g/kg、20g/kg 和 10g/kg。连续灌胃 14 天，末次给药后禁食 4h，空白组小鼠腹腔注射生理盐水 0.2mL/10g，其他组均腹腔注射蛋黄乳，注射量 0.2mL/10g。造膜后继续禁食 20h，摘取眼球取血约 0.7mL，血液经 3000r/min 离心 10min，分离得到血清。按照总胆固醇、甘油三酯、低密度脂蛋白和高密度脂蛋白试剂盒说明书操作，测定血清 TC、TG、LDL – C 和 HDL – C 的浓度。

4. 实验结果 结果表明不同浓度的怀牛膝水提取液有不同程度的抗高血脂的功效，显著降低小鼠血清中 TC、TG、LDL – C 浓度。怀牛膝抗高脂血症的作用明显，具有较好的进一步开发成降高血脂药物的潜力。不同浓度的怀牛膝水提取液对高脂血症小鼠血清的影响结果，见下表 6 – 67。

表 6 – 67 不同浓度的怀牛膝水提取液对小鼠血清的影响结果 （$\bar{x} \pm s$）

组 别	TC （mmol·L⁻¹）	TG （mmol·L⁻¹）	LDL （mmol·L⁻¹）	HDL （mmol·L⁻¹）
空白组	4.59 ±0.17	1.40 ±0.07	1.17 ±0.27	4.30 ±0.37
模型组 1	13.3 ±0.81▲▲	16.0 ±1.58▲▲	8.61 ±0.99▲▲	1.65 ±0.20▲▲
阳性对照组	7.46 ±0.66**	8.33 ±0.33**	0.93 ±0.78*	4.22 ±0.60**
牛膝（水 H）	7.80 ±0.41**	8.03 ±0.40**	1.34 ±0.47**	2.28 ±0.21
牛膝（水 L）	6.11 ±0.59**	6.42 ±0.91**	1.34 ±0.40**	2.56 ±0.40

与正常对照组比较，*$P < 0.05$，**$P < 0.01$，与模型组比较，▲▲$P < 0.01$

十、抗衰老

（一）怀牛膝具有抗衰老作用，可显著提高衰老模型小鼠 SOD 活力[30]

1. 受试动物 昆明种小鼠（雌雄各半，体重 18~20g）

2. 受试药物 怀牛膝水煎液

3. 实验方法

（1）造模及用药：小鼠随机分为 5 组，其中 4 组用于造衰老模型，用 D – 半乳糖连续给药 30 天。从第 11 天开始，造模的 4 组分别灌服大、小剂量的怀牛膝煎液（1g/mL、0.5g/mL、0.2mL/10g）、青春宝混悬液（0.3g/mL、0.2mL/10g）和同体积的生理盐水。于最后 1 次灌胃和皮下注射 D – 半乳糖后 2h，眼眶取血备用，然后处死小鼠，取出肝脏 2g，制备肝匀浆。

（2）血液 SOD 活力的检测：制备 SOD 抽提液，参照 Misra Fridovich 法测定自氧化速率并计算 SOD 活力。

（3）血液过氧化氢酶活力的检测：取 30% H_2O_2 0.5mL 加水至 50mL，从中取出 4mL，加入 PH7.0 的磷酸缓冲液 26mL，以紫外分光光度计测定 230nm 处 1cm 光路的 D 值为 0.52，作为过氧化氢酶的底物溶液。取预温 25℃的底物溶液 3mL，在 25℃下加入 1∶100 溶血液 0.01mL，立即在 230nm 处测 OD 值（每分钟测定一次），计算过氧化氢酶（CAT）活力。

（4）血浆过氧化脂质（LPO）水平的检测：小鼠眼眶采血后，肝素抗凝分离血浆，精密吸取 0.5mL 血浆置有刻度试管中，加入 1/24mol/L 硫酸 4mL，10%磷酸试剂 0.3mL，混匀，再离心，倾去上清液，在沉淀中加入重蒸馏水 1mL，混匀后加入 TBA 试剂 1mL，在 100℃水浴中保温 40mim，取出后冷却，加入 50mL 正丁醇，摇匀，离心，取正丁醇相于 532nm 波长处测定 OD 值。

（5）肝脏过氧化脂质水平的检测：称取肝脏 2g 置 4℃生理盐水中，洗去表面残血，滤纸吸干，在匀浆器中加生理盐水制成 5%的肝匀浆。精密吸取 5%的鲜肝匀浆 1.5mL，加 1.5mL 20%三氯醋酸试剂，混匀后静置，离心，取上清液 1.5mL，加入 1.0mL 0.67% 的 TBA 试剂，100℃水浴保温 10min，取出后立即冷却，加入正丁醇 5mL，振荡后离心，吸取正丁醇相，于 532nm 波长处测 OD 值。

4. 实验结果

（1）大、小剂量怀牛膝组，青春宝组可明显升高衰老模型小鼠血液 SOD 活力。见下表 6 - 68。

表 6 - 68　怀牛膝对小鼠血液 SOD 活力的影响

组　别	动物数（只）	剂量（g/kg）	SOD 活力（u/mL）
空白对照组	12		226 ± 34 **
模型组	12		131 ± 65
青春宝组	12	6	310 ± 134 **
大剂量怀牛膝组	12	20	548 ± 92 **
小剂量怀牛膝组	12	10	555 ± 87 **

与模型组比较，** $P < 0.01$

（2）大、小剂量怀牛膝组，青春宝组可明显升高衰老模型小鼠血液 CAT 活力。见下表 6 - 69。

表 6 - 69　怀牛膝对衰老小鼠血液 CAT 活力的影响

组　别	动物数（只）	剂量（g/kg）	CAT 活力（秒$^{-1}$）
空白对照组	12		0.0431 ± 0.0009 **
模型组	12		0.0413 ± 0.0005
青春宝组	12	6	0.0432 ± 0.0013 **
大剂量怀牛膝组	12	20	0.0464 ± 0.0008 **
小剂量怀牛膝组	12	10	0.0441 ± 0.0008 **

与模型组比较，** $P < 0.01$

（3）大、小剂量怀牛膝组，青春宝组可明显降低衰老模型小鼠血浆 LPO 水平。见下表 6 - 70。

表 6 - 70　怀牛膝对衰老小鼠血浆 LPO 的影响

组　　别	动物数（只）	剂量（g/kg）	LPO 水平 OD 值
空白对照组	12		0.181 ± 0.010 **
模型组	12		0.258 ± 0.062
青春宝组	12	20	0.043 ± 0.015 **
大剂量怀牛膝组	12	10	0.042 ± 0.008 **
小剂量怀牛膝组青春宝组	12	6	0.160 ± 0.049 **

与模型组比较，** $P < 0.01$

（4）大、小剂量怀牛膝组可明显降低衰老模型小鼠肝匀浆 LPO 水平，青春宝组无显著性差异。见下表 6 - 71。

表 6 - 71　怀牛膝对衰老小鼠肝匀浆 LPO 水平的影响

组　　别	动物数（只）	剂量（g/kg）	LPO 水平 OD 值
空白对照组	12		0.271 ± 0.041 **
模型组	12		0.406 ± 0.055
青春宝组	12	6	0.394 ± 0.134
大剂量怀牛膝组	12	20	0.157 ± 0.017 **
小剂量怀牛膝组	12	10	0.141 ± 0.012 **

与模型组比较，** $P < 0.01$

（二）怀牛膝可明显改善戊巴比妥钠所致的记忆障碍，且可增强耐力[31]

1. 受试动物　昆明种小鼠（雌雄各半，体重 18 ~ 20g）

2. 受试药物　怀牛膝水煎液。

3. 实验方法

（1）对小鼠记忆力的影响：小鼠随机分为 4 组，分别灌服怀牛膝煎液（1.0g/mL、0.2mL/10g）、脑复康混悬液（0.015g/mL、0.2mL/10g）和同体积的生理盐水（2 组），灌胃后 1h，除生理盐水组外，其他 3 组均于腹腔注射戊巴比妥钠生理盐水液 6mg/kg（0.6mg/mL、0.1mL/10g），空白对照组腹腔注射同体积的生理盐水作为空白对照。腹腔给药后 10min，按跳台法试验，记录并比较首次跳下的潜伏期，以及 5min 内小鼠跳下次数。

（2）对小鼠方向辨别能力的影响：小鼠随机分为 4 组，分别灌服怀牛膝煎液（1.0g/mL、0.2mL/10g）、脑复康混悬液（0.015g/mL、0.2mL/10g）和同体积的生理盐水（2 组）。每天给药 1 次，连续给药 7 天，于第 5 天给药后 1h，训练小鼠，训练前 30min，除生理盐水组腹腔注射同体积的生理盐水作空白对照外，其他 3 组均注射戊巴比妥钠生理盐水液 6mg/kg，按 Y 型臂法试验。

（3）对小鼠负荷游泳时间的影响：小鼠随机分为 3 组，分别灌服怀牛膝煎液（1.0g/mL、0.2mL/10g）、维尔康混悬液（0.5g/mL、0.2mL/10g）和同体积的生理盐水。每天给药 1 次，连续给药 7 天，于最后一次给药后 1h，按小鼠体重的 10% 加负荷。然后放入池内记录各组小鼠游泳时间。

4. 实验结果

（1）怀牛膝对小鼠记忆力的影响：怀牛膝与脑复康组均可明显减少小鼠 5min 内错误次数（$P < 0.01$），怀牛膝组可使小鼠首次跳下的潜伏期显著延长（$P < 0.05$）。见下表 6 – 72。

表 6 – 72　怀牛膝对戊巴比妥钠所致小鼠记忆障碍的影响

组　别	动物数（只）	剂量（g/kg）	首次跳下的潜伏期	5min 内错误次数（次）
空白对照组	10		3.5 ± 1.69[**]	0.50 ± 0.50[**]
模型组	10		1.14 ± 0.95	1.00 ± 2.69
脑复康组	10	0.3	3.40 ± 1.65[**]	1.01 ± 0.89[**]
怀牛膝组	10	20	2.69 ± 1.92[*]	0.80 ± 0.75[**]

与模型组比较，[*]$P < 0.05$，[**]$P < 0.01$

（2）怀牛膝对小鼠辨别能力的影响：怀牛膝与脑复康均能明显提高小鼠正确反应百分率（$P < 0.01$），说明怀牛膝可明显提高小鼠辨别方向的能力。见下表 6 – 73。

表 6 – 73　怀牛膝对小鼠方向辨别能力的影响（%）

组　别	动物数（只）	剂量（g/kg）	第 1 天正确反应百分率	第 3 天正确反应百分率
空白对照组	10		82 ± 17	87 ± 11[**]
模型组	10		52 ± 17	68 ± 12
脑复康组	10	0.3	60 ± 17	91 ± 8.3[**]
怀牛膝组	10	20	66 ± 13	87 ± 10[**]

与模型组比较，[**]$P < 0.01$

（3）对小鼠负荷游泳时间的影响：与生理盐水组比，怀牛膝与维尔康均可明显延长小鼠负荷游泳时间（$P < 0.01$），说明怀牛膝有提高小鼠耐力作用。见下表 6 – 74。

表 6 – 74　怀牛膝对小鼠负荷游泳时间的影响

组　别	动物数（只）	剂量（g/kg）	游泳时间（分）
生理盐水组	10		3.21 ± 0.59
维尔康组	10	10	5.33 ± 1.02[**]
怀牛膝组	10	20	4.30 ± 0.77[**]

与生理盐水组比较，[**]$P < 0.01$

（三）怀牛膝能明显提高 DNA 甲基化酶的活力，具有延缓衰老的作用[32]

1. 受试动物　昆明种小鼠（雄性。鼠龄分别为青年组：1～2 个月；成年组：5～6 个月；老年组：14～15 个月）

2. 受试药物　怀牛膝水煎液

3. 实验方法

（1）分组及给药：实验组给予怀牛膝水煎液，每日按 20.25g/kg 腹腔注射，每日 2 次；对照组用同样方法腹腔注射等量生理盐水，连续给药 30 天。

（2）制备小鼠肝、脑细胞核抽提物，检测 DNA 甲基化酶的活性。

4. 实验结果

（1）不同年龄组，即青年组、成年组、老年组鼠的肝、脑细胞 DNA 甲基化酶活力差异较大。青年组的 DNA 甲基化酶活力最大，而老年组则最小。见下表 6-75。

表 6-75　不同年龄鼠肝、脑细胞 DNA 甲基化酶活力比较

组　别	性别	年龄	比活力（cpm/mg 蛋白）	
			肝	脑
青年组	雄性	1～2 月	3912	7109
成年组	雄性	5～6 月	2910	6017
老年组	雄性	14～15 月	2374	5312

（2）老年药物组与老年对照组小鼠的 DNA 甲基化酶活力比较，结果差异明显，对照组小鼠的 DNA 甲基化活力较低，而怀牛膝药物组鼠的 DNA 甲基化酶活力较高。见下表 6-76。

表 6-76　老年药物组、对照组鼠肝、脑细胞 DNA 甲基化酶活力比较

组　别	比活力（cpm/mg 蛋白）			
	肝	增长率	脑	增长率（%）
老年组	2374		5312	
老年药物组	3672	54.7	6431	21.1
老年对照组	2386	0.51	5331	0.35

十一、抗肿瘤

（一）怀牛膝总皂甙对肿瘤细胞具有抑制作用[33]

1. 受试动物　昆明雄性小鼠（20±2g）

2. 受试药物　怀牛膝总皂甙（ABS）。制备方法：中药怀牛膝干根 1.05kg，体积分数为 80% 的乙

醇热回流提取 3 次，回收溶剂，得乙醇浸膏。水溶解，分别以 H_2O、体积分数为 20%、60%、80% 的乙醇为洗脱剂，于 AB-8 大孔吸附树脂柱层析，减压回收 60%~80% 乙醇馏份得 ABS。

3. 实验方法

（1）体外抑制小鼠艾氏腹水癌（EAC）细胞实验：取接种后第 7 天的荷 EAC 小鼠腹水细胞，混悬于含体积分数 10% 小牛血清的 RPMI-1640 培养液中，瘤细胞浓度为 2.5×10^5/mL，置于培养瓶中，然后分别依次加入不同剂量的药物，置培养箱内分别培养 24、48h 后取出。以体积分数为 0.5% 台盼蓝液染色，显微镜下计数，统计蓝染率。观察不同时间 ABS 药液对肿瘤细胞的抑制率。

（2）体内抑制小鼠肉瘤 180 腹水型（S180A）及肝癌实体瘤（Heps）实验：①肿瘤细胞的接种。无菌条件下抽取荷瘤小鼠腹水，显微镜下计数，用无菌生理盐水调整肿瘤细胞数至 2.5×10^{10}/L，混匀后，每鼠右腋皮下分别注射 S180A 或 Heps0.2mL。②小鼠接种后，随机分为 4 组，即 A、B、C_3 组（其 ABS 药液浓度分别为 5.0、2.5、1.25g/L）及生理盐水（PBS）对照组，每组 8 只。③动物接种第 2 天后开始用药观察。给 S180A 组小鼠腹腔注射 ABS，给 Heps 组小鼠进行 ABS 灌胃，用生理盐水作对照，连续 7 天，第 8 天采用颈椎脱臼法处死。处死动物后，取瘤组织称重，计算肿瘤抑制率（R）。

4. 实验结果

（1）ABS 体外对小鼠 EAC 肿瘤细胞不同时间的抑制率：ABS 低浓度组（0.01g/L）对 EAC 细胞的抑制率与作用时间呈正相关关系，高浓度组（0.1g/L）对 EAC 细胞的抑制率 24h 时明显高于低浓度组。见下表 6-77。

表 6-77 ABS 体外对小鼠 EAC 肿瘤细胞不同时间的抑制率

组 别	抑制率（%）	
	24h	48h
RPMI-1640	0	0
ABS 低浓度组	34	100
ABS 高浓度组	100	100

（2）ABS 体内对小鼠 S180A 的抑制作用：ABS 小剂量组与对照组平均瘤重相比无显著性差异；ABS 中剂量组与对照组相比有显著性差异；ABS 大剂量组与对照组平均瘤重相比有非常显著性差异。可见随着 ABS 用药剂量的增加，ABS 对 S180A 的生长抑制作用逐渐增强。见下表 6-78。

表 6-78 ABS 体内对小鼠 S180 肉瘤抑制作用

组 别	n	瘤重/g	抑制率/%	P
PBS	8	1.70 ± 0.23		
A	8	1.28 ± 0.72	25	>0.05
B	8	0.90 ± 0.56	47	<0.05
C	8	0.96 ± 0.30	56	<0.01

（3）ABS 体内对小鼠 Heps 的抑制作用：ABS 小剂量组、中剂量组、大剂量组与对照组平均瘤重相比均有显著性差异。但未观察到量效关系。见下表 6-79。

表6-79　ABS 体内对小鼠 Heps 实体瘤抑制作用

组　别	n	瘤重/g	抑制率/%	P
PBS	8	2.86 ± 1.379		
A	8	1.56 ± 0.493	45.5	<0.01
B	8	1.54 ± 0.885	46.2	<0.01
C	8	1.56 ± 0.480	45.5	<0.01

（二）牛膝多糖（ABPS）可抑制肝癌 H22 细胞的增殖并诱导其凋亡[34]

1. 受试细胞　腹水型肝癌 H22 细胞

2. 受试药物　牛膝多糖（ABPS）

3. 实验方法

（1）MTT 法测定细胞生长抑制率　将腹水型肝癌 H22 细胞株接种至 96 孔板中，待细胞贴壁生长后，吸出培养液，加入 100uLABPS 样品液，样品浓度分别 2.5mg/mL、5mg/mL、10mg/mL。空白对照组加入等体积培养液，阳性对照组加入等体积 5-氟尿嘧啶。继续培养 48h，进行 MTT 实验，以酶联免疫检测仪在 550nm 波长测吸光度值，按下列公式计算抑制率：抑制率 =（1-实验组平均吸光度/对照组吸光度）×100%。

（2）RT-PCR　测定 bcl-2 和 Fas 基因 mRNA 的表达提取总 RNA，经逆转录为 cDNA，并以此为模板进行扩增。将扩增产物进行琼脂糖凝胶电泳，结果用 UVPDGS-8000 型凝胶成像系统对电泳带进行分析，以 β-actin 为内参照，计算 bcl-2、Fas 基因 mRNA 的相对表达量。

4. 实验结果

（1）ABPS 对肝癌 H22 细胞生长抑制率的影响　ABPS 浓度越高，抑制作用越显著。见下表 6-80。

表6-80　各组细胞增殖抑制率

组　别	抑制率
空白对照组	-
5-FU 阳性对照组	72.6%
ABPS 高剂量组	61.5%
ABPS 中剂量组	38.4%
ABPS 低剂量组	25.2%

（2）ABPS 对 bcl-2 和 Fas 基因 mRNA 表达的影响　　与空白对照组比较，ABPS 各剂量组 bcl-2 基因 mRNA 表达量下降，Fas 基因 mRNA 表达量增高，其中高、中剂量组差异显著（$P < 0.01$）。见下表 6-81。

表 6-81　各组 bcl-2、caspase-3 基因 mRNA 的表达

组　　别	bcl-2/β-actin	Fas/β-actin
空白对照组	2.51 ± 0.32	1.34 ± 0.28
5-FU 阳性对照组	1.38 ± 0.25*	2.09 ± 0.21*
ABPS 高剂量组	1.61 ± 0.24*	1.85 ± 0.19*
ABPS 中剂量组	2.07 ± 0.33*	1.67 ± 0.23*
ABPS 低剂量组	2.23 ± 0.19	1.45 ± 0.34

与空白对照组比较，*$P < 0.01$

十二、抗病毒作用

（一）牛膝多糖硫酸酯在体外有很强的抑制乙型肝炎病毒 HBsAg 和 HBeAg 的活性，对 I 型单纯性疱疹病毒也有明显的抑制力[35]

1. 受试对象　乙型肝炎病毒 HBsAg 和 HBeAg、I 型单纯性疱疹病毒

2. 受试药物牛膝多糖硫酸酯。

3. 实验方法

（1）牛膝多糖硫酸酯的制备

牛膝多糖纯化：将从牛膝中提取得到的粗多糖经 Sephadex G-50 和 Sephadex G-25 二次凝胶柱层析，收集单一峰位，经透析、冷冻干燥后得到纯牛膝多糖（Abps），HPLC 分析为单一峰。

多糖硫酸化：采用氯磺酸-吡啶法。将附有冷凝管和搅拌装置的三颈烧瓶置盐水-冰浴中，加入吡啶，搅拌，使之充分冷却，用滴液漏斗慢慢加入氯磺酸 2~4mL，约 30~40min 滴加完毕，烧瓶中出现大量淡黄色固体，然后加入 ABPS 粉末 0.9g，迅速将三颈瓶移入沸水浴中，恒温搅拌 1h 左右，冷至室温，将反应液倾入冰水中，中和后加入乙醇，析出沉淀，离心，收集沉淀，将沉淀溶于水，透析 72h，过滤，滤液经冷冻干燥后得牛膝多糖硫酸化产物。

（2）牛膝多糖硫酸酯的生物活性测定　　使用酶联免疫吸附检测（ELISA）技术测定。牛膝多糖硫酸酯的使用浓度为 500μg/mL，抗原孵育时间为 4h。

4. 实验结果

牛膝多糖硫酸酯体外抗病毒活性　　牛膝多糖硫酸酯有良好的抑制病毒作用。分别观察三组牛膝多糖硫酸酯的体外抗病毒活性。在这三组牛膝多糖硫酸酯的制备过程中，采用的氯磺酸-吡啶的量不同，最终观察到的抗病毒效力也有不同。≤2.1 高活性，>2.1≤3.18 中等活性，≥3.18≤4.25 低

活性，>4. 25 无活性。见下表 6 - 82。

表 6 - 82　牛膝多糖硫酸酯体外抗病毒活性

组　别	氯磺酸 - 吡啶	HBsAg	HBsAg	HSV - 1
1	3.6mL	2.85	3.35	有效
2	4.0mL	3.09	2.01	有效
3	4.2mL	1.80	1.80	有效

（二）牛膝多糖硫酸酯（ABPS）有抗艾滋病病毒 1 型（HIV - 1）的作用[36]

1. 受试细胞及受试动物

传代人 T 淋巴细胞（MT - 4）；HIV - 1ⅢB 慢性感染的 H9 细胞（H9/HIV - 1ⅢB 细胞）；人外周血单核细胞（PBMC）

Wistar 大鼠（雄性，体重 200～220g）；Balb/C 小鼠（雌性，体重 18～20g）

2. 受试药物　牛膝多糖硫酸酯（ABPS）

3. 实验方法

（1）体外抑制 HIV - 1 复制酶活性：药物抑制 HIV - 1 逆转录酶、整合酶和蛋白酶的活性分别采用 ^{3}H 掺入法、酶联免疫吸附法和荧光法测定，用 Reed - Muench 法计算半数抑制浓度。

（2）ABPS 对 MT - 4 细胞、H9/HIV - 1ⅢB 细胞、PBMC 细胞的毒性和 HIV - 1 P24 抗原的抑制活性：细胞用 HIV - 1 病毒感染后接种于细胞培养板内，同时分别加入不同浓度的 ABPS 药液或阳性药齐多夫定（AZT）药液。96h 后吸上清液测定 P24 抗原的含量，计算 IC_{50}。培养板内细胞进行 MTT 试验，在酶联仪上测定 A 570nm 值，计算药物对细胞的半数毒性浓度（TC_{50}），并计算选择指数（SI = TC_{50}/IC_{50}）。

（3）单次给药后取大鼠血清 Wistar 大鼠分为 5 组。灌胃 ABPS 分为 500mg/kg 和 2g/kg 组，腹腔注射 ABPS125mg/kg。同时设阳性药对照灌胃奈韦拉平（NVP）50mg/kg 组和阴性对照灌胃生理盐水组。于给药后 30、60、120 和 240min 从眼眶分别取血分离血清，4℃保存待测。

（4）连续给药后取小鼠血清：Balb/C 小鼠分为 7 组。灌胃 ABPS 分为 100mg/kg 或 300mg/kg 组；腹腔注射 ABPS 分为 0.3mg/kg 或 3mg/kg 组。同时设阳性药对照灌胃 AZT5mg/kg 组或腹腔注射 AZT0.5mg/kg 组和阴性对照生理盐水组。每天给药 1 次连续给药 20d，于最后 1 次灌胃给药后 60 和 120min 和最后 1 次腹腔注射给药后 30 和 60min 摘眼球取血，分离血清，4℃保存待测。

（5）鼠血清在 MT - 4 细胞培养内对 HIV - 1 P24 抗原的抑制作用：鼠血清用细胞培养液稀释为 10%，取 100μL 加入 96 孔细胞培养板。MT - 4 细胞预先用 HIV - 1ⅢB 吸附感染。培养 96h，测定培养上清液 HIV - 1 P24 抗原水平，计算抑制百分率。

4. 实验结果

（1）ABPS 体外抑制 HIV - 1 复制酶的活性 ABPS 在体外有抑制 HIV - 1 逆转录酶和整合酶的活

性，但无抑制蛋白酶的活性，而未硫酸酯化的 ABP 对 3 种复制酶均无抑制作用。见下表 6 - 83。

表 6 - 83　ABPS 在体外对 HIV - 1 病毒复制酶的作用

酶	药物	$IC_{50}/\mu mol \cdot L^{-1}$
逆转录酶	奈韦拉平	0.406 ± 0.011
	ABPS	2.948 ± 0.556
	ABP	>142.857
整合酶	ABPS	0.155 ± 0.030
	ABP	>142.857
蛋白酶	茚地那韦	0.00467 ± 0.00082
	ABPS	$>25 \pm 0$
	ABP	>142.857

（2）ABPS 在细胞培养内抗 HIV - 1 的效果：ABPS 在 MT - 4 细胞培养内有较强的抑制 HIV - 1 ⅢB 感染的作用；在 PBMC 细胞培养内对临床分离的 AZT 耐药株 HIV - 1018c 感染也有较强的抑制作用；但在 HIV - 1 ⅢB 慢性感染的 H9/HIV - 1 ⅢB 细胞培养内最大无毒浓度 $500\mu mol \cdot L^{-1}$ 未见抑制作用。见下表 6 - 84。

表 6 - 84　ABPS 在三种细胞内抗 HIV - 1 的效果

细胞	感染	病毒	药物	$TC_{50}/\mu mol \cdot L^{-1}$	$IC_{50}/\mu mol \cdot L^{-1}$	SI
MT - 4	急性	HIV - 1 ⅢB	ABPS	$>25 \pm 0$	0.082 ± 0.044	$>358 \pm 148$
			AZT	$>2.39 \pm 0$	0.00058 ± 0.00032	$>4396 \pm 2289$
PBMC	急性	HIV - 1081c	ABPS	$>250 \pm 0$	11.80 ± 5.90	$>24.2 \pm 12.1$
			AZT	332.36 ± 16.02	0.0080 ± 0.0005	11178 ± 158
H9/HIV - 1 ⅢB	慢性	HIV - 1 ⅢB	ABPS	$>500 \pm 0$	$>500 \pm 0$	$<1 \pm 0$
			AZT	249.03 ± 110.99	175.01 ± 111.17	1.7 ± 0.9

（3）单次给予大鼠灌胃和腹腔注射 ABPS 后鼠血清在 MT - 4 细胞培养内对 HIV - 1 P24 抗原的抑制作用：给予大鼠灌胃阳性药 NVP60、120 和 240min 后，对 HIV - 1P24 抗原有显著抑制。给大鼠灌胃 ABPS 后，对 HIV - 1P24 抗原无抑制作用。而给大鼠腹腔注射 ABPS30、60 和 120min 后，对 HIV - 1 P24 抗原有较强的抑制作用。见下表 6 - 85。

表 6 - 85　大鼠给予 ABPS 后鼠血清在 MT - 4 细胞培养内对 HIV - 1 P24 抗原的抑制作用

药物	给药方式	剂量 mg/kg（×1）	抑制率（%）			
			30min	60min	120min	240min
奈韦拉平	灌胃	50	–	99.7	98.1	16.7
ABPS	灌胃	500	–	0	0	2.5
		2000	–	0	0	0
	腹腔注射	125	96.4	96.6	96.9	–

（4）连续给予小鼠灌胃和腹腔注射 ABPS 后鼠血清在 MT - 4 细胞培养内对 HIV - 1 P24 抗原的抑制作用　给 Balb/C 小鼠灌胃阳性药 AZT 或腹腔注射 AZT 后，其血清对 HIV - 1 P24 抗原的抑制率均在 80% 以上。灌胃 ABPS 后，对 HIV - 1 P24 抗原的抑制率均小于 10%。而腹腔注射 ABPS 对 HIV - 1 P24 抗原的抑制率较高。见下表 6 - 86。

表 6 - 86　小鼠给予 ABPS 后鼠血清在 MT - 4 细胞培养内对 HIV - 1 P24 抗原的抑制作用

药物	给药方式	剂量 mg/kg（qd×20）	抑制率（%）		
			30min	60min	120min
AZT	灌胃	5	–	99.90	98.85
	腹腔注射	0.5	99.48	83.87	–
ABPS	灌胃	100	–	9.91	10.07
		300	–	9.17	5.93
	腹腔注射	0.3	29.96	19.08	–
		3	50.86	26.46	

十三、其他作用

（一）怀牛膝总皂苷具有明显的镇痛作用，且作用强度与剂量呈现一定的量效关系。[37]

1. 受试动物　昆明种小白鼠（体重 20 ± 2g）

2. 受试药物　怀牛膝总皂苷（ABS）。怀牛膝根洗净，60℃ 以下干燥、粉碎、依次用 95%、75%、50% 酒精回流提 3 次，趁热抽滤，合并滤液得醇提取液。提取液减压浓缩至无醇味，分别用氯仿、醋酸乙酯、正丁醇萃取，得氯仿萃取物、醋酸乙酯萃取物、正丁醇萃取物三部分。正丁醇提取物即为 ABS，淡黄色粉末。大、中、小剂量分别为 120mg/kg、60mg/kg、30mg/kg。

3. 实验方法

（1）ABS 对化学刺激引起拟痛反应的影响：健康小白鼠 50 只，雌雄各半，随机分为 5 组，给予大、中、小剂量 ABS 灌胃。空白对照组灌服等量常水。1h 后腹腔注射 0.6% 醋酸溶液 0.1mL/10g，记录注射时间，扭体反应出现时间以及注射后20min内小鼠扭体次数。

（2）ABS对热传导引起拟痛反应的影响：健康小白鼠60只，雌性。调节恒温水浴锅镇痛实验盒温度在55±0.5℃，每次取1只放在盒中，记录小白鼠舔后足时间（s），作为该鼠的痛阈值；隔2min再测定痛阈值1次，将两次痛阈值的平均值作为该鼠给药前的痛阈值（凡30s内不出现舔后足者，弃之不用）。然后，分别给予大、中、小剂量ABS灌胃。空白对照组灌服等量常水。给药后1h，开始测定小鼠痛阈值，每隔0.5h测定1次，共3次，与给药前和对照组比较。若小鼠在实验盘内60s仍无痛觉，即取出，按60s计算。

4. 实验结果

（1）怀牛膝总皂苷对化学刺激引起拟痛反应具有明显的镇痛作用，且作用强度与剂量呈现一定的量效关系。见下表6-87。

表6-87　怀牛膝总皂苷对醋酸扭体反应的影响

组　别	动物数（只）	剂量（mg/kg）	扭体反应次数	扭体反应潜伏期（min）
对照组	10		57.4±15.8	3.4±1.6（n=10）
小剂量组	10	30	36.3±15.2**	5.9±3.6（n=10）*
中剂量组	10	60	27.5±22.8**	4.0±1.4（n=7）
大剂量组	10	120	21.0±17.2**	4.8±3.2（n=7）
阿司匹林组	10	600	5.7±9.7**	8.8±5.4（n=6）*

与对照组比较，*$P<0.05$，**$P<0.01$

（2）怀牛膝总皂苷对热传导引起拟痛反应具有明显的镇痛作用，且作用强度与剂量呈现一定的量效关系。见下表6-88。

表6-88　怀牛膝总皂苷对小鼠热板法镇痛作用的影响

组　别	动物数（只）	剂量（mg/kg）	给药前痛阈值（s）	1h	给药后痛阈值1.5h	2h
对照组	12		20.83±2.71	18.50±3.15	20.58±2.94	20.58±2.15
小剂量组	12	30	18.17±3.07	30.08±8.12**	29.17±11.98**	30.33±8.65**
中剂量组	10	60	22.35±3.69	32.80±6.25**	30.00±5.54**	31.10±3.76**
大剂量组	10	120	17.70±3.21	28.40±8.07**	30.90±13.07*	32.70±8.53**
阿司匹林组	11	600	21.59±4.55	47.09±14.49**	38.45±10.37**	37.09±9.58**

与对照组比较，*$P<0.05$，**$P<0.01$

（二）怀牛膝制剂可引起反射性呼吸兴奋，胃肠运动抑制，并具有轻度利尿作用[38]

1. 受试对象　犬、猫、兔、小鼠

2. 受试药物

（1）牛膝醇提取液：牛膝 100g，制成粗粉，加 90% 乙醇 500mL，室温 20℃左右浸渍，每日振摇数次，冷浸三日，滤过，滤液浓缩，再以水提取，制成 1 : 1 溶液。

（2）牛膝煎剂：取牛膝 100g，切碎，加水 500 ~ 700mL，浸渍半小时后，煎煮半小时，压榨过滤，滤液重复过滤两次，以澄清为度；先后制成 30%、50% 及 80% 三种浓度。

3. 实验方法

（1）怀牛膝制剂对呼吸的作用：犬、猫、兔麻醉后，静脉注射怀牛膝制剂，观察呼吸频率、呼吸深度变化；犬同时监测血压。另外，猫麻醉后，将尼可刹米直接注射于猫的窦区，再用 50% 牛膝煎剂 0.1mL/kg，观察呼吸变化。

（2）怀牛膝制剂对胃肠运动的作用：犬麻醉后，以连接橡皮管及描记笔的乳胶球填塞胃内，充以数毫升空气，先进行胃运动的正常描记，再以 30% 怀牛膝煎剂 0.5mL/kg 作静脉注射。对于未麻醉的家兔，或用乌拉坦 0.5g/kg 作腹腔内注射以轻度抑制后，以一导尿管尖端缚以可容 2 ~ 3mL 空气的乳胶袋，顶端用液体石蜡润滑后插入胃中，另端连接橡皮管及玛利氏鼓，将气充满，先进行正常胃运动曲线描记，然后静脉注射 80% 牛膝煎剂 0.5mL/kg。对小鼠离体肠管，按 Magnus 氏法实验，加入 30% 怀牛膝煎剂 0.5mL。

（3）怀牛膝制剂对泌尿系统的作用：取雄性家兔，以乌拉坦 1g/kg 作腹腔内注射麻醉后，在下腹部切开，找出两侧输尿管，然后插入套管，再连橡皮管，通过 "Y" 形管汇流于一管流出，用记滴器记录尿滴，怀牛膝煎剂静脉给药。犬麻醉后，用 100% 牛膝醇提取液 0.5mm/kg 静脉给药。

4. 实验结果

（1）怀牛膝制剂对呼吸的作用　犬静脉注射怀牛膝制剂后，在血压下降的同时，呼吸兴奋、加快加深，特别是深度增加较明显；血压回升后，呼吸仍略呈兴奋现象。对猫直接静脉注射怀牛膝，呼吸兴奋不明显；使用尼可刹米后，可见反射性呼吸兴奋现象。在兔中，也可见到用药后呼吸呈短暂的兴奋现象。

（2）怀牛膝制剂对胃肠运动的作用　犬和兔静脉注射怀牛膝煎剂后，可见胃运动暂时增加，以后转为抑制。对小鼠离体肠管表现为抑制。

（3）怀牛膝制剂对泌尿系统的作用　对于雄性家兔，在怀牛膝煎剂静脉用药后一分钟，有轻度利尿作用。对犬亦略具利尿作用。

参考文献

[1] 池雪林，马燕梅，梅景良，等．牛膝多糖对牛蛙心脏活动的影响［J］．福建畜牧兽医，2010，32（5）：4-6.

[2] 郑洁珍，周大兴，顾静，等．怀牛膝有效成分对血管平滑肌收缩作用的影响［J］．安徽中医学院学报，2008，27（4）：38-40.

[3] 周燕，余佳文，黄晓明，等．怀牛膝总皂苷对大鼠急性心肌缺血心肌肌钙蛋白 T 与血管内皮功能的影响［J］．江西中医学院学报，2010，22（5）：67-69.

[4] 毛平，夏卉莉，袁秀荣，等．怀牛膝多糖抗凝血作用实验研究［J］．时珍国医国药，2000，11（12）：1075-1076.

[5] 司力，黄世福，李涛，等．牛膝总苷对急性血瘀模型大鼠血液流变性指标的影响［J］．中医药临床杂志，2007，19（4）：356-358.

[6] 金丽琴，许艳芳，金晶，等．牛膝多糖对老龄大鼠非特异性免疫功能的影响［J］．中国病理生理杂志，2007，23（7）：1408-1411.

[7] 邱妍，胡元亮，崔保安，等．怀牛膝多糖对雏鸡疫苗免疫效果的影响［J］．畜牧兽医学报，2007，38（7）：723-727.

[8] 李金贵，谷文英，刘传敏，等．牛膝多糖对环磷酰胺致小鼠免疫抑制作用的影响［J］．中国兽医杂志，2010，46（4）：24-26.

[9] 徐晓燕，张志港，辛晓明，等．牛膝多糖对小鼠免疫性肝损伤的保护作用［J］．泰山医学院学报，2010，31（2）：97-99.

[10] 冯磊，张震宇，谷文光．牛膝应用于大鼠同种异体肢体移植抗排斥反应的研究［J］．中外医疗，2010，33：31.

[11] 李凯，潘宇政，黄李平，赵立安，韦相兰．怀牛膝对重型颅脑损伤大鼠血清 IL-2-sIL-2R 及外周血 PMN 吞噬功能的影响［J］．时珍国医国药，2011，（22）02：49-51.

[121] 郭胜民，车锡平，范晓雯．怀牛膝皂甙 A 对动物子宫平滑肌的作用［J］．西安医科大学学报，1997，18（2）：216-218，225.

[13] 袁毅君，秦晓民，徐敬东，等．怀牛膝对未孕大鼠子宫平滑肌峰电活动的影响［J］．兰州大学学报：自然科学版，2002，38（3）：82-86.

[14] 王世祥，井文寅，车锡平，等．怀牛膝总皂甙抗生育作用及其机理［J］．西北药学杂志，1997，12（5）：209-211.

[15] 张芳玲，胡楠，王烨，等．牛膝多肽对 NMDA 诱导的视网膜神经节细胞损伤的保护作用［J］．交通医学，2010，24（1）：4-7.

[16] 刘小君，程琼，丁斐．牛膝提取物神经再生素促小鼠坐骨神经再生的实验研究［J］．时珍国医国药，2009，20（1）：16-18.

[17] 赵立安，黄李平，李凯，等．怀牛膝对重度颅脑损伤大鼠神经细胞凋亡的影响［J］．辽宁中医药大学学报，2010，12（8）：62-64.

[18] 苗彦霞，邢芳瑞，胡锡琴，等．怀牛膝对高催乳素血症小鼠生殖内分泌激素的影响［J］．亚太传统医药，2009，5（10）：14-15.

［19］韦相兰，黄李平，李凯，刘启华．怀牛膝对重型颅脑损伤大鼠脑组织 Nestin 表达的影响［J］．四川中医，2011，29（5）：60－61．

［20］高昌琨．怀牛膝对维甲酸所致大鼠骨质疏松防治作用的实验研究［J］．基层中药杂志，2001，15（2）：9－11．

［21］赵佳，杨桂枝，田汉文，等．牛膝醇提物对佐剂性关节炎模型大鼠滑膜病理的影响［J］．西部医学，2008，20（3）：485－487．

［22］郭姣红，李旭炯，岳嘉，等．怀牛膝对去卵巢肥胖大鼠体重和肿瘤坏死因子－ā 的影响［J］．成都医学院学报，2008，3（2）：100－104．

［23］全宏勋、邹丹、张国钦，等．麦饭石、牛膝对早期鸡胚发育的影响［J］．河南中医学院学报，1993，13（5）：208－209．

［24］薛胜霞，金丽琴，贾东明，等．牛膝多糖衍生物对糖尿病大鼠血糖及血脂的影响［J］．中国药学杂志，2009，44（2）：107－110．

［25］金丽琴，薛胜霞，陈秀芳，等．牛膝多糖衍生物对糖尿病大鼠胰岛细胞形态和肾功能的影响［J］．温州医学院学报，2010，40（2）：126－129．

［26］杨旭东，张杰，申梅淑．牛膝多糖对 2 型糖尿病大鼠脂肪分化相关蛋白表达的影响［J］．药物生物技术，2010，17（4）：334－336．

［27］崔瑛，候士良．怀牛膝预防动脉粥样硬化的实验研究［J］．基层中药杂志，1998，12（1）：30－31．

［28］邹小明，周大兴，丁志山等．怀牛膝总皂苷对 ox－LDL 诱导的大鼠血管平滑肌细胞增殖与迁移的影响［J］．浙江中医药大学学报，2010，34（3）：416－417．

［29］陈晓慧，戴平，杨中林．怀牛膝对小鼠血脂的影响［J］．海峡药学，2011，23（3）：32－33．

［30］马爱莲，郭焕．怀牛膝抗衰老作用研究［J］．中药材，1998，21（7）：360－362．

［31］马爱莲，郭焕．怀牛膝对记忆力和耐力的影响［J］．中药材，1998，21（12）：624－626．

［32］初彦辉，郭艳芹．怀牛膝抗衰老作用的实验研究［J］．中国临床医药研究杂志，2003，90：8797－8798．

［33］王一飞，王庆端，刘晨江等．怀牛膝总皂甙对肿瘤细胞的抑制作用［J］．河南医科大学学报，1997，32（4）：4－6．

［34］宗灿华．牛膝多糖对小鼠肝癌 H22 细胞 bcl－2 和 Fas 基因表达的影响［J］．牡丹江医学院学报，2008，29（4）：9－11．

［35］田庚元，李寿桐，宋麦丽，等．牛膝多糖硫酸酯的合成及其抗病毒活性［J］．药学学报，1995，30（2）：107－111．

［36］彭宗根，陈鸿珊，郭志敏，等．牛膝多糖硫酸酯体外和体内抗艾滋病病毒作用［J］．药学学报，2008，43（7）：702－706．

［37］李小川，郭胜民，孙海燕，等．怀牛膝总皂苷镇痛作用研究［J］．陕西医学杂志，1999，28（12）：735－736．

［38］王筠默．怀牛膝的药理研究．上海中医药杂志，1965，31－34．

第七章 怀牛膝临床研究

一、现代文献记载

（一）人工流产

怀牛膝在人工流产中作为宫颈扩张剂使用。病例数1512人，孕11～14周要求终止妊娠。将怀牛膝原药材消毒后插入子宫颈管，以导尿管作对照观察。牛膝扩张宫颈管的效果好，90%以上已不需手术扩宫，手术时间短，出血量少，手术并发症也相对较少[1]。

（二）治疗关节炎

采用单味牛膝内服外洗治疗关节炎。怀牛膝50g水煎内服，早晚各一次；怀牛膝50g水煎后稍冷片刻，将干净毛巾浸湿后敷于患处，5～10min后取下毛巾，浸后再敷，共敷30min，每晚一次，治疗效果显著。牛膝剂量在40g以上方可奏效[2]。

（三）预防肿瘤化疗所致的白细胞减少

对45例恶性肿瘤患者，采用双盲随机对照分组（治疗组30例，对照组15例），观察牛膝精胶囊预防化疗所致白细胞减少的作用。牛膝精胶囊系牛膝中提取的多糖精致而成。结果：治疗组有效率（60.0%）与对照组（26.7%）比较，在统计学上有显著差异（$P < 0.05$），表明牛膝精胶囊确能预防化疗所致白细胞减少[3]。

（四）回乳

对乳汁过多者单用牛膝即可使乳汁回到适当的量。单味牛膝15g，每日两次，水煎服，服药第2天乳汁即减少[4]。

二、历代本草记载

（一）《神农本草经》

牛膝，味苦酸。主寒湿痿痹，四肢拘挛，膝痛不可屈伸，逐血气，伤热，火烂，堕胎。久服轻身耐老。

（二）《本草经集注》

牛膝，味苦、酸，平，无毒。主治寒湿痿痹，四肢拘挛，膝痛不可屈伸，逐血气，伤热火烂，堕胎。治伤中少气，男子阴消，老人失溺，补中续绝，填骨髓，除脑中痛及腰脊痛，妇人月水不通，血结，益精，利阴气，止发白。久服轻身耐老。

（三）《名医别录》

牛膝　味酸，平，无毒。主伤中少气，男子阴消，老人失溺，补中续绝，填骨髓，除脑中痛及腰脊痛，妇人月水不通，血结，益精，利阴气，止发白。

（四）《千金翼方》

牛膝　为君，味苦酸，平，无毒。主寒湿痿痹，四肢拘挛，膝痛不可屈伸，逐血气，伤热火烂，堕胎。疗伤中少气，男子阴消。老人失溺，补中续绝，填骨髓，除脑中痛及腰脊痛，妇人月水不通，血结，益精。利阴气，止发白。久服轻身耐老。

（五）《开宝本草》

牛膝　味苦、酸，平，无毒。疗伤中少气，男子阴消，老人失溺，补中续绝，填骨髓，除脑中痛及腰脊痛，妇人月水不痛，血结，益精，利阴气，止发白。

（六）《本草图经》

牛膝　葛洪治老疟久不断者，取茎叶一把，切，以酒三升渍服，令微有酒气。不即断，更作，不过三剂止。唐·崔云亮《海上方》：治疟，用水煮牛膝根，未发前服。今福州人单用土牛膝根，净洗，切，焙干，捣，下筛，酒煎，温服，云治妇人血块极效。

（七）《重修政和经史证类备用本草》

牛膝　为君。味苦、酸，平，无毒。主寒湿痿痹，四肢拘挛，膝痛不可屈伸，逐血气，伤热火烂，堕胎。疗伤中少气，男子阴消，老人失溺，补中续绝，填骨髓，除脑中痛及腰脊痛，妇人月水不通、血结，益精，利阴气，止发白。久服轻身耐老。

药性论云：牛膝，能治阴痿，补肾填精，逐恶血流结，助十二经脉。病人虚羸者，加而用之。日华子云：牛膝，治腰膝软怯冷弱，破症结，排脓止痛，产后心腹痛并血运，落死胎，壮阳。

图经曰：葛洪治老疟久不断者，取茎叶一把，切，以酒三升渍服，令微有酒气，不即断，更作，不过三剂止。唐·崔云亮《海上方》治疟用水煮牛膝根，未发前服。今福州人单用土牛膝根，净洗，切，焙干，捣，下筛，酒煎，温服，云治妇人血块极效。

雷公云，凡使，去头并尘土了，用黄精自然汁浸一宿，漉出，细锉，焙干用之。圣惠方，治眼卒生珠管。牛膝并叶捣绞取汁，日三四度点之。又方，治气湿痹腰膝痛。用牛膝叶一斤切，以米三合，于豉汁中相和，煮作粥，和盐酱空腹食之。外台秘要，治劳疟积久不断者。长生牛膝一握，切，以水六升，煮取二升，分二服，未发前服，临发又一服。千金方，治妇人小户嫁痛。牛膝五两，酒三升，煮取一升半，去滓，分作三服。又方，治风瘙瘾疹。牛膝末酒服方寸匕，日三。并主骨疽癫病及痞瘤。肘后方，口中及舌上生疮烂。取牛膝酒渍，含渐之，无酒者，空含亦佳。又方，治卒暴症，腹中有如石刺，昼夜啼呼。牛膝二斤，以酒一斗渍，密封，热灰火中温令味出。服五合至一升，量力服之。又方，治齿痛。牛膝末着齿间含之。又方，凡痢下应先白后赤，若先赤后白为肠蛊。牛膝三两捣碎，以酒一升渍，经一宿，每服饮一两杯，日三服。又方，治小便不利，茎中痛欲死，兼治妇人血结腹坚痛。牛膝一大把并叶，不以多少，酒煮饮之，立愈。经验后方，治消渴不止，下元虚损。牛膝五两，细锉为末，生地黄汁五升浸，昼暴夜浸。汁尽为度，蜜丸梧桐子大，空心温酒下三十丸，久服壮筋骨，驻颜色，黑发，津液自完。梅师方，治竹木针在肉中不出。取生牛膝茎捣末，涂之即出。又方，治胞衣不出。牛膝八两，葵子一两，以水九升，煎取三升，分三服。又方，治金疮痛所。生牛膝捣敷疮上，立差。孙真人食忌，治牙齿疼痛，烧牛膝根灰致牙齿间。又方，治卒得恶疮，人不识者，以牛膝根捣敷之。

衍义曰：牛膝，今西京作畦种，有长三尺者最佳。与苁蓉酒浸服，益肾。竹木刺入肉，嚼烂罨之，即出。

（八）《本草衍义补遗》

牛膝　能引诸药下行。凡用土牛膝，春夏用叶，秋冬用根，惟叶汁之效尤速。《本草》云：男子阴消、老人失溺及寒湿痿痹、腰腿之疾不可缺也。又竹木刺入肉，涂之即出。

（九）《食物本草》

牛膝茎、叶　治寒湿痿痹，老疟淋闭诸疮，四肢拘挛，膝痛不可屈伸。逐血气，伤热火烂，堕胎。久服轻身耐老。疗伤中少气，男子阴消，老人失溺，补中续绝，益精利阴气，填骨髓，止发白，除脑中痛及腰脊痛，妇人月水不通血结。治阴痿，补肾，助十二经脉，逐恶血，治腰膝怯弱，破症结，排脓止痛，产后心腹痛并血运，落死胎。强筋，补肝脏风虚。同苁蓉浸酒服，益肾。竹木刺入肉，嚼烂罨之即出。治久疟寒热，五淋尿血茎中痛，下痢，喉痹口疮，齿痛痛肿，恶疮折伤。病人虚羸者，加而用之。

附方：

治胞衣不出。用牛膝八两，葵子一合，水九升，煎三升，分三服。

治消渴不止，下元虚损。牛膝五两为末，生地黄汁五升浸之，日曝夜浸，汁尽为度，蜜丸梧子大，每空心温酒下三十丸。

治女人阴痛。牛膝五两，酒三升，煮取一升半，去滓分三服。

去胎。用牛膝一握捣，以无灰酒一盏煎七分，空心服。仍以独根土牛膝涂麝香，插入玉户。

治喉痹乳蛾。新鲜牛膝根一握，艾叶七片，捣和人乳取汁，灌入鼻内，须臾痰涎从口鼻出即愈，无艾亦可。一方用牛膝捣汁，和陈醋灌之。

治折伤闪挫。用杜牛膝捣罨之。亦治无名恶疮。

治小便血淋。用牛膝根煎浓汁，日饮五服即愈。昔叶朝议亲人患血淋，流下小便在盘内，凝如冻胶，久而有变如鼠形，但无足尔，百治不效。一村医传得此方，服之虽未即愈，而血色渐淡，久乃复旧。后十年，病又作，服之又瘥。

治妇人腹中血块作疼。土牛膝焙捣为末，酒煎温服极效。福州人单用之。

（十）《本草纲目》

牛膝

根　【修治】【敩曰】凡使去头芦，以黄精自然汁浸一宿，漉出，剉，焙干用。【时珍曰】今惟以酒浸入药，欲下行则生用，滋补则焙用，或酒拌蒸过用。【气味】苦、酸，平，无毒。【主治】寒湿痿痹，四肢拘挛，膝痛不可屈伸，逐血气，伤热火烂，堕胎。久服轻身耐老。【本经】疗伤中少气，男子阴消，老人失溺，补中续绝，益精利阴气，填骨髓，止发白，除脑中痛及腰脊痛，妇人月水不通，血结。【别录】治阴痿，补肾，助十二经脉，逐恶血。【甄权】治腰膝软怯冷弱，破症结，排脓止痛，产后心腹痛并血运，落死胎。【大明】强筋，补肝脏风虚。【好古】同苁蓉浸酒服，益肾。竹木刺入肉，嚼烂罨之，即出。【宗奭】治久疟寒热，五淋尿血，茎中痛，下痢，喉痹口疮齿痛，痈肿恶疮伤折。【时珍】【发明】【权曰】病人虚羸者，加而用之。【震亨曰】牛膝能引诸药下行，筋骨痛风在下着，宜加用之。凡用土牛膝，春夏用叶，秋冬用根，惟叶汁效尤速。【时珍曰】牛膝乃足厥阴、少阴之药。所主之病，大抵得酒则能补肝肾，生用则能去恶血，二者而已。其治腰膝骨痛、足痿阴消、失溺久疟、伤中少气诸病，非取其补肝肾之功欤？其症瘕心腹诸痛、痈肿恶疮、金疮折伤喉齿、淋痛尿血、经候胎产诸病，非取其去恶血之功欤？按陈日华经验方云：方夷吾所编集要方，予刻之临汀。后在鄂渚，得九江守王南强书云：老人久苦淋疾，百药不效。偶见临汀集要方中用牛膝者，服之而愈。又叶朝议亲人患血淋，流下小便在盘内凝如蒟蒻，久而有变如鼠形，但无足尔。百治不效。一村医用牛膝根煎浓汁，日饮五服，名地髓汤。虽未即愈，而血色渐淡，久乃复旧。后十年病又作，服之又瘥。因检本草，见肘后方治小便不利茎中痛欲死，用牛膝并叶，以酒煮服之。今再拈出，表其神功。又按杨士瀛直指方云：小便淋痛，或尿血，或沙石胀痛。用川牛膝一两，水二盏，煎一盏，温服。一妇患此十年，服之得效。杜牛膝亦可，或入麝香、乳香尤良。【附方】旧十三，新七。劳疟积久不止者。长大牛膝一握，生切，以水六升，煮二升，分三服。清早一服，未发前一服，临发时一服。（《外台秘要》）。消渴不止下元虚损。牛膝五两为末，生地黄汁五升浸之，日曝夜浸，汁尽为度，蜜丸梧子大，每空心温酒下三十丸。久服壮筋骨，驻颜色，黑发，津液自生。（《经验后方》）。卒暴症疾腹中有如石刺，昼夜啼呼。牛膝二斤，以酒一斗渍之，密封，于灰火中温令味出。每服五合至一升，随量饮。（《肘后方》）。痢下肠蛊凡痢下应先白后赤，若先赤后白为肠蛊。牛膝二两捣碎，以酒一升渍经一宿。每服一两杯，日三服。（《肘后方》）。妇人血块土牛膝根洗切，焙捣为末，酒煎温服，极效。福州人单用之(《图经本草》)。女人血病万病丸：治女人月经淋闭，月信不来，绕脐寒疝痛，及产后血气不调，腹中结瘕症不散诸病。牛膝酒浸一宿焙，干漆炒令烟尽，各一两，为末，生地黄汁一升，入石器内，慢火熬至可丸，丸如梧子大。每服二丸，空心米饮下。拔萃方。妇人阴痛牛膝五两，酒三升，煮取一升半，去滓，分三服(《千金方》)。生胎欲去牛膝一握捣，以无灰酒一盏，煎七分，空心服。仍以独根土牛膝涂麝香，插入牝户中(《妇人良方》)。胞衣不出牛膝八两，葵子一合，水九升，煎三升，分三服(《延年方》)。产后尿血川牛膝水煎频服(《熊氏补遗》)。喉痹乳蛾新鲜牛膝根一握，艾叶七片，捣和人乳，取汁灌入鼻内。须臾痰涎从口鼻出，即愈。无艾亦可。一方：牛膝捣汁，和陈酢灌之。口舌疮烂牛膝浸酒含漱，亦可煎饮(《肘后方》)。牙齿疼痛牛膝研末含漱。亦可烧灰致牙齿间(《千金方》)。折伤闪肭杜牛膝捣罨之(《卫生易简方》)。金疮作痛生牛膝捣敷，立止(《梅师方》)。卒得恶疮，人不识者。牛膝根捣敷之(《千金方》)。痈疖已溃用牛膝根略刮去皮，插入疮口中，留半寸在外，以嫩橘叶及地锦草各一握，捣其上。牛膝能去恶血，二草温良止痛，随干随换，有十全之功也(《陈日华经验方》)。风瘙瘾疹及痞癗。牛膝末，酒服方寸匕，日三服(《千金方》)。骨疽癞病方同上。

茎叶　【气味】缺。【主治】寒湿痿痹，老疟淋秘，诸疮。功同根，春夏宜用之。时珍【附方】旧三，新一。气湿痹痛腰膝痛。用牛膝叶一斤切，以米三合，于豉汁中煮粥，和盐酱空腹食之(《圣惠方》)。老疟不断牛膝茎叶一把切，以酒三升渍服，令微有酒气。不即断，更作，不过三剂止(《肘后方》)。溪毒寒热东间有溪毒中人，似射工，但无物。初病恶寒发热烦懊，骨节强痛。不急治，生虫食脏杀人。用雄牛膝茎紫色节大者一把，以酒、水各一杯同捣，绞汁温饮，日三服(《肘后方》)。眼生珠管牛膝并叶捣汁，日点三四次(《圣惠方》)。

(十一)《太乙仙制本草药性大全》

牛膝，君，味苦酸，性平，无毒。【赋云】补精强足，疗脚痛腰痛，破瘀血，下胎。

【主治】主寒湿痿痹，四肢拘挛不可屈伸。逐血气，伤热火烂，堕胎。久服轻身耐老。疗伤中少气，男子阴消，老人失溺，补中续绝，壮阳，益精填骨髓，止发白。除腰脊痛，妇人月水不通，血结症瘕，产后心腹痛并血晕。活血生血，能引诸药下行，腰腿之疾不可缺。病人虚羸，加而用之。

【补注】老疟久不断，取根一握，水六盏，煎半分，作三服，未发前服，临发又服。小便不利，茎中痛欲死，及妇人血结腹痛，取一大握，酒煮饮之，立愈。金疮痛及卒得恶疮不识，取生根捣敷之。竹木刺入肉，嚼烂涂之，即出。治风瘙瘾疹，牛膝末酒服方寸匕，日三，并主骨疽癞病及痞癗。治牙齿疼痛，烧根以灰致牙齿。治眼卒生珠管，牛膝并叶捣绞取汁，日三四度点之。治口中及舌上生疮烂，取根酒浸含漱之，无酒空含亦佳。治气温痹，腰膝痛，用叶一斤切，以米三合，与豉汁相和，煮作粥，和盐酱空腹食之效。

【太乙曰】凡使，去头芦并尘土了，用黄精自然汁浸一宿，漉出，细锉，焙干用。

(十二)《本草原始》

牛膝　气味：苦、酸，平，无毒。

主治：寒湿痿痹，四肢拘挛，膝痛不可屈伸。逐血气，伤热火烂，堕胎。久服轻身耐老。疗伤中少气，男子阴消，老人失溺，补中续绝，益气填骨髓，止发白，除脑中痛及腰脊痛。妇人月水不通，血结。治阴痿，补肾，助十二经脉，逐恶血。治腰膝软怯冷弱，破症结，排脓止痛。产后心腹痛，并血运，落死胎。强筋补肝脏风虚。同苁蓉浸酒服，益肾。竹木刺入肉，嚼烂罨之即出。治久疟寒热，五淋尿血，茎中痛，下痢，喉痹，口疮齿痛，痈肿恶疮，伤折。

修治：牛膝去芦头，欲下行生用，滋补焙用，或酒拌蒸过用。

牛膝　足厥阴、少阴之药。

《外台秘要》：治劳疟积久不止者，牛膝一握，生切，以水六升，煮二升，分三服，早晨一服，未发前一服，临发时一服。

（十三）《本草汇言》

牛膝　味苦微甘，气寒性滑，无毒。味厚气薄，阴也，降也，入足三阴经，引诸药下行甚捷。

《别录》曰：凡使须去芦头，酒浸入药。又苏州者，色紫与江浙并称土牛膝，性寒，破血通经，利小便闭浊、淋沥诸证。

牛膝　健腰膝，壮筋脉《别录》，活滞血（甄权）之药也，其滋补筋脉（陈月坡稿）之功，如牛之多力也。入厥阴、少阴二经，主风湿寒热之邪，留滞血脉肢节之间，酝酿成热，为病痿痹拘挛，不可屈伸《本经》，腰膝软弱，脚气肿胀，或梦遗精滑，淋浊涩痛（时珍），或产后恶血留滞不行《别录》，或疟疾久发血气凝涩（时珍），是皆足三阴风湿寒热之邪，壅闭成痹之证，惟牛膝可以治之。又逐瘀血，通经脉，落死胎《日华》，消痈肿，续折伤，散喉痹，止尿血淋胀，及男妇意念所动，积郁成劳，血败精凝诸病（时珍），是皆足三阴气滞血瘀之证，惟牛膝可以行之。大抵牛膝之剂，功在去风活血，故腰膝骨病，与痛风在下者，宜多用之。欲其补肾滋肝，必倍杞、术、归、地、山茱萸、鹿角胶可也。然误用伤血堕胎，经闭未久疑似有娠者勿用，上焦药勿用，血崩不止者勿用，胃寒脾泄者勿用。

缪仲淳先生曰：牛膝，体燥性润，独理肝肾二经。肝为血海而主筋，血海得润，则经脉通，而挛急者解矣。又骨者，肾所主也，腰者，肾所府也，精者，肾所藏也，小便者，肾所司也。理肾，则众疾咸安，淋浊涩痛之患除矣，有堕胎者，以其破血下行耳。

集方　以下九方见《方脉正宗》：治腰脊软弱疼痛，及一切痿痹，四肢拘挛，筋骨牵强，不能屈伸。用牛膝一斤，白术、仙茅、木瓜、石斛、石楠叶、五加皮、萆薢、生地黄、黄耆、白芍药、虎骨、杜仲、续断、黄柏、白鲜皮各四两，酒浸蒸饮，或作小丸。每早服三钱，白汤送亦可。

治一身血脉壅滞，为肿，为胀，为喘痛。用牛膝八两，川贝母、姜制半夏各二两，肉桂五钱。共为末，每早晚各服三钱，白汤调送。

治风寒湿热四气相合为病，脚气肿胀难履。用牛膝十两，萆薢、苍术、石斛、木瓜各三两，龙胆草一两。分撮十剂，水煎，食前服。

治鹤膝风。用牛膝、木瓜、五加皮、骨碎补、金银花、紫花地丁、黄柏、萆薢、甘菊根，水煎服。

治梦遗精滑，淋浊，或茎中涩痛。用牛膝二两，远志、莲肉、生地黄、甘草、滑石、牡蛎粉各五钱。共为末，灯心汤调服。

治小便不利，茎中痛欲死，兼治妇人血结腹坚。用鲜牛膝三四两，白酒煎浓服之，立愈。

治产后恶血，留滞不行。用牛膝、红花各一两，乳香、没药、当归尾、川芎、玄胡索、五灵脂各三钱，草乌二钱，酒洗炒。水煎服。

治久疟不愈。用牛膝、白术、鳖甲、当归、半夏各五钱，生姜五片，黑枣五个。水煎服。

治妇人经水不通。用牛膝、当归各四两，为末，炼蜜丸，食前白汤下五钱。

治胎死不下，或胞衣不出。用牛膝八两，冬葵子一合，朴硝五钱，当归尾一两。水六升，煎二升，分三次服。

《薛氏外科》：治热毒痈肿，或卒得恶疮，不辨识者。用新鲜土牛膝八两，捣烂取汁，和生白酒饮，以渣敷毒处，可减大势。

《易简方》：治跌打闪肭，折伤节骨。用牛膝、当归尾各八两，水煎，频频饮，可止痛、消肿、续折。

《祖弘远方》：治喉痹乳蛾。用鲜牛膝根一握，艾叶七片，捣，和人乳汁，灌入鼻内，须臾，痰涎从口鼻出即愈。

《熊氏补遗方》：治小便带血。用牛膝四两，生地二两，水煎，频频服，立止。

《千金方》：治妇人阴痛。用牛膝五两，酒三升，煎取一升，去渣温服。

《妇人良方》：治生胎欲去。用牛膝一撮，捣以无灰酒二碗，煎八分，空心服。仍以独根土牛膝，涂麝香，插入牝户中。

《经验方》：治消渴不止，下元虚损。以牛膝五两，生地黄五两，水煎，徐徐服。久服驻颜色，黑须发，津液自生也。

《梅师方》：治金疮作痛。用牛膝，生捣敷，立瘥。

《海上方》：治眼科诸疾。用川牛膝五钱，蝉退、甘菊花各三钱，灯心二十根，水煎服。

治暴发赤肿者，暴赤失明者，暴生翳膜者，暴发风泪者，暴发疼痛连及头脑者，发热恶寒呕逆者。俱加荆芥、薄荷、白芷、前胡、姜活、防风、干姜、黄芩、木贼、白蒺藜、葳蕤、甘草，内热甚者，加石膏、黄连，大便秘结者，加酒煮大黄。如久病目昏冷泪，黑花视物，目珠酸痛，或劳伤目力，或色欲伤神。俱加生熟地黄、当归、川芎、枸杞、知母、白术、黄耆、甘草、白芍、葳蕤、麦冬

（十四）《神农本草经疏》

牛膝　味苦、酸，平，无毒。主寒湿痿痹，四肢拘挛，膝痛不可屈伸，逐血气，伤热火烂，堕胎。疗伤中少气，男子阴消，老人失溺。补中续绝，填骨髓，除脑中痛及腰脊痛，妇人月水不通，血结，益精，利阴气，止发白，久服轻身耐老。忌牛肉、牛乳。

疏：牛膝，君、禀地中阳气以生，气则兼乎木火之化也，故其味苦酸平无毒。味厚气薄，走而能

补。性善下行，故入肝肾。主寒湿痿痹，四肢拘挛，膝痛不可屈伸者，肝脾肾虚，则寒湿之邪客之而成痹，及病四肢拘挛，膝痛不可屈伸。此药既禀地中阳气所生，又兼木火之化，其性走而下行，其能逐寒湿而除痹也必矣。盖补肝则筋舒，下行则理膝，行血则痛止。逐血气，犹云能通气滞血凝也。详药性，气当作痹。伤热火烂，血焦枯之病也。血行而活，痛自止矣。入肝行血，故堕胎。伤中少气，男子阴消，老人失溺者，皆肾不足之候也。脑为髓之海，脑不满则空而痛。腰乃肾之腑，脊通髓于脑，肾虚髓少，则腰脊痛。血虚而热则发白，虚羸劳顿则伤绝。肝藏血，肾藏精，峻补肝肾，则血足而精满，诸证自瘳矣。血行则月水自通，血结自散。久服轻身耐老，悉如上说，不复具疏。

主治参互

君术、仙茅、木瓜、石斛、茯苓、石南叶、五加皮、萆薢、生地黄、黄耆、芍药、虎骨、沉香、桂，治诸痹。

同甘菊花、石斛、木瓜、何首乌、生地黄、虎骨、沉水香、人参、术、黄耆、天门冬、麦门冬、杜仲、续断、芍药、橘皮、黄檗、桑寄生、白鲜皮，治一切痿痹，四肢拘挛，筋骨疼痛。

君当归、地黄，能下死胎。加朴硝，立下胞衣。

君木瓜、石斛、萆薢、生地黄、黄檗、五加皮、骨碎补、续断、金银花、白及、芍药、甘草、甘菊根、紫花地丁、茜草、连翘，治鹤膝风。

根苗同用二三两浓煎，调鳖甲末三钱，空心服，治疟在阴分久不瘥者，三剂必已。胃虚者加人参两许，橘皮去白五钱。

君青蒿、生地黄、麦门冬、甘枸杞子，熬膏，治妇人血虚发热，内热口干舌苦。

治小便不利，茎中痛欲死，兼治妇人血结腹坚痛，鲜牛膝三四两，白酒煎浓，服之即愈。

金疮作痛，生捣博之立瘥。

简误

误用伤胎，经闭未久、疑似有娠者勿用。上焦药中勿入。血崩不止者忌之。

（十五）《本经逢原》

牛膝　《本经》名百倍苦酸平无毒。怀产者长而无旁须。水道涩渗者宜之。川产者细而微黑。精气不固者宜之。忌牛肉。《本经》主寒湿痿痹。四肢拘挛。膝痛不可屈伸。逐血气。伤热火烂。堕胎。

【发明】牛膝气薄味厚。性沉降泄。乃足厥阴之药。《本经》专主寒湿痿痹，四肢拘挛等病。不及补养下元之功。岂圣法有所未尽欤。丹溪言牛膝能引诸药下行。筋骨痛风在下者。宜加用之。其性虽下行走筋。然滑利之品。精气不固者。终非所宜。得酒蒸则能养筋。生用则去恶血。其治腰膝痛不可屈伸。足痿之病。非取其养血营筋之力欤。其治痈肿恶疮。金疮折伤。尿血淋痛。妇人经秘不通。非取其活血破瘀之力欤。《外台》以生牛膝一味浓煎。治积久劳疟。《肘后》以二斤浸酒。治卒暴症疾。延年以之同葵子煎服下胞衣。《卫生》以之捣罨折伤。《梅师》以之捣涂金疮。《千金》以之捣敷毒肿。《集验》以之通利溺闭。皆取其性滑利窍。消血解毒之功。虽强阴强筋。而气虚下陷。大便易泄。梦泄遗精。妊娠崩漏俱禁用。惟川产者气味形质。与续断仿佛。庶无精滑之虞。盖肾司闭藏。肝司疏泄。此味专司疏泄。而无固热之功。世俗妄谓益肾。而培养下元药中。往往用之。与延盗入室何异。其土牛膝。亦能解毒利窍。专治血鼓。一味浓煎。恣意服之。又锁喉风。诸治不效。以土牛膝。和醋捣绞取汁。蘸鸡翎探吐稠痰。不过二三次神验。

三、历代医方书记载

（一）《太平圣惠方》

1. 治风瘩瘰方。牛膝捣细罗为散。每服食前。以温酒调下一钱。兼治骨疽风癞皆效。

2. 治眼卒生珠管。【又方】牛膝茎叶（不拘多少）捣绞取汁。日三五度点之。

3. 治齿疼立效方。【又方】牛膝根。捣罗为末。绵裹含之。

4. 治龋齿方。牛膝（一两烧为灰）细研为末。以少许着齿间。含之。

5. 治口及舌上生疮烂。宜服此方。牛膝（一两去苗）细锉。以水一中盏。酒半盏。同煎至七分。去滓。放温时时呷服。

6. 治卒暴症。腹中有物如石。痛如刀刺。昼夜啼呼。宜服此方。牛膝（二斤去苗剉）以酒一斗渍。密封于热灰火中。暖令味出。每于食前。量力频服。以差为度。

7. 治劳疟时久不断。宜服此方。牛膝（二握去芦头）以水二大盏。煮取一盏。去滓。分为二服。未发前服。临欲发再一服。

8. 治水毒方。【又方】取雄牛膝一把。水酒共一杯。渍绞取汁饮之。日三。雄牛膝茎紫。白者是雌也。

9. 治痢。或先下白。后下赤。或先下赤后下白。此为肠蛊痢。宜服此方。牛膝（三两去苗捣碎）右以酒三（二）升。渍经三宿。每于食前。温饮一小盏。

10. 治刺久不出方。【又方】以牛膝捣末。水调敷之。其刺即出。

11. 治妊娠欲去胎方。【又方】牛膝一握。细捣。以无灰酒一大盏。煎取汁七分。分温二服。

12. 治产后恶血。疞痛极甚者方。【又方】牛膝（一两半去苗）上以酒一大盏半。煎至一盏。去滓。不计时候。分温二（三）服。

13. 治小儿风瘙瘾疹方。牛膝（三两去苗微炙）捣细罗为散。每服。以温水调下半钱。量儿大小。以意加减。日三服。若患瘰疮多年不差。以散敷之。兼治骨疽瘰疬疮。甚妙。

（二）《外台秘要》

1. 肘后疗诸疟方。【又方】牛膝茎叶一把切，以酒三升渍一宿，分三服，令微有酒气。不即断，更作，不过三服止。

2. 千金劳疟积久不断，众疗无效，此方疗之。长生大牛膝一虎口切，以水六升，煮取二升，分再服，第一服取未发前一食顷服，第二服临发服。

3. 肘后疗卒暴症。腹中有物坚如石。痛如刺。昼夜啼呼。不疗之。百日死方。取牛膝根（二斤咬咀曝令极干）上一味。酒一斗浸之。密器中封口。举者热灰中温之。令味出。先食服五六合至一升。以意量多少。又用葫藋根。亦准此大良。

4. 千金疗风瘙瘾疹方。牛膝末酒服方寸匕。日三。并主骨肉疽癫病及痞瘰。

5. 张文仲疗齿疼痛方。烧牛膝根末，以绵裹着齿痛处，含之。

6. 张文仲疗口中及舌生疮烂方。取牛膝根酒渍，含漱之，无酒者，但亦取含之。

7. 肘后凡病下，应先下白后下赤，若先下赤后下白，为肠蛊方。牛膝三两捣碎，以酒一升渍经宿，每服一两杯，日二三服，姚同。

8. 备急疗小便不利，茎中痛剧，亦疗妇人血结腹坚痛，牛膝饮方。生牛膝一名牛唇，掘取根煮服之，立瘥。

9. 范汪疗中蛊吐血方。【又方】生桔梗捣取汁，服二三升，日三服，牛膝根亦得。

10. 集验疗刺藏在肉中不出方。用牛膝根茎合捣以敷之，即出，纵疮合，其刺犹自出。

11. 落胎去胎。【又方】取牛膝六七茎，绵缠捶头令碎，深纳至子宫头。忌生葱猪牛肉。

12. 千金翼疗小户嫁痛单行方。牛膝（五两）上一味切，以酒三升，煮再沸，分三服。

13. 小儿风瘙瘾疹方。牛膝末，酒服方寸匕，漏疮多年不瘥，捣末敷之。主骨疽，癫病，瘰病，绝妙。

14. 张文仲疗溪毒方。【又方】取雄牛膝根一把捣，水酒共一升渍，绞取汁饮之，日三，雄牛膝茎白紫色者是。

（三）《千金方》

1. 生牛膝酒，治产后腹中苦痛方。生牛膝五两，以酒五升，煮取二升，去滓，分二服。若用干牛膝根，以酒渍之一宿，然后可煮。

2. 治小户嫁痛连日方。【又方】牛膝五两，以酒三升，煮取半，去滓，分三服。

3. 治少小吐痢方。【又方】热牛屎含之。（一作牛膝）

4. 治小儿风瘙瘾疹方。【又方】牛膝末，酒服方寸匕。漏疮多年不瘥，捣末敷之。亦主骨疽、癫疾、瘰病，绝妙。

5. 治劳疟积时不断，众治无效者方。生长大牛膝一握，切，以水六升，煮取二升。分再服，第一服取未发前食顷，第二服取临发时。

6. 治卒暴症，腹中有物坚如石，痛如斫刺，昼夜啼呼，不治，百日必死方。牛膝二斤，咬咀，曝之令干，以酒一斗浸之，密塞器口，煎取半。服半升，一服便吐去宿食，神效。

7. 治风瘙隐疹方。【又方】牛膝为末，酒下方寸匕，日三。并治骨疽、癫病及痞瘤。

8. 治肠蛊，先下赤，后下黄白沫，连年不瘥方。牛膝一两，捶碎，切之，以淳清酒一升渍一宿。旦空腹服之，再服便愈。

9. 治刺在人肉中不出方。【又方】用牛膝根茎生者并捣以薄之，即出。疮虽已合，犹出也。

（四）《医学入门》

牛膝　苦酸气亦平，酸痹拘挛疮疹灵，男子精虚脑齿痛，妇人经闭结瘕症。

茎有节似牛之膝。无毒。沉也，阴也。主寒湿痿痹，四肢拘挛疼痛不可屈伸，凡腰腿之疾，必用引下。治恶疮风疹，口舌生疮，伤热火烂。又竹木刺入肉，嚼烂罨之即出。皮肤疾亦用之。男子肾虚阴消失溺，多渴，脑痛，发早白，齿常痛，服之填精益髓自愈。妇人经闭，恶血结为症瘕，产后心腹痛血晕。又治男妇小便不利，茎中痛。活血生血剂也。兼治老疟久痢。长大柔润者佳，酒洗用。恶龟甲、白前，忌牛肉。

（五）《普济方》

1. 牛膝根方，治牙齿疼痛。以烧牛膝根灰。致牙齿间。一方烧牛膝齿间含之。以牛膝根为末。绵裹含之亦可。

2. 治目猝生珠管。用牛膝叶根。不计多少。捣绞取汁。点珠管上。日三次。兼治赤目良。

3. 治风瘙瘾疹。【又方】用牛膝为末。酒下方寸匕。日三。并治骨疽癫病。及痞瘤。

4. 治卒暴症。腹中有物如石。痛如刀刺。昼夜啼呼。宜服此方。上牛膝三斤。去苗锉。以酒一斗渍。密封于热灰中。烧令味出。每于食前。量力频服。以瘥为度。便吐去宿食神效。

5. 牛膝酒，治疟疾。用牛膝茎叶一把。切。以酒三升渍一宿。分三服。令微有酒气。不即断更作。不过三服止。

6. 牛膝汤，治劳疟。积久不断。众治无效者。用生长大牛膝二握切。以水六升。煮取二升。分二服。第一服未发前服之。第二服临发时服之。

7. 治老疟久不断者。取牛膝茎叶一把切。以酒三升渍服。令微有酒气。不即断。更作。不过三剂止。崔元亮海上方。治疟用水煎牛膝根。未发前服。

8. 治肠蛊先下赤。后下白黄沫。连年不瘥。兼治痢下先白后赤。若先赤后白为肠蛊。用牛膝一两。切槌碎。以醇酒一升。渍一宿。平旦空心服之。再服愈。

9. 凡痢本应先白后赤。后白为肠蛊。牛膝三两捣碎。以酒一升。渍经一宿。每服一两杯。日三服。

10. 地髓汤，治五淋小便不利。茎中痛欲绝。用牛膝浓煎汁饮。极效。酒煎亦可。一方以根煮服之。一方捶破。每两用水二盏。煎至一盏。去滓。一日五服。近有叶朝议亲人患血淋。流下小便盘内。凝如狗溺。久而有变如鼠。但无足尔。百治不瘥。遇一村医言服此药。虽未愈而血色渐淡。久乃复旧。后十年其病再作。又服此药瘥矣。经验方陈氏云。予在临汀妻党方守夷。吾以其编类集要方见示。遂刊于郡斋。后鄂渚得九江守王南强书云。老人久苦此淋疾。百药不效。偶见临汀集要方中用牛膝者。服之而愈。乃致谢云。尝闻郡民有苦此者。再试亦验。因检本草所载。牛膝治小便不利。茎中痛欲死。却用酒煮取饮。今再拈出。表其神效。

11. 牛膝酒，专治肠蛊、先下赤。后下黄白沫。连年不瘥。用牛膝一两捶散切。以淳酒一升。渍一宿。平旦空腹服之。再服便愈。

12. 治水毒方。【又方】取雄牛膝一把。水酒共一盏渍。绞取汁饮之。日三。雄牛膝茎紫。白者是雌。

13. 治卒得恶疮。人不识者。以牛膝根敷之。

14. 治骨癫病及瘖癌。以牛膝为末。酒服方寸匕。日三。

15. 治口中及舌上生疮烂。用牛膝酒清含漱之。无酒者。空含亦佳。一方。单用好酒含之。即愈。

16. 治唇生核。肿痛如弹。牛膝（烧灰存性研）先以针刺出恶血。次用药少许。以新汲水调涂核上。此药亦能治紧唇即瘥。以烧灰细研为末。掺敷紧唇。

17. 治金疮痛。用生牛膝捣。敷疮上立瘥。

18. 牛膝膏，治箭在咽喉中。或胸膈中。及诸处不出者。捣牛膝不限多少。作末。以热水调涂。箭头即出。若火疮灸疮不能愈者涂之效。

19. 治疗溪毒。及沙虱毒。【又方】用雄牛膝根一把捣。水酒共一升渍。绞取汁饮之。日三。雄牛膝茎白紫色者是。

20. 治卒暴症腹中有如刺。昼夜啼。用牛膝二斤。以酒二斗渍。密封热火灰中温。令味出。服五合至一升量。力服。

21. 治妇人血结腰腹痛。用牛膝一大把。并药不以多少。酒煮服之立愈。

22. 治妇人血块。以牛膝干根净洗切焙干捣下筛。酒煎温服极效。

23. 治妇人阴户嫁痛。用牛膝三两。酒三升煮取一升半。去滓。分作三服。

24. 疗去胎。用牛膝六七茎。绵缠捶头。令碎。深纳至子宫。忌生葱、猪、牛肉。

25. 治妊娠母因疾病。胎不能安。可下之。【又方】用牛膝一握。细捣。以无灰酒一大盏。煎取七分。温二服。

26. 治产后恶血疼痛极甚方。【又方】用牛膝一两半去苗。以酒一大盏半。煎至一盏。去滓。不计时候。分温三服。

27. 生牛膝酒，治产后腹中苦痛。用生牛膝根五两。以酒五升煮取二升。分二服。若用干牛膝根酒渍一宿。然后可煮。

28. 牛膝散，治胎衣不出。胞烂。取牛膝去苗一两。细锉。以水三盏。煎盏半去滓。分三服。

（六）《圣济总录》

1. 治劳疟积时不断，众治不效。牛膝饮方。牛膝（生者一两锉细）上一味，用水二盏，煎取一盏，去滓分为二服，未发前一服，临发再服。

2. 治肠蛊先下赤，后下黄白沫，连年不瘥方。牛膝（一两）上一味切椎碎，以醇酒一升，渍一宿，平旦空心服之，再服愈。

3. 治眼卒生珠管。【又方】牛膝叶根（不计多少），捣绞取汁，点珠管上，日三次，兼治赤目良。

4. 治唇生核，肿痛如弹方。牛膝（烧灰存性研），上一味，先以针刺出恶血，次用药少许，以新汲水，调涂核上。

5. 治紧唇，牛膝灰敷方。牛膝（切一分），上一味，烧灰细研为末，渗敷之。

6. 治牙齿风龋疼痛，解骨槽毒气。牛膝散方，牛膝（一两烧为灰）上一味，捣罗为末，以少许着齿间含之。

7. 治金疮因风水肿。【又方】取牛膝末，不限多少，水调涂之，取效。

8. 治箭头入肉不出。【又方】捣牛膝，不限多少作末，以熟水调涂，箭疮即出，若火疮灸疮不能瘥者，涂之亦效。

9. 治胞衣不出，令胞烂，牛膝散方。牛膝（去苗一两），上一味细锉。以水三盏，煎至一盏半。去滓分作三服。

10. 治小儿口疮。牛膝酒方。牛膝（一两切），以清酒二盏，煎至七分，去滓分温三服。日二，以瘥为度。

参考文献

[1] 王翠香，郭蒲霞．怀牛膝无痛扩宫在钳夹术的应用［J］．长治医学院学报，1994，8（4）：364－365

[2] 吴敏田，马素平，张传启．牛膝内服外洗治疗膝关节炎［J］．河南中医药学刊，1995，10（4）：60

[3] 王为，秦叔逵，何泽明，等．牛膝精胶囊预防肿瘤化疗所致白细胞减少Ⅱ期临床观察［J］．肿瘤防治研究，1998，25（5）：402－403

[4] 姜寅光，李隽．牛膝能回乳［J］．中医杂志，2004，45（5）：333